实用眼科学理论基础与实践

SHIYONG YANKEXUE LILUN JICHU YU SHIJIAN

李沐岩　等 主编

上海交通大學出版社
SHANGHAI JIAO TONG UNIVERSITY PRESS

内容提要

全书共10章，首先介绍了眼的解剖、生理及眼科常用检查，然后对眼睑疾病、泪器疾病、结膜疾病、角膜疾病、视网膜疾病、晶状体疾病、玻璃体疾病、青光眼进行了全面的论述。针对每种疾病，详细介绍了其病因、发病机制、临床表现、实验室检查、诊断方法、鉴别诊断及治疗策略。不仅展示了眼科诊疗过程中常用的技巧，还可以让眼科医师快速掌握眼科疾病的治疗要点。本书内容丰富新颖、资料可靠、科学实用，可供临床眼科医师及在校医学生参考阅读，也可作为眼科患者的案头手册。

图书在版编目（CIP）数据

实用眼科学理论基础与实践 / 李沭岩等主编. --上海 : 上海交通大学出版社，2021

ISBN 978-7-313-24392-8

Ⅰ. ①实… Ⅱ. ①李… Ⅲ. ①眼科学 Ⅳ. ①R77

中国版本图书馆CIP数据核字（2021）第073535号

实用眼科学理论基础与实践

SHIYONG YANKEXUE LILUN JICHU YU SHIJIAN

主　　编：李沭岩 等

出版发行：上海交通大学出版社　　地　　址：上海市番禺路951号

邮政编码：200030　　电　　话：021-64071208

印　　制：广东虎彩云印刷有限公司

开　　本：710mm×1000mm 1/16　　经　　销：全国新华书店

字　　数：235千字　　印　　张：13.5

版　　次：2023年1月第1版　　插　　页：2

书　　号：ISBN 978-7-313-24392-8　　印　　次：2023年1月第1次印刷

定　　价：198.00元

编委会

主编简介

◎李沭岩

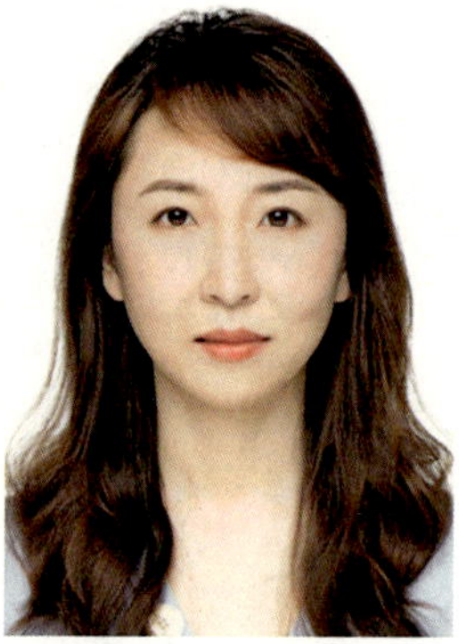

女，1970年生，副主任医师，硕士生导师，毕业于吉林大学白求恩医学部第二临床医学院眼科学专业。现就职于上海中医药大学附属第七人民医院眼科，主要从事眼科疾病的诊治。任上海中医药大学讲师，上海浦东新区学科带头人。兼任上海市医学会眼科分会视觉康复学组委员，上海市中西医结合学会眼科专业委员会委员，上海市中医药学会眼科分会委员，上海市住院医师规范化培训结业综合考核中医考官。发表论文10篇，出版著作4部，参研科研课题4项。

前言
Foreword

眼睛是心灵的窗户，不仅能够传递情感，拉近人与人之间的关系，又可以表达情绪，体现自己或察觉他人的心理状态。眼睛也是人类感观中重要的器官之一，我们认字、读书、赏画等都要用到眼睛。它使我们的学习、生活更方便，让我们能够更真实地感受到生活中的各种美好。人们无时无刻不在享受着眼睛所带来的幸福，但随着年龄的增长，人们身体功能也逐渐发生改变，尤其是步入中老年的人们，身体各项功能逐渐衰退，变得更容易受一些眼病的青睐；而且现在，越来越多的疾病发病年龄开始年轻化，眼科疾病也不例外。这提醒我们，无论何时都不要忽视眼睛的一些不适症状，要提高对眼科疾病的预防意识，做到早发现、早治疗。

21世纪以来，我国经济、文化、科技、医疗等方面的发展突飞猛进，眼科学则是当代医学领域中发展最快、最活跃的学科之一。伴随着眼科新型仪器的研发、推广和使用，临床医师们能够在微观上更加全面、深刻地认识疾病和诊治疾病；加之新的眼科诊疗方法与技术层出不穷，越来越多的眼科疾病可以被更早地发现，从而得到及时有效的治疗。所以，在当今的临床工作中，眼科医师必须与时俱进，不仅要具备扎实的基础理论，掌握操作技巧，而且要不断学习新知识、新技术。鉴于此，我们特邀请国内长期从事眼科临床的专家们，精心编写了《实用眼科学理论基础与实践》一书，期望能够指导眼科医师，造福广大眼病患者。

全书共10章，首先介绍了眼的解剖、生理及眼科常用检查，然后对眼睑疾病、泪器疾病、结膜疾病、角膜疾病、视网膜疾病、晶状体疾病、玻璃体疾病、青光眼进行了全面的论述。针对每种疾病，详细介绍了其病因、发病机制、临床表现、实验室检查、诊断方法、鉴别诊断及治疗策略。不仅展示了眼科诊疗过程中常用的技巧，还可以让眼科医师快速掌握眼科疾病的治疗要点。本书内容丰富新颖、资料可靠、科学实用，可供临床眼科医师及在校医学生参考阅读，也可作为眼科患者的案头手册。

虽反复琢磨，竭力推敲，然内容繁杂，所涉及的范围和深度可能不够；加之参编人员较多，编者能力水平及我们协调能力有限，内容中可能存在不妥、重复甚至谬误之处，恳请各位读者批评雅正。

《实用眼科学理论基础与实践》编委会

2021年11月

目录 Contents

第一章 眼的解剖和生理

眼是视觉器官，由两个眼球及其周围协助眼球运动和保护它的附属器、视路和视中枢组成。视器是大脑的一部分，有很多的神经元。引起人类视觉反应最合适的电磁波在 400～800 nm，空间中不同物体发出的光波引起视网膜不同部位视细胞的刺激，产生视觉。眼球主要由两部分构成，屈光传导系统和感光成像系统。屈光系统包括角膜、晶状体和玻璃体；感光系统是视网膜，视网膜是视觉成像的部位。视神经、视路将视网膜感光后产生的神经冲动传导到视中枢，经大脑皮质整合完成视觉行为。

第一节 眼　　球

眼球分为眼球壁和眼内容两个部分。

一、眼球壁

眼球壁由外、中、内 3 层膜构成，外膜包括角膜和巩膜，中层膜为葡萄膜（葡萄膜自前向后分为虹膜、睫状体和脉络膜 3 个相连续部分），内层膜是视网膜。

（一）角膜

1.解剖

角膜位于眼球的最前端，约占眼外层纤维膜的 1/6，透明，无血管，有弹性，具有较大的屈光度，表面被泪膜覆盖。

角膜呈圆形，由于结膜和巩膜覆盖得不对称，从前面看呈椭圆形，但从后面看仍为正圆形。角膜周围是角膜缘，它与巩膜相连，就像表壳镶嵌于表盘上。新生儿阶段，角膜直径为 9～10 mm，3 岁以上儿童的角膜直径已接近成人。成年男性平均角膜横径为 11～12 mm，纵径为 10～11 mm，女性较男性略小。如直径<10 mm，称为病理性小角膜，若直径>13 mm，称为病理性大角膜。角膜中央瞳孔区大约直径 4 mm 的圆形区内近似球形，其各点的曲率半径基本相等，而中央区以外的中间区和边缘部较为扁平，各点曲率半径不相等。从角膜前面测量水平方向曲率半径为 7.8 mm，垂直方向为 7.7 mm，后部表面的曲率半径为 6.22～6.80 mm。

角膜厚度随部位、年龄、病理状态等改变而有所不同。正常情况下，中央部最薄，平均约为 0.5 mm，周边部最厚，平均约为 1 mm。角膜厚度随着年龄的增加有变薄的趋势，即儿童较成人厚，成人较老年人厚。

角膜由前向后分为五层，依次是上皮细胞层、前弹力层、基质层、后弹力层和内皮细胞层。角膜是无血管的组织，组成简单但排列却非常规则，从而保证其良好的透光性及屈光性。

(1)角膜上皮层：角膜上皮来源于胚胎发育时 5～6 周的外胚层，为非角化、无外分泌功能、复层的鳞状上皮，4～6 层，厚 40～50 μm，表层覆盖约 7 μm 的泪膜，泪膜在光学上具有重要的意义，它能消除上皮前表面微小的不规则，如果没有泪膜，视力将会下降。泪液与空气形成的界面以及角膜的屈光力约占眼全部屈光的 2/3，泪液与角膜上皮无论解剖或生理上关系都非常密切。

角膜上皮层分为细胞层及基底膜。细胞层由里向外又分为 3 层(图 1-1)：基底细胞、翼状细胞和表层细胞；基底膜位于上皮细胞下，是角膜上皮的产物，与前弹力层连接紧密。

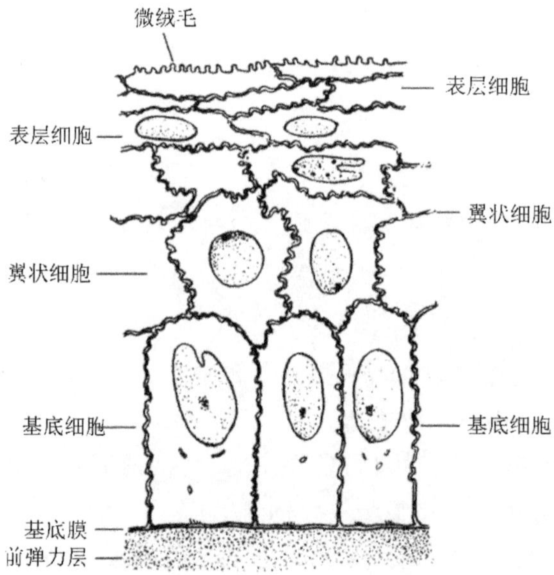

图 1-1　角膜上皮层

(2)前弹力层：前弹力层厚 8～14 μm，为角膜上皮基底膜下一层相对均一、无细胞的胶原纤维膜。由胶原纤维及蛋白多糖组成。胶原纤维粗细均匀，其间由蛋白多糖填充。前弹力层的前表面相对光滑，而内表面与基质层连接非常牢固。另有，前弹力层有许多细小的孔洞，这些孔洞是神经纤维的通道。

前弹力层对机械性损伤的抵抗力较强，而对化学性损害的抵抗力则弱。由于其胶原纤维来自胚胎时期的角膜上皮，因此，损伤后不能再生。其功能一直未明了。准分子激光屈光性角膜切削术(photo refractive keratectomy，PRK)后，术眼缺乏前弹力层，除少数患者角膜出现雾状混浊外，大多数患者未见明显异常。但保留前弹力层的准分子激光角膜原位磨镶术(laser in situ keratomileusis，LASIK)，术后眼角膜混浊的发生率明显低于 PRK，综合其他的研究资料，推测前弹力层与角膜上皮与角膜基质细胞的调控有关，特别是在胚胎时期。

(3)基质层：是人体组织中结构最规整，最透明的一种组织，厚约 500 μm，约占全角膜厚度的 9/10，由胶原纤维、角膜细胞、黏蛋白和糖蛋白等构成。角膜细胞是一种纤维细胞，位于基质板层中，胞质中富含内质网及高尔基体，分泌胶原纤维等。角膜基质中的胶原纤维主要包括Ⅰ型胶原和Ⅳ型胶原，它们有规律地与角膜表面平行排列，形成多层胶原纤维板，共有 200～250 层。胶原纤维的有序排列是角膜透明的基础。

随着年龄的增加，角膜基质中的胶原纤维直径逐渐增粗，而胶原纤维间的间距则不断缩小。这可能与胶原纤维年龄相关性非酶交联、胶原纤维糖基化及纤维间蛋白多糖的改变有关。

角膜基质中除了角膜细胞外，还有少许朗汉斯巨细胞及树突状细胞，这些细胞可能与角膜相对的免疫赦免有关。

(4)后弹力层：位于基质层后面，边缘止于房角的 Schwalbe 线，由角膜内皮细胞分泌而来，损伤后可以再生。根据生长时期和超微结构的观察，可分为两层：第一层是前胎生带层，由胚胎时期的内皮细胞分泌，靠近基质层，纤维排列紧密，呈带状；第二层是带下层，靠近内皮，由出生后的内皮细胞分泌。随着年龄的增加其逐渐变厚，婴儿时期约 5 μm，成人 8～10 μm，老年人可达 20～30 μm(图 1-2)。如果增生过度，则形成小丘状，在部分老年人的角膜周边可以见到，称为 Hassell-Henle 小体，这种改变被认为是生理性的。但发生在角膜中央的增生小体则是病理性改变。

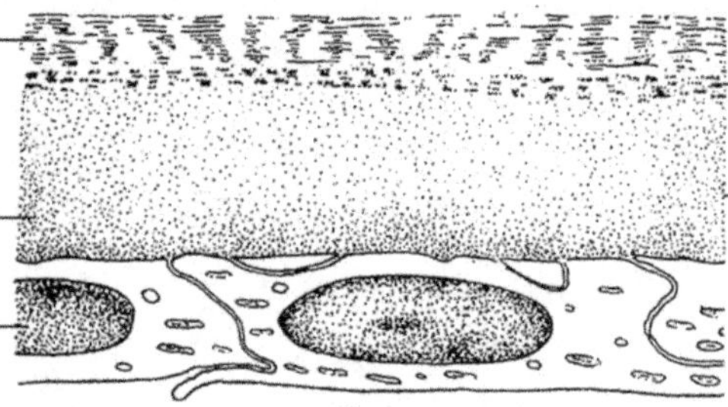

图 1-2 角膜后弹力层

与前弹力层相反，后弹力层对机械性损伤的抵抗力较差，但对化学性和病理性损害的抵抗力却较高，这是角膜溃疡时后弹力层膨出的解剖学基础。同时，后弹力层与基质层和角膜内皮层的连接不紧密，在外伤或某些病理状态下，可能发生后弹力层脱离。

(5)角膜内皮：位于角膜最内面，为一层六角形立方上皮(图 1-3)，细胞呈矮胖样，高约 50 μm，宽约 20 μm，胞质内细胞器含量丰富。细胞间连接紧密，主要为缝隙连接，具有良好的屏障作用。相比之下，其与后弹力层连接较为松散，因此角膜内皮层可从后弹力层脱离。角膜内皮细胞由神经外胚层发育而来，随着年龄的增加，角膜内皮细胞的密度逐渐降低，10 多岁时角膜内皮的密度为每平方毫米 3 000～4 000 个，到 70 多岁时为每平方毫米 2 600 个(图 1-4)。成人角膜内皮细胞损伤后不能增生，其修复靠细胞的移行与扩展。

角膜缘是角膜与结膜、巩膜的移行区，其组织学范围：前界为角膜前弹力层和后弹力层末端连线，后界为巩膜内缘与前界的平行线(图 1-5)。临床的概念与组织学概念不完全一样，通常将透明角膜与不透明巩膜之间的移行区称为角膜缘。上方角膜缘最宽，下方次之，两侧较窄。平均宽约 1.0 mm。

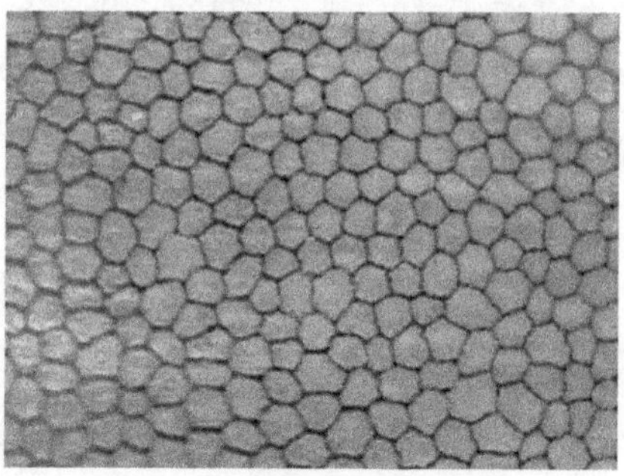

图 1-3 角膜内皮茜红染色

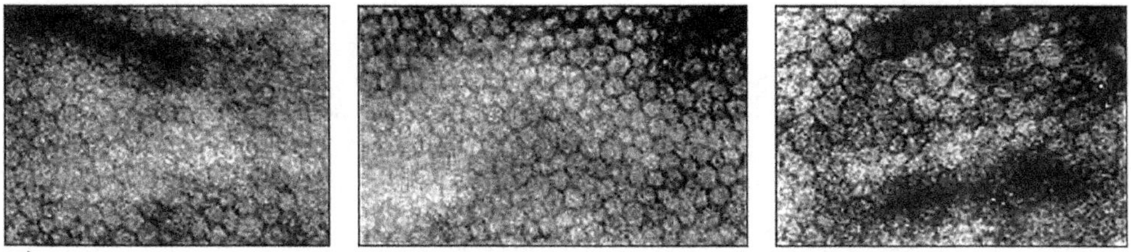

5岁
内皮细胞密度=3 074
六角形细胞=54%

10岁
内皮细胞密度=3 127
六角形细胞=50%

20岁
内皮细胞密度=2 902
六角形细胞=45%

图 1-4　角膜内皮年龄变化

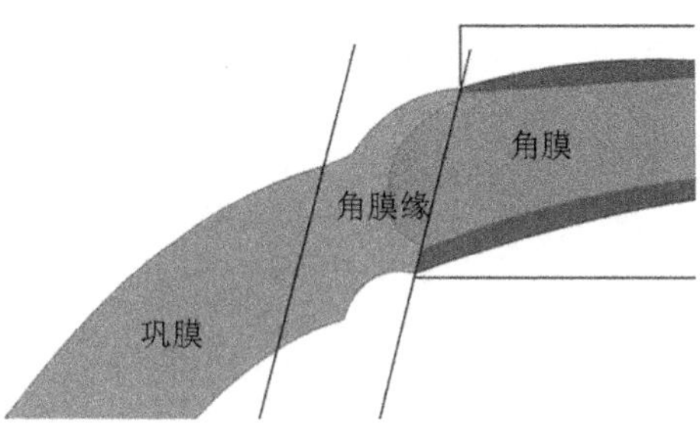

图 1-5　角膜缘的前后界

角膜缘结构与角膜不同，无弹力层，基质层逐渐失去透明，富含毛细血管、淋巴、成纤维细胞等。特别是在其外 2/3 可见放射状排列的乳头样突起，呈栅栏样，称为 Vogt 栅，研究证实，Vogt 栅中的一些细胞是角膜缘干细胞。角膜缘干细胞对维持角膜上皮的再生具有十分重要的作用。

2.生理

角膜的主要生理功能：①维持眼球的完整及对眼内容物的保护；②透过光线并参与屈光；③感知环境及外界刺激。

(1)维持眼球的完整及对眼内容物的保护：角膜与巩膜共同构成眼球的外壁，承受眼内压力，对维持眼球的形状具有重要的作用。角膜主要由胶原纤维构成，因此具有一定的弹性和韧性，对眼内压力和外界的压力具有抵抗力，这种抵抗力取决于角膜的厚度和胶原纤维排列的整齐程度。角膜厚度降低或角膜瘢痕的形成必将降低角膜对内外压力的抵抗力。目前，角膜屈光手术十分盛行，这些手术都不同程度地降低了角膜的抵抗力。如准分子激光手术，它使角膜中央的厚度变薄，从而增加了角膜在外力作用下扩展的能力，这样，在眼压测定时会使测量结果偏低，特别是使用压陷式眼压计，眼压偏低会更明显。而放射状角膜切开术更会大大降低角膜对外界的抵抗力，有可能在轻微外力的作用下造成眼球破裂。通常情况下，角膜的厚度受角膜上皮及角膜内皮的功能、暴露等因素的影响。

角膜上皮是眼部的第二个生物屏障（泪液为第一个生物屏障）。角膜上皮细胞间连接紧密，而且不停地新旧更替，5～7天上皮更新一次，一定程度上能抵御化学物质、微生物等的侵袭。

角膜内皮是角膜基质和房水之间的通透屏障，同时，角膜内皮的泵功能维持角膜处于一定的水化状态。

（2）透光性：角膜的一个重要特征是透明，即允许光线透过，这是眼视觉功能的基础。正常角膜允许透过的光线波长范围是365～2 500 nm，不同光线的通透率不同，400 nm的光线约80%能透过角膜，而500～1 200 nm的光线100%能透过角膜。

另外，角膜的透明性还依赖于泪膜、角膜上皮、基质、角膜内皮结构和功能的正常及角膜基质含水量的恒定。

（3）参与屈光：角膜是眼屈光系统中屈光力最大的组织。角膜的屈光指数是1.377，其前表面的屈光力为48.8 D，后表面的屈光力为－5.8 D，总屈光力为43 D，占全眼屈光力的70%。可见角膜的屈光度有巨大的改变潜力，这也是目前众多屈光手术在角膜上施行的基础。

（4）渗透作用：角膜没有血管，营养及代谢物质通过渗透作用的参与而进出角膜，这不仅具有重要的生理意义，而且对于眼局部的药物治疗也非常重要。角膜上皮和内皮细胞连接紧密，细胞表面富于脂类，非极性的物质易于通过，而基质则易于水溶性极性物质通过。因此，具有双向性的物质易于通过角膜进入前房，例如毛果芸香碱（匹鲁卡品）滴眼液，其解离分子和非解离分子相互之间处于动态平衡，未解离分子具有脂溶性，容易透过角膜上皮，随后转化为解离分子，易于透过基质，然后在角膜基质中又转化为非解离分子，易透过角膜内皮。当角膜出现病变时，角膜的通透性将增强。

（5）感知环境及外界刺激：角膜是人体最敏感的区域，有丰富的神经末梢，能敏感地感受外界的刺激，对于机体感受外界不良刺激并迅速做出反应具有十分重要的意义。角膜的知觉有3种：冷热觉、痛觉和触觉。角膜知觉敏感度受多种因素的影响而变化，一般情况下，早晨低于下午，男性低于女性，老年人低于年轻人，妊娠期妇女低于非妊娠妇女。痛觉和触觉在角膜中央最敏感，可用角膜知觉仪进行定量检查。通常临床采用棉丝刺激双侧角膜，以判断角膜知觉是否减退。

3.代谢

(1)糖代谢:角膜主要利用葡萄糖和糖原分解供能。葡萄糖大部分来自房水,约占90%,其余10%来自结膜、角膜缘血管及泪液。睁眼时,角膜上皮的氧气主要来自泪膜中溶解的氧气,此时,氧分压约为20.6 kPa,但当闭眼时,氧气主要来源于结膜、角膜缘的血管,氧分压约为7.3 kPa。而角膜内皮的氧供主要来源于房水。

(2)氨基酸代谢:角膜上皮不断更新,需要合成大量的蛋白质,因此,角膜上皮对氨基酸的需求量较大。但角膜上皮的通透性差,且泪液中氨基酸的含量极低,因此,角膜上皮中氨基酸大部分应来源于房水。合成蛋白质的过程同机体其他细胞的合成过程。

(3)维生素代谢:①维生素A的代谢。维生素A转化为视黄醇,与视黄醇结合蛋白(retinol binding protein,RBP)结合,再与血浆前清蛋白结合,转运至靶组织,在角膜上皮和内皮细胞都发现有视黄醇结合蛋白和血浆前清蛋白。视黄醇是一种多聚异戊二烯衍生物,其磷酸酯在糖蛋白中可作为寡糖基的载体,参与角膜上皮合成糖蛋白,如果角膜上皮细胞胞膜上缺乏糖蛋白,则角膜上皮将干枯角化。②维生素C的代谢。角膜上皮中维生素C的浓度较角膜基质高,基质中的浓度与房水浓度近似,而房水中维生素C的浓度是血浆浓度的20倍。角膜中维生素C多是还原型,具有清除光辐射等产生的自由基的作用。③谷胱甘肽的代谢。谷胱甘肽对于维持角膜内皮细胞的正常功能起重要作用,与毒性过氧化物的清除有关。有过氧化物时,谷胱甘肽在过氧化物酶的作用下由还原型(GSH)转变为氧化型(GSSG),同时将氧化物还原。角膜内皮细胞中只有约13%的谷胱甘肽以氧化型存在。

4.血供

正常角膜内没有血管,而角膜缘含有丰富的血管。角膜缘的血管分布为网络状,动脉系统来源于睫状前动脉的直肌扩展分支及睑缘动脉弓的结膜后动脉分支。静脉网则与巩膜表层及筋膜囊的小静脉汇合,加入眶静脉系统。角膜缘的血管主要供给角膜周边部,角膜的氧气及营养物质的供给、代谢物的清除等还是通过房水、泪液、空气和结膜血管。

5.神经支配

角膜主要由两种神经支配:一是感觉神经纤维,二是交感神经和副交感神经。

(1)角膜的感觉神经来自三叉神经的眼支,眼神经的睫状神经在角膜缘进入角膜后，神经干呈放射状穿过角膜基质的中 1/3，向前继续分叉，形成密集的上皮下神经丛，再穿过前弹力层进入角膜上皮层。角膜上皮层神经末梢非常丰富，动物研究表明，角膜上皮神经末梢的密度是皮肤的 300～600 倍，因此，角膜的知觉十分敏感，这也是上皮损伤时疼痛症状明显的原因。

(2)角膜内含有肾上腺素能神经纤维，表明交感神经和副交感神经的存在，但其来源和作用尚需进一步研究。

(二)巩膜

1.解剖

巩膜构成眼外层纤维膜的后 5/6，主要由胶原纤维构成。外面是眼球筋膜囊，两者之间的腔隙为巩膜上腔；内层紧靠脉络膜，两者之间的潜在间隙为脉络膜上腔，外伤或炎症时的出血、渗出可积聚在此间隙。巩膜的厚度随部位、年龄等不同而不同。后部的巩膜最厚，约 1 mm，向前至赤道部逐渐变薄，赤道部为 0.4～0.6 mm，肌肉附着点处最薄，约 0.3 mm，赤道部向前至角膜缘约为 0.6 mm。一般巩膜呈白色，但儿童因巩膜较成人薄，能透见脉络膜的部分颜色，所以呈蓝白色，老年人则由于脂肪的沉积，可呈淡黄白色。

巩膜虽然为球形，但非完整的球形。前部巩膜孔与角膜相连，角膜犹如手表的表盘嵌于巩膜组织中。在角巩膜缘交界处内外均可见一浅沟，称为外巩膜沟和内巩膜沟(图 1-6)，其中内巩膜沟处是巩膜静脉窦与房角所在处，内巩膜沟后缘隆起，形成巩膜突，为睫状肌的附着处。后巩膜孔是视神经通过的孔道，此处，内 1/3 巩膜与脉络膜共同构成筛板，外 2/3 演变成硬脑膜，可见筛板处为眼后部的一薄弱处，同时，筛板处巩膜扩展的能力有限，当视神经水肿时，会引起视神经挤压损伤甚至萎缩。另外，巩膜上还有许多神经血管通过的小孔，如涡静脉在巩膜赤道后约 4 mm 穿行(图 1-7)。

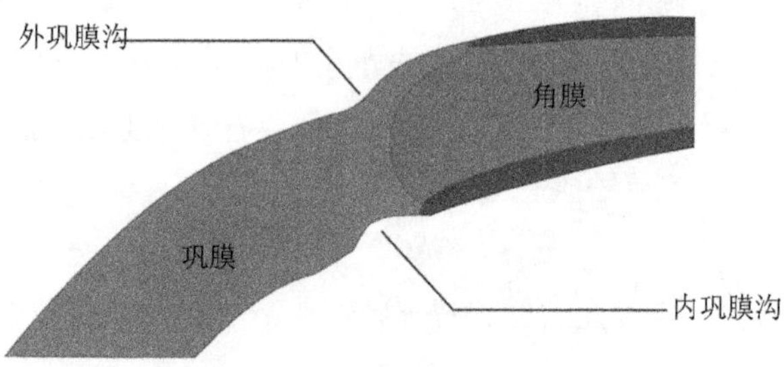

图 1-6　角巩膜缘示意图

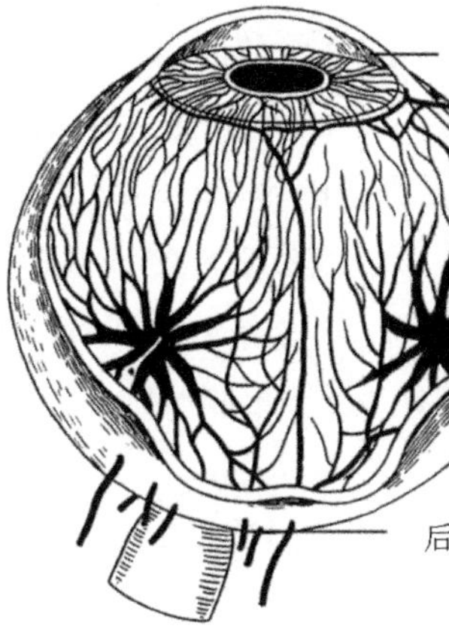

图 1-7　巩膜上的孔

组织学上，巩膜可分为 3 层(图 1-8)。①巩膜表层：为一层疏松的纤维组织，富含弹力纤维及小血管。②巩膜基质层：由致密的结缔组织构成，基本不含血管，不像角膜组织，其胶原纤维粗细不均，斜向紧密排列，因此不透明。③棕黑色板层：由特别细小的弹力纤维组成，并含有大量的色素细胞，靠近脉络膜的内层有一层内皮细胞覆盖，它与本部互相连续，两者不能分开。

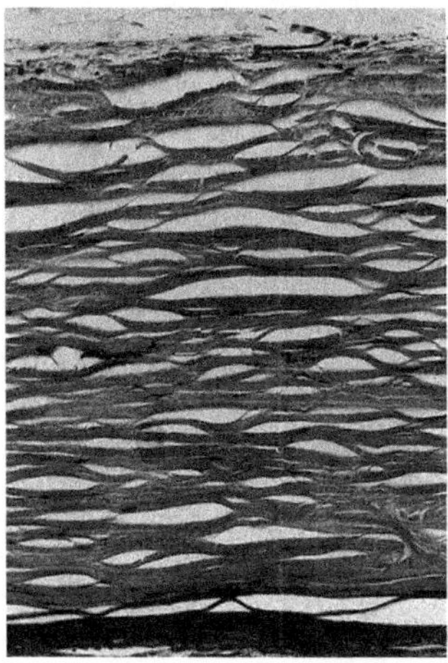

图 1-8　巩膜的组织学结构

2.生理

巩膜的生理功能主要包括：①与角膜、结膜等共同构成眼内容的外屏障；②避光；③它是眼外肌的附着点。

巩膜一直承受着眼内容向外的压力，可见巩膜有一定的弹性和韧性，当眼内压升高时，巩膜能在一定范围内扩张，并增强对眼内压的抵抗力。当眼压低时，一定量的眼内容的增加引起的眼压增高幅度小，但在高眼压状态时，同样的眼内容增加，会引起较大的眼压升高。巩膜的这种特性被称为巩膜硬度或可扩张性。认识这一点有助于理解巩膜硬度对眼压测定的影响。与压平式眼压计相比，压陷式眼压计引起的眼内容积变化大，因此，巩膜硬度对压陷式眼压计测量结果的影响更大，如高度近视时，眼球壁薄，巩膜容易扩张，压陷式眼压计测的眼压就会偏低。

巩膜的第二个重要功能是形成“暗箱”。与角膜相比，巩膜是不透明的，这点保证了光线经过屈光系统进入眼内而成像。

另一个重要功能是，所有眼外肌都附着在巩膜壁上，当改变肌肉的附着点时，可以改变眼球的位置和运动的方向。

3.代谢

与角膜代谢相似，但巩膜代谢相对缓慢。

4.血供

与角膜相似，巩膜基质层除了穿行的血管外，基本上无血管，但巩膜表层及视神经筛板处却含有丰富的血管，且形成血管网。动脉来源主要包括：眼动脉-睫状后动脉-睫状后短动脉-视神经动脉环及巩膜动脉血管丛，主要供给眼后部；眼动脉-睫状前动脉-巩膜深层血管丛及表层血管网，主要供给表层及前部。当靠近角膜缘的毛细血管充血时，临床上称为睫状充血。

巩膜前部的静脉网也较丰富，主要来源于巩膜静脉窦的外出小管和睫状肌的静脉支，它们在巩膜内形成静脉丛，经表层静脉网汇入睫状前静脉。部分外出小管直接连接表层静脉，这些小管称为房水静脉。

5.神经支配

巩膜的感觉神经来自三叉神经的眼支，眼神经的睫状神经分出睫状短神经和睫状长神经，睫状短神经支配巩膜后部，睫状长神经前行，在睫状体平坦部发出分支，一部分进入睫状体，一部分穿出巩膜到表层巩膜，在此，部分分支支配前部巩膜组织，部分继续向前并相互吻合，形成角膜缘的神经环。巩膜表层的知觉敏感，炎症时疼痛症状明显。

(三)虹膜

1.解剖

虹膜是葡萄膜的最前部，介于前房与后房之间，后面有晶状体支托，为一圆盘形膜。它的根部和睫状体前缘相连，向中央延伸到晶状体前面，构成将眼球前后房分开的一个重要隔膜。虹膜中央有圆孔，称为瞳孔，瞳孔的大小随光线的强弱而改变(1～8 mm),它的平均直径为 3 mm。瞳孔周围虹膜的基质内,有环形排列的瞳孔括约肌,使瞳孔收缩;虹膜基质层后面有放射状排列的肌纤维,称瞳孔开大肌,使瞳孔开大(图 1-9)。

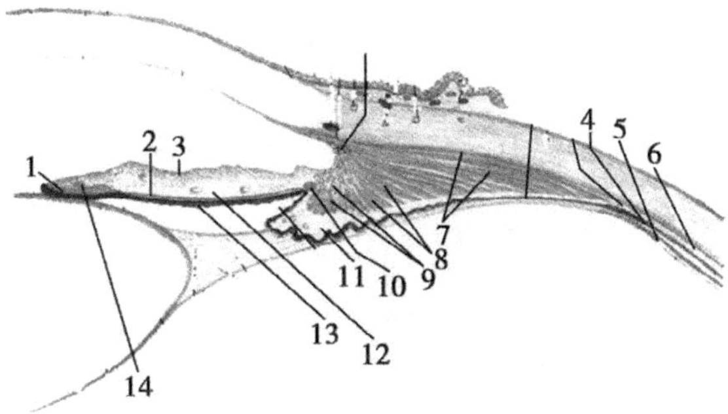

1.瞳孔括约肌;2.瞳孔开大肌;3.虹膜前表面;4.脉络膜;5.锯齿缘;6.脉络膜上腔;7.睫状肌纵行纤维;8.睫状肌放射纤维;9.睫状肌环行纤维;10.虹膜动脉大环;11.睫状突;12.虹膜基质;13.虹膜后表面;14.虹膜动脉小环

图 1-9　葡萄膜的结构(水平切面)

在虹膜前表面距瞳孔缘约 1.5 mm 处,有一隆起的环状条纹,即虹膜小环。虹膜小环将虹膜表面分为两个区域,小环外部为睫状区,内部为瞳孔区。在虹膜小环附近,有许多大小不等的穴状凹陷,叫虹膜隐窝,在虹膜睫状区的周边部也有隐窝,它们的形成是虹膜前层的中胚叶组织局灶性萎缩的结果。隐窝部分的虹膜组织,缺少了前表面层,房水可以直接与虹膜基质中的血管接触,有利于虹膜和房水间的液体交换。在虹膜周边部有与角膜缘成同心排列的皱褶,系为瞳孔开大时形成的皱襞。瞳孔缘镶有窄黑色环,呈花边状,是由虹膜后色素上皮层向前延伸所致。此黑边当瞳孔扩大时变窄,缩小时变宽,这种现象称为生理性葡萄膜外翻(图 1-10)。

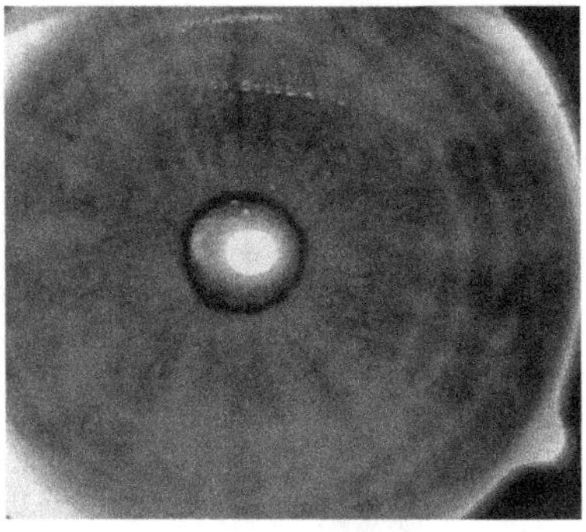

图 1-10　正常虹膜

虹膜的组织结构由前向后可分为 4 层：①前表面层；②基质与瞳孔括约肌层；③前色素上皮与瞳孔开大肌层；④后色素上皮层（图 1-11）。

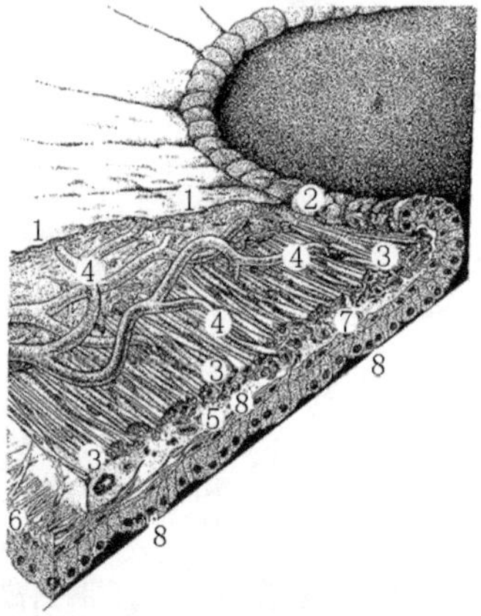

1.虹膜的前表面层；2.瞳孔缘的后色素上皮层；3.瞳孔括约肌；4.小动脉；5.块状细胞；6：瞳孔开大肌；7.前色素上皮层；8.后色素上皮层

图 1-11　虹膜的组织结构

（1）前表面层：由成纤维细胞和色素细胞的突起互相吻合交错所形成的致密组织，其中还有胶原纤维和神经末梢。在虹膜隐窝处，此层膜完全缺如。前表面层在虹膜根部戛然而止，有时前表面层也可呈丝状、带状，沿小梁网巩膜血管膜部的内侧面延续，甚至可达角膜后弹力层的止端，形成虹膜梳状韧带的一部分。

虹膜根部有一粗大的血管环，由睫状后长动脉和睫状前动脉的分支吻合而成，称虹膜动脉大环。在虹膜的瞳孔缘附近，有一环行的血管吻合，称为虹膜血管小环，它并不是一个完整的血管环。不同人种的虹膜颜色主要由基质中色素细胞所含色素的多少决定。

（2）基质与瞳孔括约肌层：瞳孔括约肌位于虹膜瞳孔区基质层的后部，为围绕瞳孔缘的环行平滑肌纤维束，宽 0.8～1.0 mm。括约肌的后面与结缔组织的致密层相连接，这些结缔组织与瞳孔开大肌相延续。

（3）前色素上皮与瞳孔开大肌层：虹膜有两层上皮，即前上皮层和后上皮层。前上皮层也就是瞳孔开大肌层，是紧贴后色素上皮层的一薄层平滑肌，自瞳孔缘直达虹膜根部。

（4）后色素上皮层：为一层具有浓密色素的细胞，位于瞳孔开大肌层之后，在瞳孔缘处出现在瞳孔领的虹膜表面，形成瞳孔缘的色素边。后上皮细胞的顶部朝向虹膜基质，与前上皮层细胞的顶部相连接，基底部朝向后房。

虹膜后表面的两层上皮向后分别移行为睫状体的色素上皮层和无色素上皮层。

2.生理

虹膜的间隔作用和其中央圆孔——瞳孔成为光学系统上的光栅装置。瞳孔括约肌和开大肌控制瞳孔的运动和进入眼内的光线的数量。瞳孔是主要光学窗口,因光线照射的强弱而散大或缩小。瞳孔的大小,也受到神经的影响。瞳孔的变化既可以调节入射到眼内的光线的数量,又可以调节角膜、晶状体等屈光间质所致的球面差和色差,减少不规则光的影响,使成像清晰。瞳孔对光反射的途径是:光→瞳孔→视网膜的黄斑纤维→视神经→视交叉(鼻侧神经纤维交叉,颞侧神经纤维不交叉)→视束→上丘臂→上丘和顶盖前区。由顶盖前区又发出神经纤维,到同侧和对侧的第三神经核→睫状神经节→瞳孔括约肌。出生时,人的虹膜前表面有一层内皮细胞覆盖,但1～2岁以后内皮细胞消失,为成纤维细胞所代替。

虹膜也富含血管,参与营养与抗体扩散渗透、吸收机制。

3.血供

虹膜主要由血管组织形成,分布到虹膜的许多动脉细支常从虹膜动脉大环发出,经虹膜的睫状部呈放射状达瞳孔缘。在虹膜血管小环处有少数动脉支与相对的静脉支吻合成不完整的环,所以没有真正的虹膜动脉小环,而只有虹膜血管小环存在。大多数血管直接至瞳孔缘,分支成毛细血管后折回,形成静脉的开始。虹膜的静脉彼此吻合,在虹膜根部进入睫状肌,与睫状突的静脉吻合后经脉络膜至涡静脉。部分静脉血流入睫状静脉。

4.神经支配

虹膜的神经很多,系来自睫状神经丛,在虹膜中形成各种各样的神经丛。瞳孔括约肌由属于副交感神经的动眼神经的纤维支配;瞳孔开大肌由交感神经纤维支配。虹膜的感觉神经纤维来自三叉神经的第一支。

(四)睫状体

1.解剖

睫状体是葡萄膜的中间部分,前接虹膜根部,后端以锯齿缘为界移行于脉络膜。整个睫状体如环状,其颞侧较宽,约6.7 mm;鼻侧较窄,约5.9 mm。睫状体的矢状切面呈三角形,基底在前,其中央部为虹膜根部附着;内侧朝向晶状体赤道部和玻璃体(图1-12);外侧附着于巩膜突,与巩膜毗邻。睫状体分为两部,即隆起的睫状冠或称褶部和睫状体平坦部。睫状冠长约2 mm,其内侧表面有70～

80 个纵向放射状突起，指向晶状体赤道部，颜色较凹谷为浅，称睫状突，睫状突与晶状体赤道部相距 0.5 mm。睫状突后较平坦的部分称为睫状体平坦部，长约 4 mm。从睫状突和平坦部到晶状体赤道部有纤细的晶状体悬韧带与晶状体连接。

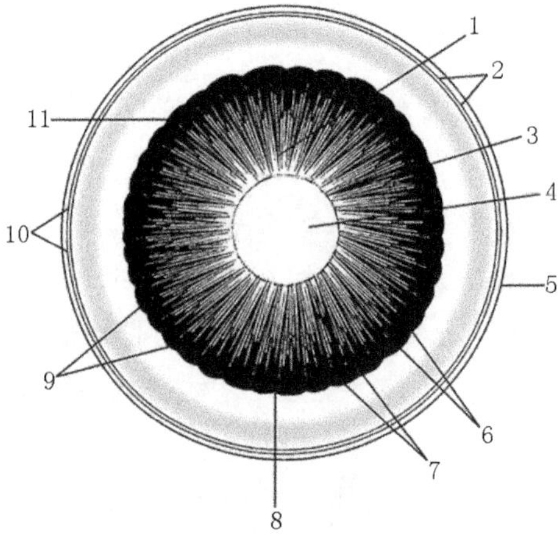

1.睫状冠；2.脉络膜；3.悬韧带；4.晶状体；5.巩膜；6.睫状襞；7.睫状突；8.虹膜后表面；9.锯齿缘；10.视网膜；11.睫状体平坦部

图 1-12 睫状体内表面

从内向外将睫状体分为 5 个部分：①无色素睫状上皮；②色素睫状上皮；③基质；④睫状肌；⑤睫状体上腔。

(1)无色素睫状上皮：构成睫状体的最内层。该层从虹膜根部延伸而来，将睫状冠与平坦部的表面覆盖，然后向锯齿缘伸延，与视网膜的感觉部分相连接。接近虹膜根部的无色素上皮往往也包含一些色素。

(2)色素睫状上皮：为单层细胞，起始于虹膜根部，向后延伸到锯齿缘。色素上皮细胞向前延续与虹膜开大肌上皮相延续，向后与视网膜色素上皮相延续，色素很多，仅睫状突顶端色素较少。

(3)基质：睫状体的基质分为两部分，内结缔组织层与血管和玻璃膜(Bruch 膜)。①内结缔组织层：由细胞、胶原、血管及神经所组成。在睫状冠部该层较厚，且将上皮层与肌肉层分隔。在平坦部该层变薄。睫状突部位的基质是眼球中最富血管的部分。②玻璃膜：是脉络膜的 Bruch 膜的延续，附着牢固，有抵抗晶状体悬韧带牵引的作用。

(4)睫状肌：由平滑肌纤维束所组成，分为 3 个部分。最外层为前后走向的纵行纤维部分；中间层为斜行排列的放射纤维部分，呈扇形斜向走行；位于睫状体前内侧的是环形纤维部分，又称 Müller 肌，其环形走向与角膜缘平行。这三部分的纤维均起始于巩膜突及其周围的结缔组织。

(5)睫状体上腔：介于睫状肌和巩膜之间，前方止于巩膜突，由含有色素的结缔组织板层带所组成。板层带起始于睫状肌的纵行纤维，向外伸延，与巩膜相延续。板层带由胶原纤维所组成。

2.生理

睫状突的无色素睫状上皮有分泌房水的功能，房水协助维持眼压，提供角膜后部、晶状体和小梁网代谢所需要的物质。房水还是屈光间质的组成部分。房水的形成主要由 3 种生理过程完成：扩散、超滤和分泌。房水中的水和非电解质从睫状突的毛细血管扩散出来，房水中的盐类是通过超滤作用形成的，而房水中比血浆浓度高的维生素 C、乳酸和一些氨基酸则通过睫状突的分泌作用来实现。睫状突的分泌可受到一些因素的影响，如碳酸酐酶及钠离子、钾离子的浓度等都与分泌房水的多少有关。

无色素睫状上皮间的紧密连接、虹膜组织的连接和虹膜血管构成血-房水屏障。脂溶性物质，如氧、二氧化碳可以高速率透过屏障，而蛋白质和其他的大分子则受到限制，不易透过这一屏障。血-房水屏障的存在使得房水的化学成分与血液不同。

平坦部的无色素睫状上皮分泌黏多糖酸，这是玻璃体的主要成分之一。

睫状肌各个部分的协调收缩保证睫状体的调节功能。睫状肌收缩时，有两个方向的力起作用：一个力是使晶状体悬韧带向前、向内运动的力，主要是环行纤维收缩的结果；另一个力是将脉络膜前部向前(沿着巩膜内面)牵引的力，这是纵行纤维运动的结果。前一个力的作用，使晶状体悬韧带放松，晶状体变凸，屈光度增加，这是晶状体的调节作用，使该眼能看清近距离的物体；后一种力的作用使脉络膜前部向前移，同时把巩膜突拉向后。

调整眼内压力是睫状体的主要功能之一。睫状肌的止点除巩膜突外，还有巩膜突附近的巩膜内面及巩膜小梁网。当睫状肌收缩时，巩膜突被牵引而向后移位，使 Schlemm 管开放，由裂隙状变为圆形或椭圆形，在管内产生负压，吸引房水由前房流入 Schlemm 管。此外，睫状肌收缩时，也牵动房角网状组织，使小梁网的间隙变宽、网眼变大，增加房水流出的容易度。反之，当睫状肌放松时，具有弹性的房角网状组织及巩膜突回到原来的位置及形状，压迫 Schlemm 管使房水进入减慢，这样，借助于睫状肌的收缩和放松来调节眼内液的流动和眼压。

房水不仅经小梁进入 Schlemm 管，同时也进入虹膜和睫状体表面，包括巩膜突、脉络膜上腔及巩膜。组织学研究显示：在前房及睫状体之间无上皮屏障，睫状肌纤维之间充满疏松结缔组织，纵行肌纤维向后延伸并消失于脉络膜和巩膜间的疏松结缔组织中。房水的巩膜引流途径是指前房水经前房角睫状肌纤维间的裂隙进入睫状体上腔和脉络膜上腔，并通过巩膜或巩膜神经血管周围间隙排出眼外的途径。

3.血供

睫状体的动脉起自虹膜动脉大环以及睫状后长动脉、睫状前动脉尚未吻合成动脉大环段，在睫状肌内可形成第二动脉环，即所谓的睫状肌动脉环。睫状肌的动脉由很多动脉组合而成，这些动脉呈叉性分支后形成致密的毛细血管网。每个睫状突皆有 2～4 支小动脉，睫状突的毛细血管管颈粗，所以血流量大，有利于房水的产生。平坦部的血管层由脉络膜延续而来，血管较细，动脉很少，甚至连真正的毛细血管层也没有，脉络膜的毛细血管层到此终止。

睫状肌的静脉大部分向后加入到来自睫状突的平行静脉，还有少部分向前穿出巩膜，引入睫状静脉。睫状突的静脉向后呈一系列平行而互相吻合的血管支，于睫状体平坦部到达脉络膜，加入涡静脉。

4.神经支配

睫状神经在睫状体内组成密集的神经丛。感觉神经纤维来自三叉神经的第一支，支配血管平滑肌的神经纤维来自交感神经丛，睫状肌主要由经过睫状神经节的、来自动眼神经的副交感神经纤维支配。

(五)脉络膜

1.解剖

脉络膜是葡萄膜的最后面部分，位于视网膜和巩膜之间，前端以锯齿缘为界，向后止于视神经周围，是一层富含血管的外观呈棕色的膜。脉络膜内面借一层光滑的 Bruch 膜与视网膜的色素上皮层相联系，外侧通过一个潜在的腔隙(脉络膜上腔)与巩膜的棕色层为邻。

脉络膜主要由血管组成，故其厚度随血管的充盈程度而由有很大变异。脉络膜在眼球后部黄斑附近最厚，约为 0.22 mm，前部较薄，为 0.15 mm。脉络膜的血管可分为 3 层：接近巩膜的血管最大，为大血管层；靠近视网膜的最细，为毛细血管层；两层之间为中血管层。

脉络膜的组织结构由外向内分为 4 层：①脉络膜上腔；②大血管层和中血管层；③毛细血管层；④Bruch 膜。

(1)脉络膜上腔:位于脉络膜与巩膜之间,其组织结构主要为起源于脉络膜与巩膜的胶原纤维。睫状后长动脉、睫状后短动脉及睫状神经均由该区穿过。经过这里的血管无分支,但由此经过的睫状神经则有许多纤细分支,并形成神经丛。

(2)大血管层和中血管层:是脉络膜的主要部分,两者之间并无明显界线,系人为划分,即使在血管比较丰富的后极部附近,这两层的分界也不分明。在黄斑部,不仅大血管层完全消失,中血管层和毛细血管层的界线也难分辨,在这里小血管十分丰富,排列为许多层,成为脉络膜最厚的部分。在赤道部以前,大中血管层的界限消失,小动脉和小静脉都合并到毛细血管层,其余的血管也并为一层。大血管层主要由动脉构成,又名 Haller 血管层,中血管层位于大血管层内侧,主要由静脉构成,又名 Satter 血管层。动、静脉的组织结构不同:动脉壁较厚,外有平滑肌层;静脉壁较薄,管腔较大,基层不发达,并且与身体其他部位的静脉不同,脉络膜静脉缺少瓣膜。大血管层和中血管层富有色素细胞,除血管外还包含有胶质纤维、平滑肌纤维和内皮细胞等。脉络膜内血管面积广大,血流的入口和出口又比较狭小,血液流入脉络膜后,流动速度顿时减缓,身体内的细菌等病原体和毒素随血流进入其内,易于在此沉积,造成转移性脉络膜炎症。视神经附近的脉络膜动脉发出分支,这些分支在视神经周围形成血管环,称为 Zinn 环(图 1-13)。

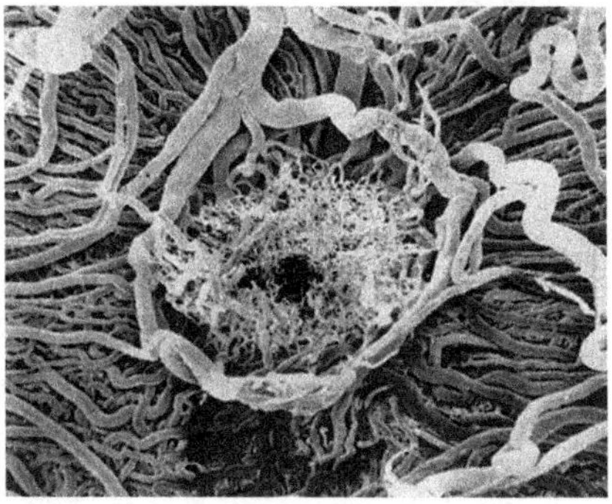

图 1-13　Zinn 环

图中显示脉络膜大血管分出的分支在视神经周围形成 Zinn 环并以细小分支供应视盘(血管铸型扫描电镜照片)

(3)脉络膜毛细血管层:与玻璃膜、视网膜色素上皮层紧密结合,此三者的紧密结合临床上称为脉络膜毛细血管-玻璃膜-视网膜色素上皮复合体(choriocapillario-Bruch's membrane-retinal pigment epithelium complex,CBRC),在这些结构中,一个出现病理变化时,常常会引起其他结构的相应的病理变化。脉络膜毛细血管层主要由排列致密的毛细血管组成。脉络膜毛细血管不仅密度高，而且血流量大。它们的管腔直径较大，所以红细胞通过脉络膜毛细血管的管腔时，可以2～3个同时并行。脉络膜毛细血管管壁薄，内皮细胞有许多孔隙，尤其在朝向视网膜的一面孔隙更多。

2.生理

眼球内血液总量的90%在脉络膜，其中70%在脉络膜毛细血管层。脉络膜毛细血管层营养视网膜神经上皮层的外层（自视细胞层至外丛状层）、视神经的一部分，并且通常是黄斑区中心凹部位的唯一营养来源。这是在视网膜中央动脉阻塞时能够观察到黄斑区呈樱桃红点的原因。在15%的人群中，同时有来自脉络膜的睫状视网膜动脉为中心凹部供血。

3.血供

脉络膜的血液主要来自睫状后短动脉，睫状后短动脉有10～20小支，在眼球后极部的视神经周围，穿过巩膜后形成密集的脉络膜血管。此外，睫状后长动脉还分出返回支供应前部脉络膜。脉络膜毛细血管的静脉血流，首先进入毛细血管网外侧的小静脉，然后汇集于4～6支涡静脉，排出至眼球外。

4.神经支配

脉络膜的感觉纤维、交感纤维和副交感纤维来源于睫状神经，它们对于脉络膜血管的功能和脉络膜、视网膜的血液循环有重要的意义。

（六）视网膜

1.解剖

视网膜是一层透明的膜，由内层的神经上皮和外层的色素上皮组成。其前界为锯齿缘，向后止于视盘，内侧为玻璃体，外侧为脉络膜。视网膜上重要的标志有视盘和黄斑。

（1）视盘：距黄斑鼻侧约3 mm处有一约1.5 mm×1.75 mm境界清楚、橙红色的圆形盘状结构，称为视盘，又称为视乳头，是视神经穿出眼球的部位。视盘中央的小凹陷区称视杯。视盘上有视网膜中央动静脉通过，并分支分布于视网膜上（图1-14）。

（2）黄斑部：视网膜后极部上下血管弓之间的区域称为黄斑，因中央无血管的凹陷区富含叶黄素使其外观色略黄而得名。凹部、中央小凹、中央凹、旁中心凹和中心凹周围区一起组成了黄斑，又称中央区。中央区视网膜和周围区视网膜的神经节细胞层不同，在黄斑神经节细胞层有几个细胞的厚度，周围区只有1个细胞厚。黄斑的边界与颞侧血管弓相吻合，直径约5.5 mm，由中心凹（直径

1.5 mm)、旁中心凹(2 mm×0.5 mm)和中心凹周围区(2 mm×1.5 mm)组成。

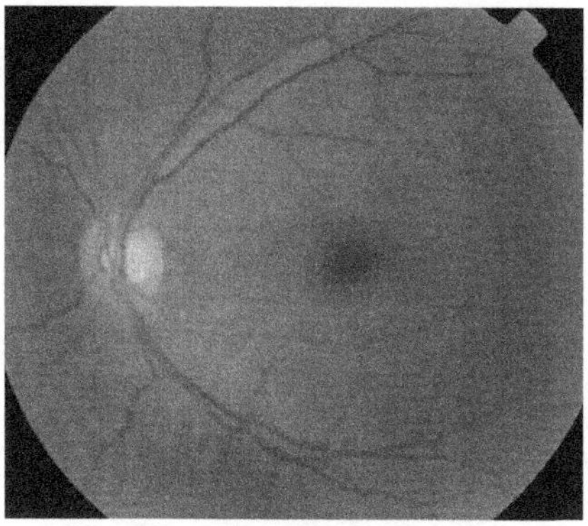

图 1-14 正常眼底像,显示视盘和黄斑

(3)周围视网膜:被分为近、中、远和极周边部视网膜。近周边部是黄斑区外1.5 mm 宽的带;中周边是赤道部,宽 3 mm;远周边部从赤道延伸到锯齿缘,这条带的宽度取决于眼球大小和屈光状态。一般情况下眼球赤道部周长是 72 mm,锯齿缘周长 60 mm,这一条带的平均宽度是 6 mm。赤道部到锯齿缘是玻璃体基底部的一部分,大部分周边部的病理改变都发生在这一区域。锯齿缘和睫状体平坦部是极周边部。

(4)神经视网膜的分层:除中央凹、锯齿缘和视盘以外,神经视网膜由多层组成(图 1-15)。①视锥、视杆细胞层(光感受器细胞层):由光感受器的内外节组成。②外界膜:为一薄网状膜,由邻近光感受器和 Müller 细胞结合处组成。③外核层:由光感受器细胞核组成。④外丛状层:是疏松的网状结构,由视锥、视杆细胞的终球与双极细胞的树突及水平细胞的突起相连接的突触部位。⑤内核层:主要由双极细胞、水平细胞、无长突细胞及 Müller 细胞的细胞核组成。⑥内丛状层:主要由双极细胞、无长突细胞与神经节细胞相互接触形成突触的部位。⑦神经节细胞层:由神经节细胞核组成。⑧神经纤维层:由神经节细胞轴突构成。⑨内界膜:是视网膜和玻璃体间的一层薄膜,是 Müller 细胞的基底膜。

光感受器的组织结构包括外节、连接纤毛、内节、体部和突触五部分。每个外节由约 700 个扁平的膜盘堆积组成。视杆细胞的外节为圆柱形,视锥细胞的外节呈圆锥形,膜盘不断脱落和更新。全部视网膜有视杆细胞 1.1 亿~1.25 亿个,视锥细胞 630 万~680 万个(图 1-16)。

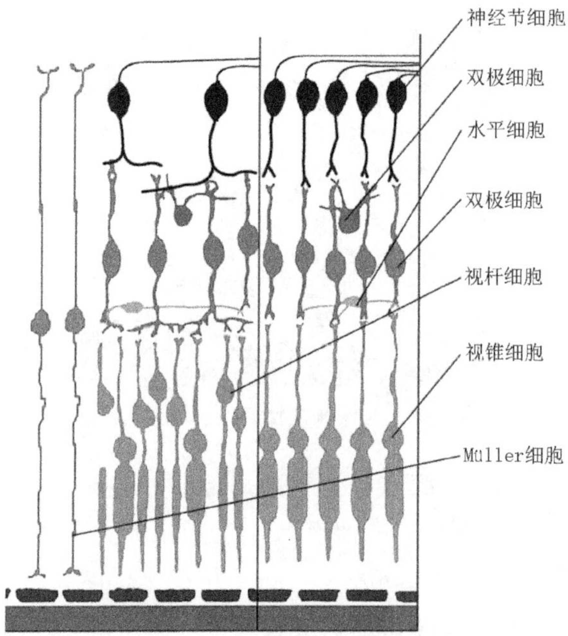

图 1-15 **视网膜的细胞组成**

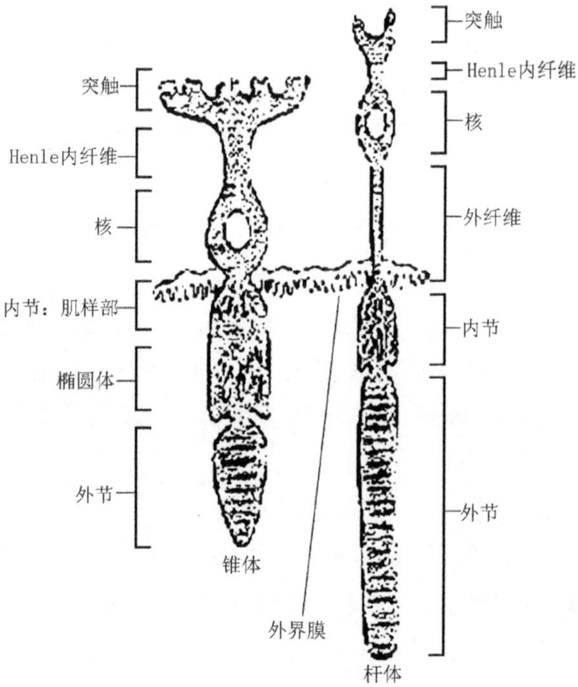

图 1-16 **视网膜光感受器**

(5)视网膜色素上皮:为在神经视网膜和脉络膜之间含有黑色素的上皮细胞层。视网膜色素上皮是单层细胞,在剖面上是立方形的,从上面看是六边形的。六边形细胞相互之间是紧密连接的连接小带,阻断了水和离子的自由来往。这种连接的屏障相当于由视网膜毛细血管的内皮细胞形成的血-视网膜屏障。

视网膜色素上皮细胞的大小和现状都不同。黄斑区的视网膜色素上皮细胞很小,周边的视网膜色素上皮细胞变得大而扁平。因为视网膜上光感受器的密度也不相同,每个视网膜色素上皮细胞上光感受器的数量大致恒定(每个视网膜色素上皮细胞上有 45 个光感受器细胞)。这个常数有肯定的生理学意义,因为每个视网膜色素上皮细胞在代谢上支持一定数量的光感受器细胞的功能。

2.生理

视网膜的功能是既要捕捉外界的光,又要对光所引起的刺激进行处理。尽管视网膜体很薄,但结构紧凑,反映了功能的复杂性。捕捉光子并将其转换为电刺激称为光的转换,这个过程是在光感受器-锥杆细胞的外节完成的。视色素分子是光电转换的生化基础,位于光感受器外节膜盘上。光感受器的神经冲动,经双极细胞传至神经节细胞。由神经节细胞发出的神经纤维(轴突)向视盘汇集。黄斑区纤维以水平缝为界,呈上下弧形排列到达视盘颞侧,此纤维束称视盘黄斑纤维束。颞侧周边部纤维也分为上下侧,进入视盘。视网膜鼻侧上下部的纤维直接向视盘汇集。

(1)视色素:人视网膜上有 4 种视色素,1 种(视紫质)在杆细胞中,3 种在锥细胞中。每个杆锥细胞的外节只含有 1 种视色素。锥细胞色素是视紫蓝质,根据吸收光谱,有对红光敏感的(570 nm),有对蓝光敏感的(440 nm),也有对绿光敏感的(540 nm)。这 3 种类型色素细胞受到的刺激混合在一起,形成颜色视觉。杆细胞的视色素是视紫质,最好吸收的光波长是 500 nm 的蓝绿光。11-顺视黄醛是这4 种人视色素的共同显色基团。每种视色素吸收不同波长的光,每种视色素不同的光谱特性体现在显色基团与蛋白的相互作用上。这可通过视黄醛分子疏水端的断裂或视黄醛与蛋白之间去碱基的断裂实现。颜色视觉的缺陷是由于缺少一种或多种视色素,很可能由于变异导致视色素前体蛋白合成时没有与 11-顺视黄醛结合。

(2)光转换和视觉过程:所有光感受器细胞,通过去极化过程,对捕获的光能量起反应。双极细胞和水平细胞与光感受器通过交换化学神经递质进行信息传导,并进行第二次信息处理。在暗适应情况下,光感受器去极化,释放出神经递质。捕获光能量导致超极化,引起释放的神经递质减少。在其他的中央神经系统里谷氨酸盐是主要的激动性神经递质，但可能还有许多其他神经递质存在。

(3)视网膜色素上皮的功能：吸收散射光线；控制视网膜下腔的液体和营养物质（血-视网膜屏障的功能）；视色素再生和合成；合成生长因子和其他代谢物；维持视网膜的贴附；维持稳态；创伤和手术后的再生和修复。视网膜色素上皮对维持光感受器的功能非常重要。它也会受到许多视网膜和脉络膜疾病的影响。实际上，临床上许多视网膜疾病所发生的色素改变都发生在色素上皮层，而不是在视网膜，视网膜本身是透明的。从胚胎学上讲，色素上皮是从发育了神经视网膜的同样的神经管发育来的，但细胞分化为单层转运上皮组织，它的主要功能是对神经视网膜起到代谢隔离和支持的作用，代谢隔离作用称为“屏障功能”。

3.代谢

(1)视网膜色素上皮的代谢和膜的功能有两个。①合成与代谢：视网膜色素上皮中有许多线粒体，并积极地参与氧化代谢。酶合成用来进行膜的转运、色素代谢和废物的消化。视网膜色素上皮含有抗氧化的过氧化物歧化酶和催化酶，可减少破坏脂质膜的自由基产生。视网膜色素上皮对于产生和维持光感受器细胞间质也有作用，这对于视网膜贴附和调节附近纤维血管组织的生长因子的产生都有作用。②膜的性能和液体的转运：视网膜色素上皮的膜含有大量的选择性的离子通道，还有大量主动和易化的离子与代谢物（如糖和氨基酸）的转运系统。细胞的顶部和底部膜上有不同的转运系统和离子通道。例如，钠-钾泵只存在于顶部的膜上，而氯-重碳酸盐转运系统只存在于底部的膜上。这种不对称转运的效果是使水从顶端到底端的方向跨过视网膜色素上皮运输，并产生跨视网膜色素上皮的电位差。水的运动和跨细胞电位的形成，是几种转运系统综合作用的结果。因此，如果阻断了向基底膜方向离子的转移或刺激了向顶端方向离子的转移，水的转运都会消失。

(2)视色素的再生：1877 年，Kuhne 发现视色素再生才能维持视觉过程。主要的视杆细胞色素、视紫质、含有维生素 A 的醛分子结合到视蛋白大分子上，只有视蛋白是 11-顺式的时候，它才对光敏感。吸收光子后，维生素 A 变成全反形式，在千分之一秒之内，激活的酶打断了杆细胞外节单磷酸鸟苷的循环，关闭了钠通道，开始转导过程。同时，敏感的视紫质开始了一系列的与视觉无关的化学再生改变。维生素 A 与视蛋白分子分开，转运蛋白将其带到视网膜色素上皮细胞上。在视网膜色素上皮分子中维生素 A 以脂的形式储存，最终异构化为11-顺式，并与视蛋白结合。视网膜色素上皮在此过程中至关重要，并从血流中捕获维生素 A 维持眼内的浓度。

(3)光感受器的更新和吞噬作用:光感受器像皮肤一样,持续暴露在放射能量中(光线)和氧气中(来自脉络膜),加速了自由基的产生,时间长可损伤细胞膜。因此需要进行细胞更新。每天光感受器远端有 100 个膜盘被视网膜色素上皮吞噬(图 1-17),同时新的膜盘不断地合成。细胞更新过程是有生理节律的。杆细胞膜盘的脱落在早晨刚接受光线时最多,而锥细胞在环境刚变黑时脱落膜盘最多。外节约每 2 周完全更新 1 次。在视网膜色素上皮内吞噬的膜盘被包裹在吞噬泡内,吞噬体与溶酶体融合,然后被消化。必需脂肪酸保留下来,用于外节合成的循环。废物或被破坏的膜组织经视网膜色素上皮的基底膜排泄出去。每个视网膜色素上皮细胞每天需要消化 4 000 个膜盘。一些膜组织可能在视网膜色素上皮中持续存在,形成脂褐素。脂褐素的形成与视网膜色素上皮的吞噬能力下降有关,引起视网膜色素上皮的衰老和老年黄斑变性,视网膜色素上皮内的脂褐质被称为老年色素,是自发荧光产生的主要物质。

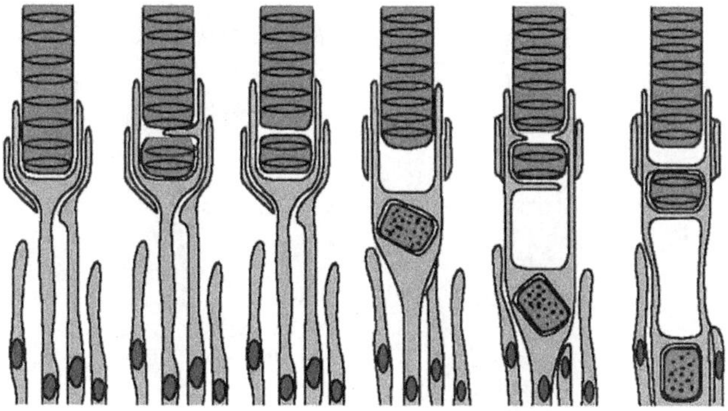

图 1-17　视网膜色素上皮对光感受器外节的吞噬作用

4.视网膜和脉络膜的循环

正常情况下眼睛的屈光系统是透明的,因此,可以在活体情况下观察到视网膜的循环系统。既然很多视网膜的主要疾病都与视网膜和脉络膜的血管改变有关,理解眼底的循环系统对于认识眼部的疾病是非常重要的。

循环大体解剖学:视网膜从两个不连续的系统接受营养,视网膜血管和脉络膜血管。两个系统都是从眼动脉分化出来的,眼动脉是颈内动脉的第一分支。眼动脉的主要分支有视网膜中央动脉、后睫状动脉和眼肌的分支。具有代表性的是,眼动脉存在 2 条后睫状动脉,内侧支和外侧支,但有时可以看到第三支——上方后睫状动脉。脉络膜分水岭区域,代表每支后睫状动脉供应区之间的区域，常是位于视盘和黄斑之间的垂直带(图 1-18、图 1-19)。后睫状动脉进一步分为 2 条后长睫状动脉和大量后短睫状动脉。后脉络膜毛细血管是由这些睫状后短动脉供应的，它们从视盘旁和黄斑下进入脉络膜。前部脉络膜毛细血管由睫状长动脉的分支供应，也由前睫状动脉的分支供应。前后脉络膜循环的分水带在赤道部。

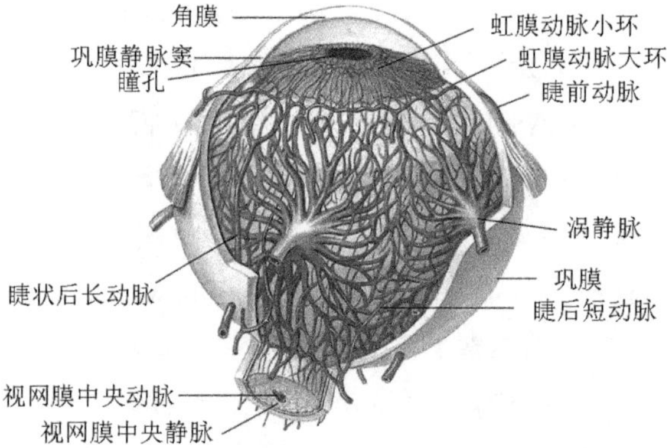

图 1-18 视网膜和脉络膜的循环大体解剖图

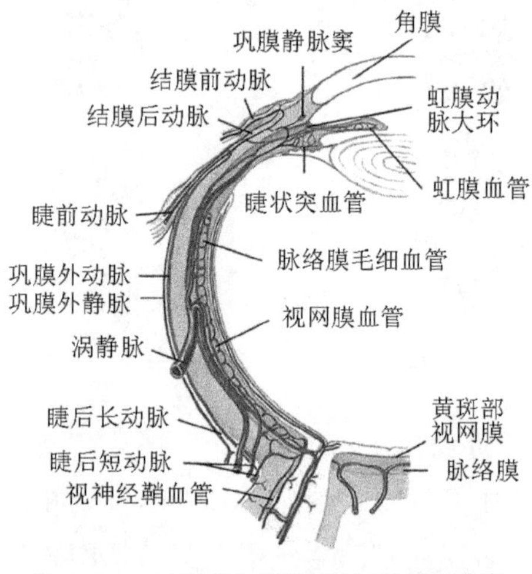

图 1-19 视网膜和脉络膜的循环剖面图

脉络膜通过涡静脉系统回流，涡静脉常有 4～7 支主要的血管(常为6 支)，每个象限 1～2 支，位于赤道部。在病理情况下，如高度近视，可能看到后涡静脉从视盘边引流。涡静脉引流入上下眶静脉，再分别进入颈静脉窦和翼从。上下眶静脉之间常有交通支。中央视网膜静脉引流视网膜和视神经的前段进入颈静脉窦。因此，视网膜和脉络膜的循环系统都与颈静脉窦有交流。

脉络膜是眼睛最富血管的地方，从重量上也是身体血管组织最多的地方。脉络膜循环系统负责供给光感受器——视网膜色素上皮复合体营养。脉络膜循环系统主要作用是供视网膜养分，但还有其他功能。它作为一个热储槽，把光子与视色素和色素上皮、脉络膜的黑色素反应代谢过程产生的大量热传走，而且可能是眼内组织的一个机械的缓冲垫。

脉络膜的所有结构都有节段性，血运的节段性分布开始于后睫状动脉分支的水平，由涡静脉系统引流。节段性分布的结果是由大、中脉络膜动脉进入终末的脉络膜细动脉。与视网膜不同，脉络膜动静脉互相不平行。每支终末脉络膜细动脉供应一片独立的脉络膜毛细血管区域，被称为一小叶，由一小静脉引流。因此，尽管脉络膜血管解剖上是一支与毛细血管层相连，功能上却呈小叶状节段充盈方式(图 1-20)。

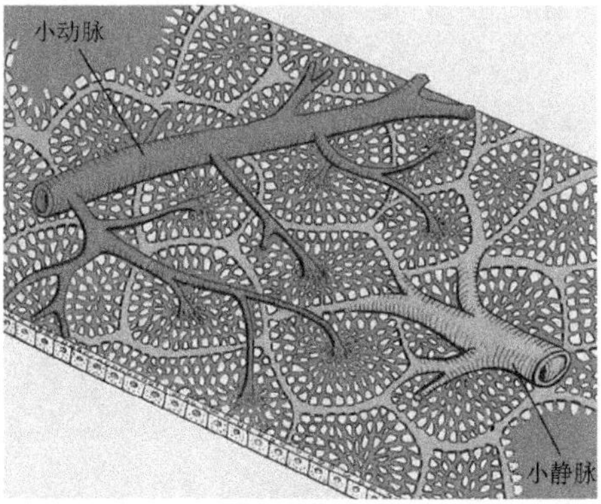

图 1-20　脉络膜循环系统的构造

5.血-视网膜屏障

由视网膜血管和视网膜色素上皮共同组成。视网膜毛细血管内皮形成血-视网膜内屏障，组织视网膜血管内物质漏出到组织间；视网膜色素上皮形成血-视网膜外屏障，阻止脉络膜血管内物质进入视网膜。屏障功能依赖于紧密连接，限制细胞间水溶性分子的运动，防止这些分子进入视网膜。电子显微镜显示围绕视网膜毛细血管内皮细胞和视网膜色素上皮顶端有大量阻塞小带，大分子和离子不能从循环中被动地扩散进入视网膜，但可与选择性的主动运输联系起来。脉络膜毛细血管有大量的窗孔，缺少紧密连接，大分子可以通过，不构成血-视网膜屏障。位于脉络膜毛细血管和视网膜色素上皮之间的 Bruch 膜只对大分子有扩散屏障的作用。

视网膜色素上皮可以直接摄取所需的养分(如维生素 A)，并排出代谢废物。

此外，脉络膜毛细血管的高蛋白通透性，导致脉络膜比视网膜有更大的渗透压。渗透压的差别使液体从视网膜外间隙吸收到脉络膜更加容易，这可能是保持视网膜与视网膜色素上皮贴附的一个机制。

二、眼球内容

(一)眼内腔

眼内腔包括前房、后房和玻璃体腔。

1.前房

前房由角膜、虹膜、瞳孔区晶状体、睫状体前部共同围成的腔隙。前房内充满房水，容积约 0.25 mL。前房在瞳孔处最深，正常成人约为 3.0 mm，周边部渐浅，最周边处称为前房角。前房的深度随年龄、屈光状态等改变，年轻人、近视者前房较深，老年人、远视者前房较浅。

2.后房

后房为虹膜后面、晶状体前面、晶状体赤道部、玻璃体前面、睫状体内面之间形成的一个不规则的腔隙。此腔内充满房水，容积约 0.06 mL。

3.玻璃体腔

玻璃体腔前界为晶状体、晶状体悬韧带和睫状体后面，后界为视网膜前面，其内填充透明的玻璃体。它占眼球容积的 4/5，约为 4.5 mL。

(二)眼内容

眼内容包括房水、晶状体和玻璃体，三者均透明而又有一定的屈光指数，是光线进入眼内到达视网膜的通路，它们与角膜一并构成眼的屈光系统。

1.房水

房水由睫状体的睫状突上皮产生，房水充满后房和前房，总量为 0.15～0.3 mL，其主要成分是水，占总量的 98.75%。房水来源于血浆，但其化学成分不同于血浆，房水中蛋白质含量约为 0.2 mg/mL，仅为其血浆含量的 1/400～1/300，房水中清蛋白含量相对高于血浆，而球蛋白含量相对低于血浆，当外伤等原因导致血-房水屏障破坏时，房水中蛋白含量急剧增多，临床上，裂隙灯检查可出现房水闪光现象。此外，房水中抗坏血酸、乳酸等含量高于血浆，氨基酸、葡萄糖等含量低于血浆。其他化学成分尚有少量无机盐、透明质酸盐、尿素、氯化物以及一些生长因子，如 TGF-β 等。房水的 pH 7.3～7.5，比重 1.003，黏度为 1.025～1.100，屈光指数 1.336。

房水处于动态循环中，它由睫状体的睫状突上皮产生后到达后房，通过瞳孔进入前房，然后由前房角经小梁网进入 Schlemm 管，再经集液管和房水静脉最后进入巩膜表层的睫状前静脉而回到血液循环。这一外流途径为压力依赖性的。另有少部分房水从葡萄膜巩膜途径引流（占 10%～20%）或经虹膜表面隐窝吸收（微量）。这一排出途径为非压力依赖性的。如果房水循环通道任何部位受阻，将导致眼压升高。

房水生成包括分泌、超滤过、扩散 3 种方式。分泌为主动的需氧耗能过程，所产生房水约占房水生成总量的 75%，这一过程不受眼压影响，其确切机制尚不清楚，一般被认为是一些离子（如钠离子等）被睫状突上皮细胞主动转运至后房，继之液体被动移动。此过程涉及钠、钾激活三磷酸腺苷酶的阳离子转运系统及碳酸酐酶参与的重碳酸盐转运系统。超滤过过程是压力依赖性的，受眼压、睫状体毛细血管压、血浆胶体渗透压、毛细血管渗透性、毛细血管数和血管壁厚度影响，约 25%的房水由超滤过作用形成。扩散作用产生的房水很少。房水生成量受年龄、药物、睫状体病变等因素的影响，并有明显的昼夜变化（生成量白天多于夜晚）。正常情况下，房水生成率为 2～2.5 μL/min。

房水功能为维持眼内压；营养角膜、晶状体及玻璃体并清除上述组织代谢产物。

2.晶状体

（1）解剖：晶状体位于眼后房，处于虹膜后表面和玻璃体前表面之间，晶状体后表面挤压中央区玻璃体前表面形成一小凹，称为玻璃体小凹（图 1-21）。晶状体通过小带纤维（也称悬韧带）与睫状体相连，小带纤维附着于晶状体赤道部前 1.5 mm至赤道后 1.25 mm 的晶状体囊膜上。晶状体由晶状体囊和晶状体纤维组成。①晶状体囊：是一层包绕整个晶状体的弹性基底膜，主要由Ⅳ型胶原、硫酸软骨素、纤维蛋白等组成。与其他基底膜不同的是，晶状体囊膜终身都在产生，而且不同部位的厚度不尽相同，其中赤道部前后最厚 21～23 μm，后极部最薄约 4 μm。临床上根据囊膜与赤道的相对位置分为前囊和后囊，赤道前的为前囊，由其下的晶状体上皮细胞分泌形成；赤道后的为后囊，由拉长的皮质细胞生成。晶状体上皮细胞是单层立方上皮细胞，位于前囊下并延续到赤道后约 1 mm 处，是晶状体中代谢最为活跃的部分。由于在胚胎发育过程中后部上皮细胞已形成原始晶状体细胞，故出生后人眼晶状体后囊下没有上皮细胞。②晶状体纤维：为同心性长纤维，每一条纤维为一个带状细胞，这种纤维细胞由赤道部的晶状体上皮细胞产生，新形成的细胞排列整齐组成皮质，并不断将旧的细胞向中心挤压形成晶状体核。皮质位于囊膜与晶状体核之间，占体积的 16%。晶状体核位于晶状体的中心，占体积的 84%，根据其在晶状体发育过程中出现的时间顺序分为胚胎核、胎儿核、婴儿核、成人核(图 1-22)。

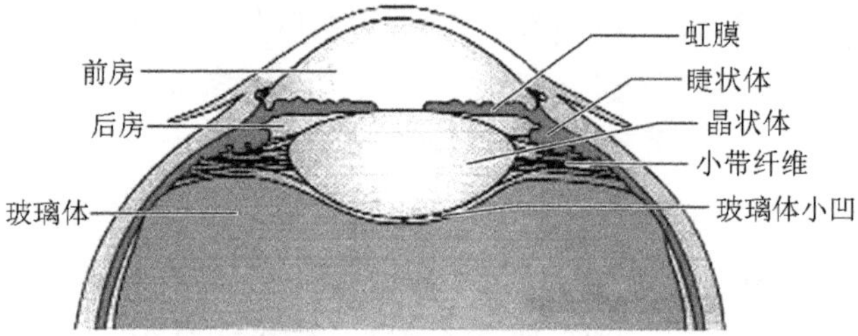

图 1-21 晶状体的位置

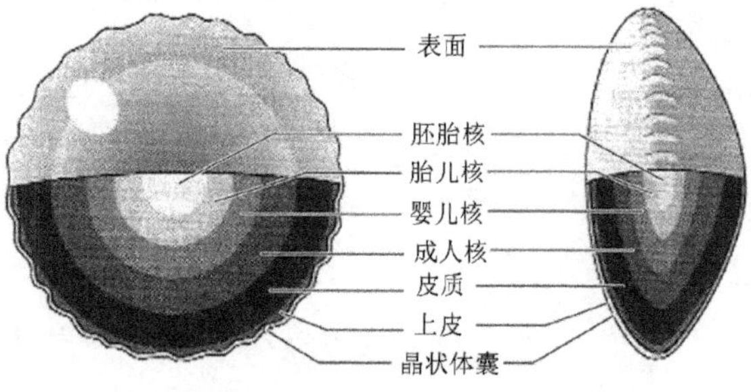

图 1-22 晶状体的结构示意图

(2)形态：晶状体是一个透明的双凸透镜，一生都处于不断增长之中。出生时晶状体直径 5 mm，中央厚度 3.5～4 mm，成人晶状体直径 9～10 mm，中央厚度 4～5 mm，前表面较平坦，曲率半径为 10 mm，后表面较凸，曲率半径为 6 mm。

(3)生理：①屈光。正常眼无调节状态下晶状体相当于 20 D 的凸透镜，是最主要的眼屈光介质之一。晶状体纤维的规则排列保证了其良好的透明性，光线的散射也很少，年轻人晶状体能透过 90%的可见光。②调节。晶状体的小带纤维与睫状体相连，睫状肌的收缩与松弛通过小带纤维带动整个晶状体厚度的变薄或增厚，从而改变其曲折力。晶状体弹性下降和睫状肌功能减退的情况下，眼的调节力下降。③吸收紫外线，保护视网膜。晶状体对不同波长光线的透过率不同，紫外线的透过率较低。晶状体对光线的屏障作用降低了视网膜的光损伤。

(4)代谢和年龄性改变：晶状体是一单纯上皮细胞结构，无血管和神经组织，其营养来自房水和玻璃体，主要通过无糖酵解途径获取能量。晶状体细胞的代谢是自我调节的，正常的代谢活性是保证其透明性、完整性和光学性能的前提。晶状体囊及其上皮细胞通过“泵”的主动转运和扩散作用与房水和玻璃体进行物质交换。

随着年龄的增长，晶状体的重量逐渐增加。出生时晶状体重量 65 mg，1 岁时达到 125 mg，10 岁时为 150 mg，之后以每年 1.4 mg 的速度递增，90 岁时可达 260 mg。晶状体核也越来越大，弹性逐渐下降，透明性也有所降低。

3.玻璃体

(1)解剖：玻璃体为无色透明的胶体，位于晶状体后面的玻璃体腔内，占眼球内容积的 4/5，成人的玻璃体约 4.5 mL。其前面有一凹面称髌状窝，晶状体后面位于这一凹面内，其他部分附着于睫状体和视网膜的内表面。

玻璃体由 98%的水与 2%的胶原和透明质酸组成。胶原纤维呈三维结构排列形成网架，其上附着透明质酸黏多糖，后者能结合大量水分子，从而使玻璃体呈凝胶状。玻璃体周边部的胶原纤维排列较致密形成玻璃体膜，其中以睫状体平坦部和视盘附近的玻璃体膜最厚，与周围组织的连接也最紧密。玻璃体膜分为前后两部分：前界膜位于晶状体后表面和睫状体平坦部(又称玻璃体基底部)；后界膜从前界膜到视盘边缘处为止(图 1-23)。

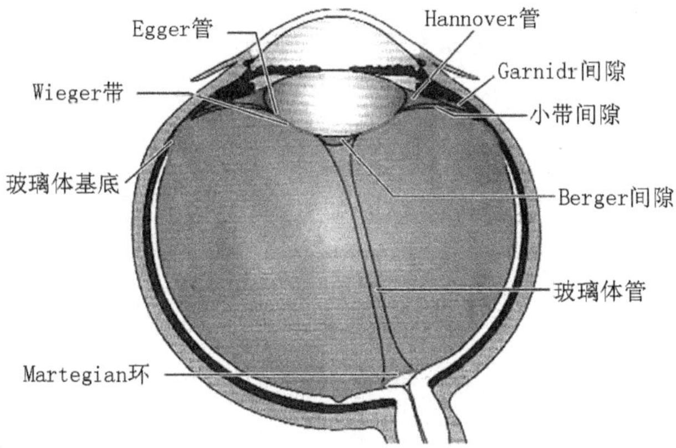

图 1-23　玻璃体及邻近结构

(2)胚胎发育。①原始玻璃体：在胚胎发育的第 1 个月形成，其主要作用是由原始玻璃体血管及其分支形成血管丛供应晶状体的发育所需的营养，这一血管组织在胚胎第 2 个月尚未完全退化。②二级玻璃体：在胚胎发育的第 2 个月形成，为无血管组织，其中包括一些波浪形的胶原纤维，这些纤维之后发育成视网膜。由于二级玻璃体向中心的挤压作用，退化的原始玻璃体变成一条窄的管腔称透明管或 Cloquet 管。③三级玻璃体：在胚胎发育的第 3 个月形成，由二级玻璃体发育而来，即晶状体悬韧带形成(图 1-24)。

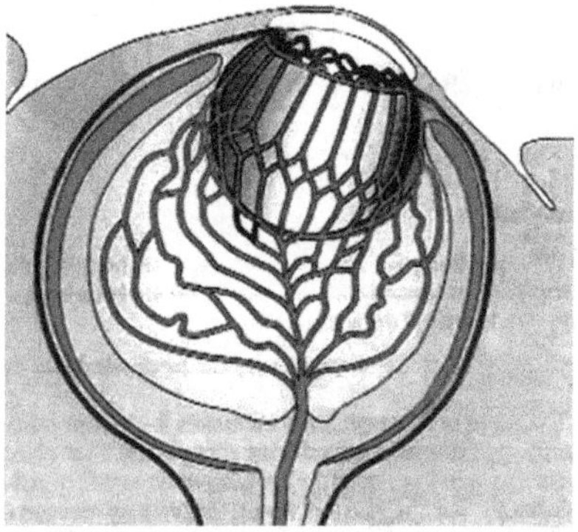

图 1-24　玻璃体的胚胎

中间血管组织为原始玻璃体，原始玻璃体外围是二级玻璃体发育

(3)生理功能：玻璃体是眼屈光介质的组成部分，具有三大物理特性，即黏弹性、渗透性和透明性，对光线的散射极少，并对晶状体、视网膜等周围组织有支持、减震和营养作用。玻璃体的周边有少量游走的玻璃体细胞，可能与酸性黏多糖和胶原合成有关。

(4)代谢和年龄性改变：玻璃体的代谢较为缓慢，不能再生。出生后，随着眼球的逐渐增大，玻璃体量也随之增多。中年以后，规则排列的胶原纤维开始变形，黏弹性下降，玻璃体的胶原支架结构逐渐塌陷或收缩，水分析出，玻璃体凝胶逐渐成为液体，称玻璃体液化。

第二节　视路及瞳孔反射路

一、视路

视路指从视网膜光感受器起，到大脑枕叶皮质视觉中枢为止的全部视觉神经冲动传递的径路，它包括 6 个部分：视神经、视交叉、视束、外侧膝状体、视放射和视皮质(图 1-25)。

(一)视神经

视神经由视网膜神经节细胞发出的 120 万根无髓神经纤维轴突在眼球后极偏鼻侧聚集，形成约 1.5 mm 的视盘，然后呈束状穿过巩膜筛板形成视神经，成为有髓的神经纤维轴突，经眼眶后部视神经孔进入颅内，两侧视神经在蝶鞍上方会合，形成视交叉。视神经无 Schwann 细胞，所以损伤后不能再生。视盘是神经纤维聚合成视神经的部位，其上无视细胞，在视野中形成生理盲点。视神经是中枢神经系统的一部分，全长约 50 mm，分为四段，长度分别为：球内段 1 mm；眶内段 25 mm；管内段 9 mm；颅内段 16 mm。

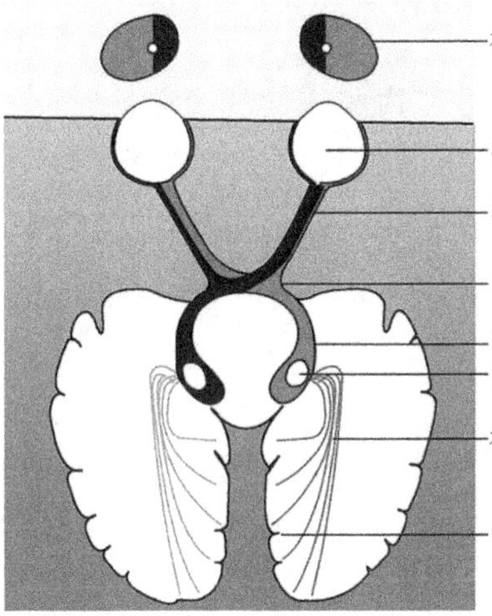

图 1-25　**视路示意图**

1.眼内段

自视盘起至巩膜后孔出口处，长约 1 mm，直径在眼内 1.5 mm，筛板以后开始有髓鞘包裹，直径增为 3 mm。筛板前神经发生变异时亦可有髓鞘包裹，眼底可见白色的有髓神经纤维。视网膜神经纤维穿出筛板后，其在视神经中的排列：鼻侧上方纤维位于视神经的内上方，鼻下方纤维位于视神经的内下方，颞上纤维位于上方偏外处，颞方纤维则位于下方偏外处。由于视网膜中央大血管占据了视神经的中心部位，因而黄斑纤维被挤在颞侧上方、下方。在视神经离开眼球 15 mm 后，由于视神经中央轴心部位已无视网膜中央血管，故黄斑纤维逐渐移至视神经轴心部位。

视神经的血液供应主要是眼动脉，环绕视神经纤维束有丰富的毛细血管网。来自颅内的软脑膜、蛛网膜和硬脑膜延续包绕着视神经前鞘膜至眼球后，鞘膜间隙与相应的颅内间隙相通，其中蛛网膜下腔亦充满脑脊液，颅内压力增高时，压力传至视盘可导致视盘水肿。

2.眶内段

自巩膜后孔至视神经管的眶口，长约 25 mm，呈 S 形弯曲，以利于眼球转动。

3.管内段

视神经通过颅骨视神经管的部分，长 9 mm，该段视神经与蝶窦、筛窦、上颌窦甚至额窦的关系密切，因此，可因鼻旁窦疾病导致视神经受累。

4.颅内段

由颅腔入口至视交叉，长约 16 mm。

(二)视交叉

视交叉位于蝶鞍之上，前方与两侧视神经相连，称视交叉前脚；后方与两侧视束相连，称视交叉后脚；中央部分称视交叉体部。视交叉呈椭圆形，横径 12 mm，前后径约 8 mm，厚 2～5 mm。视交叉的下方为脑垂体，故垂体肿瘤向上发展时，可对视交叉发生压迫，产生不同的视野缺损。视交叉外被软脑膜包围，与鞍膈之间有脚间池相隔，前上方为大脑前动脉及前交通动脉，后上方为第三脑室，两侧为颈内动脉。

视交叉的神经纤维包括交叉和不交叉两组，来自视网膜鼻侧纤维交叉至对侧，来自视网膜颞侧的纤维不交叉。来自视网膜上半部的交叉纤维居视交叉上层，在同侧形成后膝，然后进入对侧视束；下半部的交叉纤维居视交叉下层，在对侧形成前膝，进入对侧视束。来自视网膜上半部的不交叉纤维，居视交叉同侧的内上方，下半部的不交叉纤维居同侧外下方，进入同侧视束。黄斑部纤维也分为交叉和不交叉两组，分别进入对侧或同侧视束(图 1-26)。

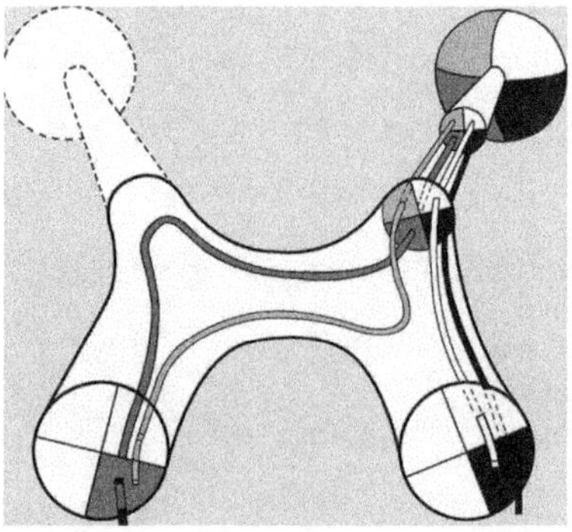

图 1-26 视交叉神经纤维走行示意图

(三)视束

由视交叉向后的视路神经纤维称为视束，视束长 40～50 mm。每一视束包括来自同侧视网膜颞侧的不交叉纤维和对侧视网膜鼻侧的交叉纤维。不交叉纤维居视束的背外侧，交叉纤维居视束的腹内侧，黄斑纤维居中央，后渐移至背部。

(四)外侧膝状体

外侧膝状体属间脑的一部分，位于大脑脚外侧，视丘枕的下外面。视束的视觉纤维止于外侧膝状体的节细胞，换神经元后进入视放射。在外侧膝状体中，黄斑纤维居背侧，视网膜上半部纤维居腹内侧，下半部纤维居腹外侧。

(五)视放射

视觉纤维自外侧膝状体发出后，组成视放射，其纤维向后通过内囊和豆状核的后下方，然后呈扇形分开，同时分成背侧、外侧及腹侧三束，其中前两束均经颞叶、顶叶髓质向后止于枕叶；腹侧束则先向前外方走向颞叶，绕过侧脑室下角前端，形成一凸面向外的 Meyer 襻，再向后止于枕叶。视网膜黄斑纤维居视放射中部，来自视网膜上方纤维居背部，下方纤维居腹部。交叉与不交叉纤维混合在一起。

(六)视皮质

此区位于两侧大脑枕叶后部内侧面的纹状区，即 Brodmann 第 17 区。此区为一水平的距状裂分为上、下两唇，全部视觉纤维终止于此，纹状区是视觉的最高中枢，每一侧半球的纹状区接受同侧眼颞侧及对侧眼鼻侧的视觉纤维。视网膜各部在纹状区均有一定的投影部位，视网膜上半部相关纤维止于大脑距状裂上唇，视网膜下半部相关纤维止于距状裂下唇，黄斑部相关纤维止于纹状区后极部。视网膜周边部纤维居于纹状区中部。交叉纤维终止于深内颗粒层，不交叉纤维终止于浅内颗粒层。

二、瞳孔反射径路

(一)光反射

当光线照射一只眼的瞳孔，引起被照眼瞳孔缩小，称为直接对光反射；而未被照射的对侧瞳孔也相应收缩，称为间接对光反射。反射径路分为传入径和传出径两部分(图 1-27)。

传入路光反射纤维开始与视神经纤维伴行，至视交叉亦分交叉和不交叉纤维进入视束。在接近外侧膝状体时，光反射纤维离开视束，经四叠体上丘臂进入中脑顶盖前区，终止于顶盖前核，在核内交换神经元，发出纤维，一部分绕过中脑导水管与同侧缩瞳核(Edinger-Westphal 核，E-W 核)相联系，另一部分经后联合交叉到对侧 E-W 核。传出路为由两侧 E-W 核发出的神经纤维，随动眼神经入眶，止于睫状神经节，在节内交换神经元，节后纤维随睫状短神经入眼球至瞳孔括约肌。

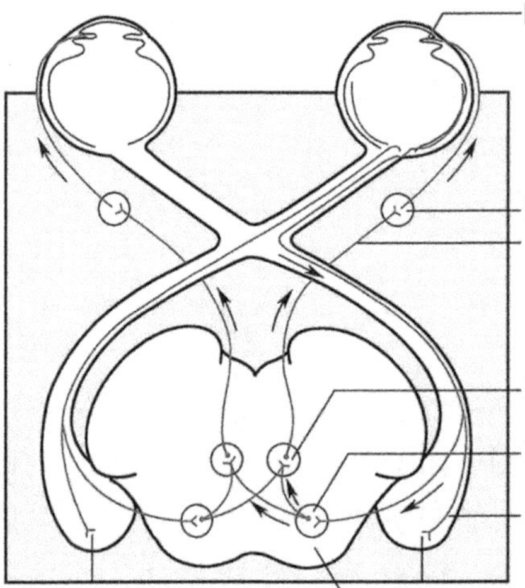

图 1-27 瞳孔反射径路

(二)近反射

注视近处物体时瞳孔变小,同时发生调节作用和集合作用,这称为瞳孔近反射,该反射需大脑皮质协调完成。其传入路与视路伴行达视皮质,传出路由视皮质发出的纤维经枕叶-中脑束到 E-W 核和动眼神经的内直肌核,再随动眼神经到达瞳孔括约肌、睫状肌和内直肌,完成瞳孔缩小、调节作用和集合作用。

第三节 眼附属器

眼附属器包括眼睑、结膜、泪器、眼外肌和眼眶。

一、眼睑

眼睑对眼球的保护作用具有重要的功能,它能保护角膜免受外伤和防止刺眼的强光进入眼内。

(一)眼睑的组织解剖

眼睑分为上睑和下睑,覆盖眼球前面。上睑上界为眉,下睑下界与面颊部皮肤相连续,无明显分界。上下眼睑的游离缘,即皮肤和结膜交界处称睑缘,上下睑缘之间的裂隙称睑裂。睑裂的高度、大小,因年龄、性别、种族、眼别不同有差异,成人的睑裂高度总平均为 7.54 mm,睑裂水平长度总平均为 27.88 mm。睑裂与眼球的关系,睁眼时,成年时期,上睑缘遮盖角膜上缘 1.5～2.0 mm,下睑缘则与角膜下缘相切。睑裂的颞侧端,即上下眼睑外侧交界处称外眦,呈锐角。鼻侧端,即上下眼睑内侧交界处称内眦,内眦角钝圆,略呈蹄形。内眦与眼球之间有一小湾称泪湖,泪湖的鼻侧部分可见一椭圆形肉样隆起,称泪阜。泪湖的颞侧有一半月形皱襞,色红称结膜半月皱襞,半月皱襞相当于动物的第三眼睑,是一种退化的组织。

睑缘宽 2 mm,分前后两唇,前唇钝圆,后唇呈直角,紧贴眼球,两唇间皮肤与黏膜交界处形成浅灰色线,称为灰线,该处是相对无血管区域,因而呈灰色。前唇有睫毛,后唇有一行排列整齐的睑板腺导管开口。上睑皮肤有一沟,称上睑沟即为双重睑。

眼睑组织分为 5 层,由前向后依次为皮肤、皮下疏松结缔组织、肌层、纤维层和结膜。

1.眼睑皮肤

眼睑皮肤是全身皮肤最薄的部位,容易形成皱褶。

2.皮下组织

皮下组织为疏松结缔组织所构成,容易发生水肿。

3.肌层

肌层包括眼轮匝肌、上睑提肌和 Müller 肌。

(1)眼轮匝肌:是位于皮下的一薄层肌肉,以睑裂为中心环绕上下睑。眼轮匝肌分为睑部、眶部和泪囊部三部分。睑部为眼轮匝肌的主要部分,其纤维起自眼睑内眦韧带,转向外侧呈半圆形,终止于外眦韧带,按不同的位置还可分为睑板前、眶隔前两部分(图 1-28)。眶部位于睑部眼轮匝肌的外围。泪囊部眼轮匝肌也称 Horner 肌,其深部的纤维起始于泪后嵴后方的骨面,经泪囊后方达睑板前面,加入眼轮匝肌的纤维中。Horner 肌有助于维持眦角的后部、当闭眼时维持眼球对眼睑的紧张度,正常情况下,泪液的排出就是依赖于泪囊部眼轮匝肌的泪液泵作用。

(2)上睑提肌:是眼睑主要的收缩肌。由 Zinn 环的上方开始,沿眶上壁于上直肌上方向前,可见上睑横韧带又称 Whitnall 韧带,上睑提肌膜状扩展成腱膜,向下行走 14～20 mm,最后其纤维附着于上睑板上缘 3～4 mm 处,部分纤维附着于上穹隆部结膜;扩展的腱膜内外两端称“角”,外侧角于泪腺的眶部和睑部间穿过附着于外眦韧带,内侧角较薄弱,附着于内眦韧带和额泪缝(图 1-29)。

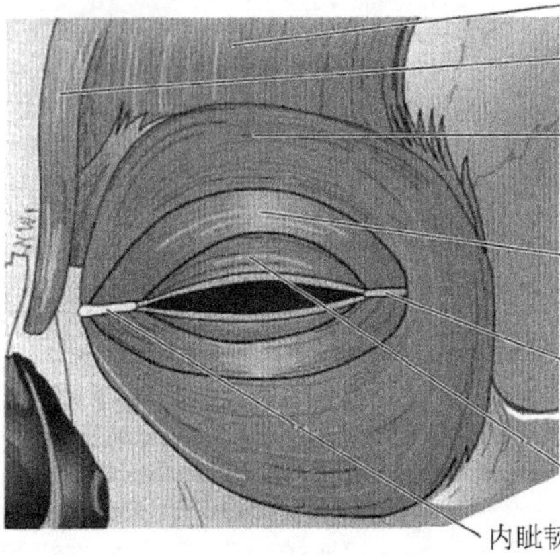

图 1-28　眼轮匝肌与额肌

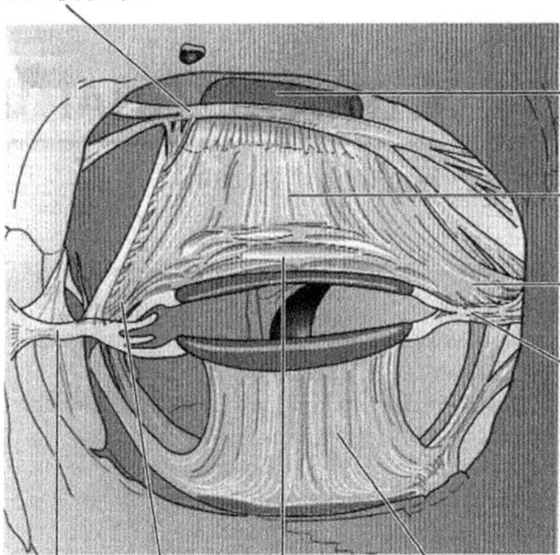

图 1-29　上睑提肌与内外眦韧带

(3)Müller 肌起始于上睑提肌下面的横纹肌纤维间和下直肌的筋膜，附着于上下睑板的上缘下缘。Müller 肌是受颈交感神经支配的平滑肌，在上下眼睑起着辅助收缩的作用，使眼裂开大。当颈交感神经麻痹时，可造成 Horner 综合征，其临床特征是上睑下垂、瞳孔缩小和面部不对称性无汗。

4.纤维层

纤维层包括睑板和眶隔两部分。

(1)睑板是由致密的结缔组织、丰富的弹力纤维和大量睑板腺所组成，是眼睑的支架组织，上睑板较大，呈半月形，上睑板中央高度 8～12 mm，下睑板中央高度 3～5 mm。睑板内有垂直排列的皮脂腺，称睑板腺（Meibom 腺），上睑有 25～30 个，下睑约有 20 个，每个腺体中央有一导管，各中央导管彼此平行，垂直排列并开口于睑缘灰线的后方，分泌的油脂构成角膜前的泪液膜脂质层。临床上，睑板腺囊肿手术时，手术切口应垂直睑缘，以避免损伤大量睑板腺。

（2）眶隔是睑板向四周延伸的一薄层富有弹性的结缔组织膜。外侧部眶隔较内侧厚且强，上睑的眶隔较下睑的厚。眶隔的纤维延伸至上睑提肌腱膜前表面（图 1-30）。上睑的眶隔常附着于睑板 3～4 mm，下睑的眶隔睑板下与睑筋膜相融合。眶隔是将眼眶和眼睑相隔开，当临床上手术时若损伤眶隔，造成眶内脂肪脱出。

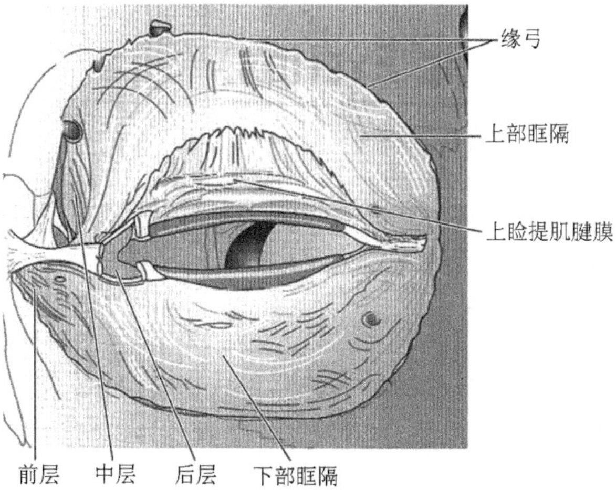

图 1-30 眶隔

5.睑结膜层

结膜是覆盖于眼睑的后表面和眼球前部的黏膜。睑结膜紧贴于睑板后面。

（二）眼睑的血管

眼睑是体内血液供应最好的组织之一，因此，其具有高度的再生和修复能力。

眼睑动脉来自两个系统，一是来源于颈外动脉的面动脉、颞浅动脉和眶下动脉；二是来源于颈内动脉的眼动脉分支的鼻梁动脉、额动脉、眶上动脉和泪腺动脉。这些动脉于上下眼睑相互吻合，形成睑缘动脉弓和周围动脉弓。睑缘动脉弓位于离睑缘 2～3 mm 处，周围动脉弓睑板上缘，眼轮匝肌和 Müller 肌之间（图 1-31）。

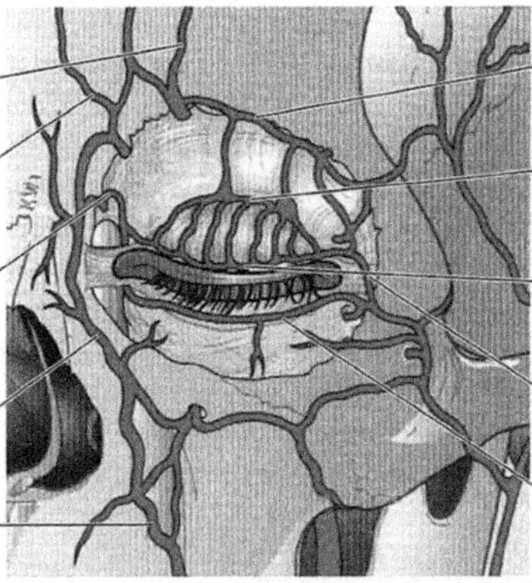

图 1-31　眼眶的动脉血供

静脉回流汇入眼、颞及面静脉中，这些静脉皆无静脉瓣，血流可以通过眼静脉、海绵窦进入颅内。因此，眼睑化脓性炎症若处理不当，如切开或挤压未成熟的睑腺炎，炎症可扩散至海绵窦而导致严重的后果。

眼睑的淋巴分为内外两组引流，下睑内侧 2/3 和上睑内侧 1/3 由内侧淋巴组引流至颌下淋巴结；上下睑的其余部分则分浅深两组，分别由外侧淋巴组引流至耳前淋巴结和腮腺淋巴结。

(三)眼睑的神经

眼睑的神经包括运动神经(面神经、动眼神经)、感觉神经(三叉神经的第一支、第二支)和交感神经。

1.面神经

面神经为运动神经。其颞支位于眶外上方，支配部分眼轮匝肌、皱眉肌和额肌。颧支支配眼轮匝肌下部(图 1-32)。临床上，当面神经麻痹、眼轮匝肌功能丧失，出现眼睑闭合不全。

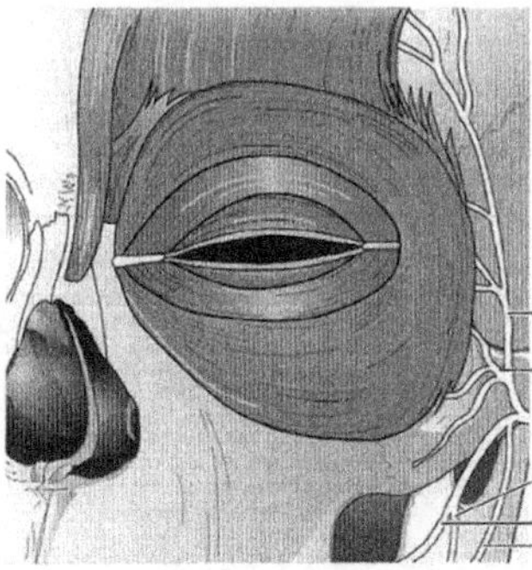

图 1-32　支配眼睑的运动神经和面神经

2.动眼神经

上支支配上睑提肌。

3.三叉神经

三叉神经为感觉神经。其第一支分出泪腺神经、眶上神经、滑车上下神经等;第二支即上颌神经分出眶下神经、颧面神经和颧颞神经等。上睑主要由眶上神经支配(图1-33)。

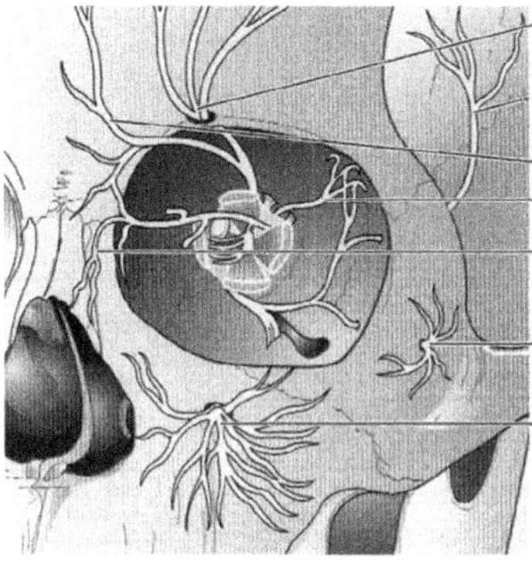

图1-33　支配眼睑的知觉神经

4.交感神经

交感神经为颈交感神经的分支,分布于 Müller 肌、血管及皮肤的各种腺体内。

二、结膜

结膜为一连续眼睑与眼球间的透明的薄层黏膜,覆盖于眼睑后面和眼球前面。

(一)结膜的解剖学

按解剖部位结膜分为睑结膜、球结膜和二者移行部的穹隆结膜三部分。如果以睑裂为口,角膜为底,结膜正好成一囊,即结膜囊(图1-34)。

1.睑结膜

覆盖于睑板内面与睑板紧密粘连不能被推动。上睑结膜在距睑缘后约3 mm为睑板下沟,此处为血管穿过睑板进入结膜的部位,临床上在此处较容易存留异物。正常情况下,在透明的结膜下可见垂直走行的小血管和部分睑板腺管。

2.球结膜

球结膜是结膜中最薄的部分,覆盖于眼球前部巩膜表面,止于角巩膜缘。球结膜与其下方组织结合疏松可被推动。在角膜缘部结膜上皮细胞移行为角膜上皮细胞，因此，结膜疾病容易累及角膜浅层。当巩膜黄染或结膜下出血时，通过透明的结膜可显而易见。

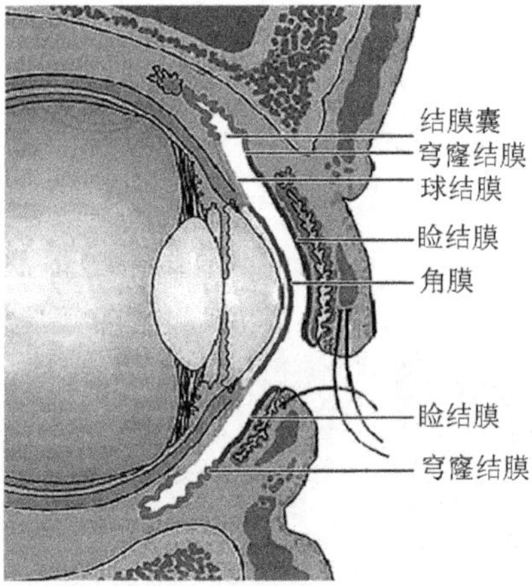

图 1-34 结膜的解剖

3.穹隆结膜

穹隆结膜介于睑结膜和球结膜之间。穹隆结膜可分为上、下、鼻、颞 4 个部位。此部结膜组织疏松，多皱褶，便于眼球活动。

(二)结膜的组织学

结膜的组织结构分上皮层和固有层，固有层又分为腺样层和纤维层。上皮层在睑缘部为扁平上皮，睑板部仅有 2～3 层上皮细胞，球结膜上皮呈扁平形，在角膜缘部上皮细胞逐渐演变为复层鳞状上皮，然后过渡到角膜上皮。固有层的腺样层在穹隆部发育较好，由纤细的结缔组织网构成，其间有淋巴细胞、组织细胞和肥大细胞。慢性炎症时，淋巴细胞大量增生而形成滤泡。纤维层由胶原纤维和弹力纤维交织而成，睑结膜无此层。

结膜的分泌腺：①杯状细胞分布于睑结膜和穹隆结膜的上皮细胞层，睑板沟处较集中，分泌黏液湿润角膜和结膜，起保护作用；②副泪腺(Krause 腺、Wolfring 腺)位于穹隆结膜下，分泌泪液。

(三)结膜的血管和神经

来自眼睑动脉弓及睫状前动脉。睑动脉弓分布于睑结膜、穹隆结膜和距角膜缘 4 mm 以外的球结膜，此动脉称结膜后动脉，充血时称结膜充血。睫状前动脉来自眼动脉的肌支发出，在角巩膜缘 3～5 mm 处，一部分穿入巩膜，另一部细小的巩膜上支继续前行组成角膜周围血管网并分布于球结膜，后者称结膜前动脉。角膜缘血管网充血时称睫状充血。

结膜受三叉神经分支所支配。

三、泪器

泪器包括分泌泪液的泪腺和排泄泪液的泪道(图 1-35)。

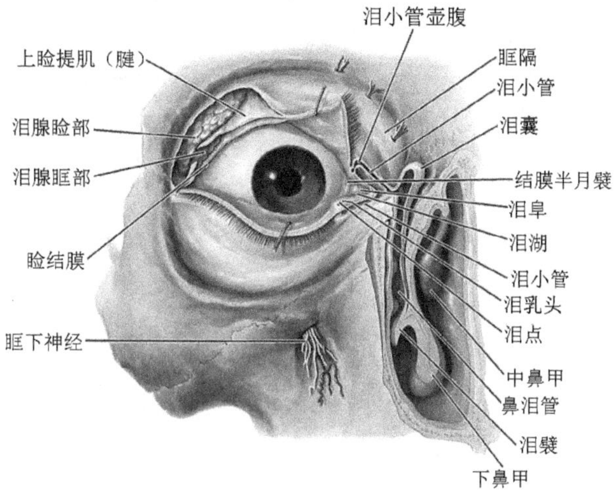

图 1-35　泪腺及泪道结构

(一)泪腺

泪腺位于眼眶外上方的泪腺窝内,长约 20 mm,宽 12 mm,借结缔组织固定于眶骨膜上。上睑提肌腱从中通过,将其分隔成较大的眶部泪腺和较小的睑部泪腺,正常时从眼部不能触及。泪腺共有排泄管 10～20 个,开口于上穹隆结膜的颞侧部。泪腺组织是由腺小叶合并而成的葡萄状浆液腺。血管供应来自眼动脉的泪腺动脉。

泪腺神经为混合神经,其中感觉纤维为三叉神经眼支的分支;分泌纤维来自面神经中的副交感神经纤维和颅内动脉丛的交感神经纤维,主泪腺分泌。

(二)泪道

泪道由泪点、泪小管、泪囊和鼻泪管四部分组成。

1.泪点

泪点位于上、下睑缘内侧端一圆形隆起上,为泪道的起始部位。直径为 0.2～0.3 mm,泪点开口面向泪湖。正常情况下泪点贴附于眼球表面。

2.泪小管

泪小管为连接泪点和泪囊的小管,管长约 10 mm。管的开始部分垂直,长约

2 mm，然后呈水平位转向泪囊。到达泪囊前，上、下泪小管多先汇合成泪总管后再进入泪囊。

3.泪囊

泪囊位于内眦韧带后面，泪骨的泪囊窝内。其上方为盲端，下方与鼻泪管相连续长约 12 mm，宽 4～7 mm。

4.鼻泪管

鼻泪管位于骨性鼻泪管的管道内，上接泪囊，向下开口于下鼻道，全长 18 mm。鼻泪管中有黏膜皱襞，鼻泪管下端的 Hasner 瓣膜为胚胎期的残物，如出生后仍未开放可发生新生儿泪囊炎，可以向下方按压泪囊部，泪囊内液体可以冲破 Hasner 瓣膜，从而症状缓解。

泪液排到结膜囊后，经瞬目运动分布于眼球的表面，并向内眦汇集于泪湖，再由泪点、泪小管的虹吸作用，进入泪道。

泪液为弱碱性透明液体，除含有少量蛋白和无机盐外，尚含有溶菌酶、免疫球蛋白 A(IgA)、补体系统、β 溶素及乳铁蛋白。故泪液除有湿润眼球作用外，还有清洁和杀菌作用。正常状态下 16 小时内分泌泪液 0.5～0.6 mL。

泪道的组织学：泪囊和鼻泪管均衬有两层上皮细胞，浅层为柱状上皮，深层为扁平上皮。上皮内可见丰富的杯状细胞，泪囊和鼻泪管上皮下固有层可分为腺样层与纤维层，腺样层内有淋巴细胞，纤维层含大量弹力纤维，纤维与泪小管四周的弹力纤维相连续。

泪道的血液供应，来源有 3 个：①来自眼动脉分支，上睑内侧动脉供应泪囊，下睑内侧动脉供应鼻泪管；②来自面动脉分支，内眦动脉供应泪囊与鼻泪管；③来自颌内动脉分支，眶下动脉供应泪囊下部，蝶腭动脉的鼻支，供应鼻泪管下部。

泪道的神经支配：感觉神经纤维来自三叉神经的眼支，鼻睫状神经的滑车下神经分支支配泪小管、泪囊和鼻泪管上部。三叉神经上颌支的前上齿槽神经支配鼻泪管下部。运动神经来自面神经分支，供应该部的眼轮匝肌。

四、眼外肌

眼外肌起源于胚胎组织的中胚层，妊娠 3～4 周时开始发育。眼外肌周围的组织也在妊娠早期开始发育，滑车的形成开始于妊娠的第 6 周，在妊娠 6 个月时，所有的眼外肌及其周围组织都已经形成，以后仅仅是整个体积的增大而已。

(一)眼外肌的解剖

6 条眼外肌中分为 4 条直肌和 2 条斜肌。直肌中一对为水平直肌(内直肌和外直肌)，另一对为垂直直肌(上直肌和下直肌)。除下斜肌起源于上颌骨鼻泪管开口外侧浅窝处外，其余均起自眼眶尖部的 Zinn 纤维环。直肌的止端是薄而较宽的肌腱附着于眼球赤道前部的巩膜上。4 条直肌附着点距角膜缘之距离，依内、下、外、上的顺序形成一个特殊的螺旋状，称为 Tillaux 螺旋(图 1-36)。斜肌的止端附着于眼球赤道后部的巩膜上，一般斜肌的附着点比直肌的更加容易变异。

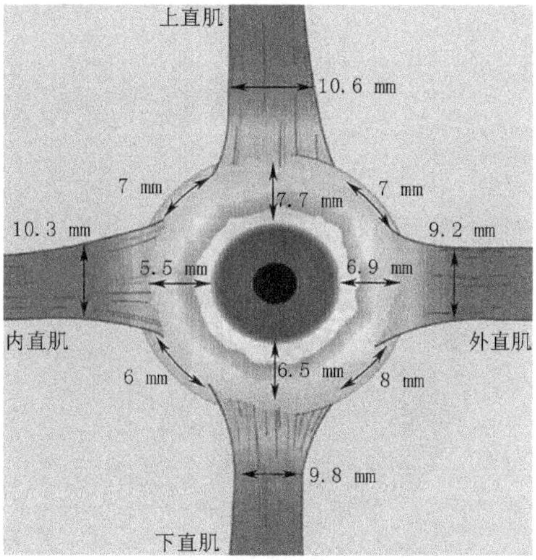

图 1-36　Tillaux 螺旋与直肌止端的结构

1.内直肌

内直肌(medial rectus muscle，MR)起始于眼眶尖部的 Zinn 纤维环，沿眶内侧向前走行，附着于鼻侧角膜缘后 5.5 mm 处巩膜上。肌全长 40.8 mm，腱长 3.7 mm，腱宽 10.3 mm，与眼球巩膜接触弧为 6 mm，为眼外肌中最短者。内直肌是唯一没有筋膜与斜肌相连接的肌肉，因此，当眼眶手术或斜视手术时，对于内直肌最危险的问题是担心肌肉的滑脱。内直肌作用是能使眼球水平内转。

2.外直肌

外直肌(lateral rectus muscle，LR)起始于眶尖 Zinn 纤维环，沿眶外侧向前走行，横贯下斜肌附着点后附着在颞侧角膜缘后 6.9 mm 处巩膜上。肌长 40.6 mm，腱长 8.8 mm，腱宽 9.2 mm，外直肌接触弧为 12 mm。外直肌的下缘恰好由下斜肌止端的上缘通过，在此两肌肉之间有筋膜相连接(即距外直肌止端后 8～9 mm 处)。如果手术中不慎将外直肌滑脱，可在此部位找回滑脱的外直肌。外直肌作用是能使眼球水平外转。

3.上直肌

上直肌(superior rectus muscle,SR)在 Zinn 纤维环上方发出后,经眶上壁在上睑提肌下面向前、上、外走行。附着于上方角膜缘后 7.7 mm 处巩膜上,肌腱附着线与角膜缘并非同心性,附着线的鼻侧较颞侧略向前(距角膜缘鼻侧为 7 mm,颞侧为 9 mm),肌腱附着线的中心略偏于眼球垂直子午线的鼻侧。肌长 40.8 mm,腱长 5.8 mm,腱宽 10.6 mm,与眼球的接触弧为 6.5 mm。上直肌肌肉平面与视轴形成 23°夹角(图 1-37),该夹角决定了在第一眼位时上直肌的作用是使眼球上转,同时还有内转、内旋(角膜垂直子午线上缘向鼻侧旋转)。如果眼球外转 23°时,肌肉平面与视轴相平行,理论上,上直肌仅有上转作用。当眼球内转角度增大时,上直肌上转作用逐渐减小,内旋和内转作用逐渐增大。上直肌经过上斜肌腱膜与上睑提肌筋膜相连接,故当上直肌手术后徙或截除时,若不注意这些连接关系就可以导致眼睑裂变宽或变窄。

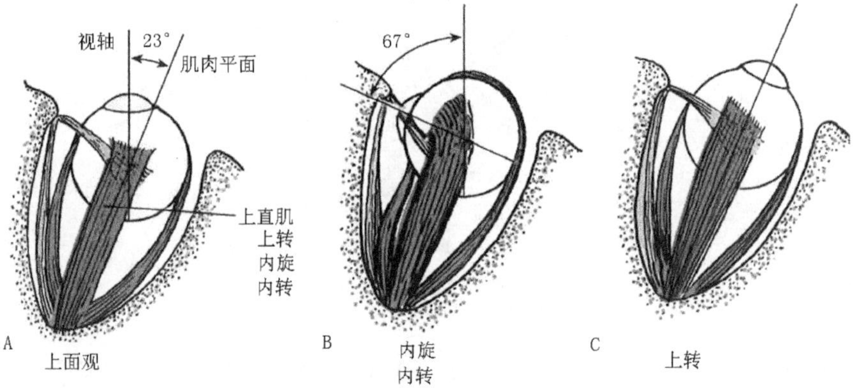

图 1-37　右眼上直肌的作用

A.原在位;B.内转;C.上转

4.下直肌

下直肌(inferior rectus muscle,IR)在 Zinn 纤维环下缘发出后,经眶下壁由后向前、下、外走行,附着于下方角膜缘后 6.5 mm 处巩膜上,其附着线鼻侧端比颞侧端更靠近角膜缘,肌腱附着线的中心略偏鼻侧。肌长 40.0 mm,腱长 5.5 mm,腱宽 9.8 mm。与眼球的接触弧为 6.5 mm。下直肌肌肉平面与眼球视轴呈 23°夹角,第一眼位时下直肌的作用是上转、内转和外旋(角膜垂直子午线上缘向颞侧旋转)。如果眼球外转 23°时,下直肌仅有下转作用。下直肌与下斜肌及下睑的收缩之间存在着筋膜相互连接的关系,故下直肌手术量不宜太大,一般不超过 5 mm,否则会影响下斜肌及下睑的功能。

5.上斜肌

上斜肌(superior oblique muscle，SO)在 Zinn 纤维环上缘离开眶尖，沿眶内、上方向前行至额骨滑车窝后形成肌腱，通过一纤维软骨状的滑车之后，上斜肌腱改变其走行方向，转向后、颞上方，经上直肌下方，附着于眼球外上方后部的巩膜上，在上直肌的下方呈扇状的肌腱附着在上直肌颞侧端并延伸至视神经的鼻侧，止端的宽度可达 18 mm(图 1-38)。上斜肌全长为 60 mm，由总腱环到滑车为 40 mm，由滑车折回到附着点肌腱长为 20 mm，腱宽 10.7 mm。在第一眼位时，上斜肌肌腱与视轴形成 51°夹角，上斜肌的功能是内旋、下转及外转。如果眼球内转 51°，上斜肌的主要功能是下转，如果眼球外转 39°，上斜肌的主要功能是内旋。临床上，一般选择在鼻侧上斜肌肌腱处进行上斜肌折叠术。

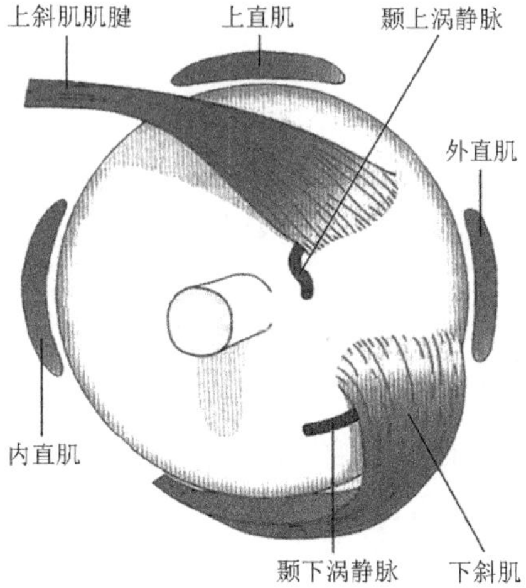

图 1-38　眼球的后面观

6.下斜肌

下斜肌(inferior oblique muscle，IO)离开泪浅窝后，向外、后、上方走行，越过下直肌，下斜肌在附着处几乎没有肌腱，附着于眼球外下后部的巩膜上，附着线靠近黄斑和颞下涡静脉(图 1-38)。第一眼位时下斜肌与视轴形成 51°夹角，此时下斜肌的主要功能是外旋、上转和外转。如果眼球内转 51°，下斜肌的主要功能是上转，如果眼球外转 39°，其主要功能是外旋。下斜肌附着点的近端靠近外直肌的下缘，远端靠近黄斑部，手术时应注意，防止损伤。

如果上、下斜肌肌肉平面与视轴夹角存在着差异，上斜肌肌腱与视轴可以是 54°夹角，下斜肌是 51°夹角，上斜肌下转功能比下斜肌的上转功能略弱，结果形成下斜肌比上斜肌作用强，称这种为“斜肌矢状化”，即 Gobin 原理，目前认为可能是 A-V 型斜视的原因。

眼外肌的 Pulley 结构：位于眼球赤道部附近，围绕与直肌纤维肌性软组织环，通过冠状位 MR 影像动态扫描观察此结构较为清晰，后部 Tenon 囊处有结缔组织的袖套限制眼外肌在眼球运动时的行走路径，这些结缔组织即被称为 Pulley。它包含胶原、弹力蛋白以及平滑肌，与眶骨壁相连，而且通过结缔组织带彼此联结。Pulley 结构的始端是在角膜缘后 13.8～18.0 mm，在内直肌与下直肌之间和外直肌与上直肌之间结缔组织相对增厚，而在上直肌与内直肌之间以及下直肌与外直肌之间结缔组织相对薄弱。其临床意义在于：Pulley 作为眼外肌的功能起点，调节眼外肌运动的作用，它的位置和功能的异常直接影响到眼外肌的正常运动，在正常的眼眶中 Pulley 的位置是高度一致的，而在非共同性斜视的病例中正常 Pulley 的位置会发生改变。

（二）眼外肌的超微结构

由于眼外肌特殊功能的需要，其结构与普通骨骼肌比较有很多不同。人类眼外肌中主要有以下两种组织学差异明显的纤维。

1.快收缩纤维

类似于骨骼肌的肌纤维。含有许多糖酵解酶，这些酶参与厌氧代谢。支配该型肌纤维的神经纤维具有运动终板末梢，为较粗大的有髓神经纤维，快收缩纤维对单一的刺激产生快速的、有或无的反应，这种反应在眼球扫视运动中起主要作用。

2.慢收缩纤维

在人类仅见于眼外肌，为有氧代谢，多线粒体，支配慢收缩纤维的纤维为细小的神经纤维。慢收缩纤维对重复刺激产生分级反应，缓慢平滑收缩，该纤维参与平滑的追随运动。

支配眼外肌的神经纤维与肌纤维呈 1∶5～1∶3 的高比例，而普通骨骼肌的比例仅为 1∶100～1∶50。所以，眼外肌能比普通骨骼肌完成更精密的运动。

（三）筋膜系统

眼球被筋膜系统巧妙地悬挂在锥形眼眶内。肌圆锥位于眼球赤道后，由眼外肌、眼外肌肌鞘和肌间膜组成，肌圆锥向后伸延至眶尖部 Zinn 纤维环（图 1-39）。Zinn 纤维环包绕视神经管及眶上裂鼻侧部分，通过纤维环的结构有动眼神经上支、动眼神经下支、展神经、视神经、鼻睫状神经和眼动脉（图 1-40）。

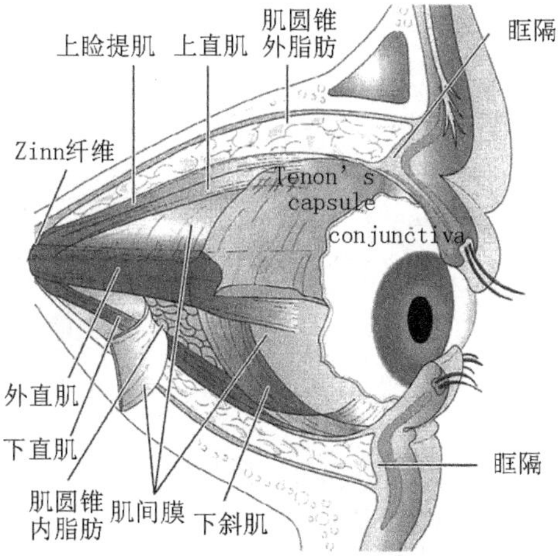

图 1-39 肌圆锥结构

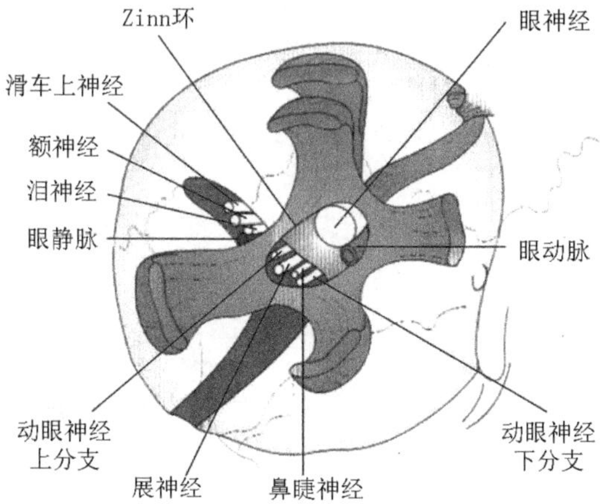

图 1-40 Zinn 纤维环及其周围结构后面观

眼球筋膜又称 Tenon 囊,为一层很薄的纤维组织,从视神经入口到角巩膜缘覆盖整个眼球。近角膜缘 1 mm 处,眼球筋膜与球结膜牢固融为一体,因此,位于角膜缘的手术切口可以同时穿透 3 层组织。眼球筋膜在赤道部被眼外肌穿过。每条眼外肌从起点到附着点都有纤维肌鞘包绕,眼球后部肌鞘薄,从赤道部向前至附着点处肌鞘增厚。四条直肌肌鞘之间互相连续形成无血管的薄而透明组织称为肌间膜,在直肌手术时必须剪断肌肉两侧的肌间膜。内、外直肌自肌鞘眶面向外延伸并止于相应眶壁的纤维膜,称为节制韧带。其生理作用是限制内外直肌过度收缩或弛缓。眼球筋膜的下部,在下直肌与下斜肌贯穿处,球筋膜增厚形成一类似吊床状系带,即 Lockwood 支持韧带,有支撑和固定眼球的作用。

(四)眼外肌生理

1.眼球运动及眼位

(1)眼球运动可分为单眼运动(外内转、上下转、旋转和斜方向运动)和双眼运动(同向运动和异向运动);从眼球运动性质考虑可分为扫视运动、追随运动和注视微动。眼球旋转运动的中心点称旋转中心(图 1-41)。

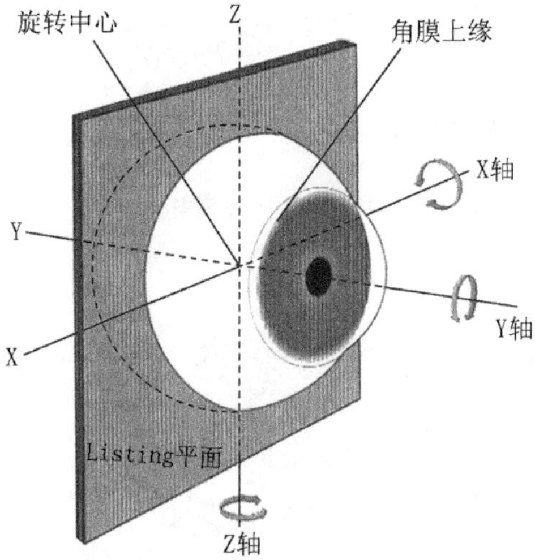

图 1-41 Fick 轴和 Listing 平面

(2)眼位:第一眼位又称原在位,是指头位正直时,两眼注视正前方的目标时的眼位。第二眼位是指当眼球转向正上方、正下方、左侧或右侧时的眼位。第三眼位是指 4 个斜方向的眼位(右上、右下、左上和左下)。

2.主动肌、协同肌、对抗肌和配偶肌

(1)主动肌:每一眼外肌的收缩必然产生一定方向的眼球运动,使眼球向一特定方向运动的主要肌肉称为主动肌。

(2)对抗肌:同一眼产生与主动肌相反方向运动的肌肉,也称拮抗肌。

(3)协同肌:同一眼使眼球向相同方向运动的两条肌肉称协同肌。如:上斜肌和下直肌都是下转肌,它们是协同肌。

(4)配偶肌:两眼产生相同方向运动互相合作的肌肉称之配偶肌。两眼共有 6 组配偶肌,如右眼外直肌与左眼内直肌,右眼上直肌与左眼下斜肌,右眼下直肌与左眼上斜肌等。

对抗肌与协同肌都是指单眼,配偶肌是指双眼而言。

3.眼球运动定律

(1)Sherriington 定律(交互神经支配定律):指某一条眼外肌收缩时,其直接对抗肌必定同时发生相应的松弛。此定律适合一只眼的眼球运动。

(2)Hering 定律(偶肌定律):指眼球运动时,两只眼接受的神经冲动是等时和等量的。神经冲动的强弱是由注视眼决定的。

(五)眼外肌的血液供应和神经支配

1.血液供应

来自眼动脉的内外两个分支,外侧支供应上直肌、外直肌、上斜肌和上睑提肌。内侧支供应内直肌、下直肌和下斜肌。供给眼外肌的动脉分成 7 支睫状前动脉进入 4 条直肌,除外直肌只有一支外,其余直肌均有两支。所以一次斜视手术只限两条直肌,以免造成眼球前节缺血。

2.神经支配

6 条眼外肌中,除上斜肌受第Ⅳ对脑神经(滑车神经)和外直肌受第Ⅵ对脑神经(展神经)支配外,其余 4 条肌肉均受第Ⅲ对脑神经(动眼神经)支配。其中动眼神经上支支配上直肌,下支支配内直肌、下直肌和下斜肌。

五、眼眶

(一)眼眶的解剖

眼眶由 7 块颅骨组成,包括额骨、筛骨、泪骨、上颌骨、蝶骨、腭骨和颧骨,呈尖端向后底向前的锥体(图 1-42)。眼眶有上、下、内、外四壁,两眶内壁几乎平行,眶外壁与内壁约 45°夹角,眶轴与头颅矢状面约成 25°夹角,两眼眶呈散开状。眼眶上部及后方被颅腔包绕围。眼眶内壁为筛窦,内侧后方为蝶窦,上方及前部为额窦,下方为上颌窦。临床上鼻窦的炎症及肿瘤等常侵及眶内,引起眼球突出。眼眶外上角有泪腺窝,内上有滑车窝,内侧壁有泪囊窝。泪囊窝前缘为泪前嵴,后缘为泪后嵴,前后泪嵴为泪囊手术的重要解剖标志。

眶尖有视神经孔和眶上裂两个重要的通道。视神经孔有视神经和眼动脉通过;眶上裂位于视神经孔外侧,第Ⅲ、Ⅳ、Ⅵ对脑神经及知觉神经、自主神经、眼静脉均由此裂经过。临床上,眶上裂部位的外伤或炎症,可以同时累及第Ⅲ、Ⅳ、Ⅵ对脑神经,眼球各方向运动受限,但不累及视神经,此为眶上裂综合征。如果累及视神经临床上存在视神经改变及相应的视力减退,应考虑为眶尖端综合征。

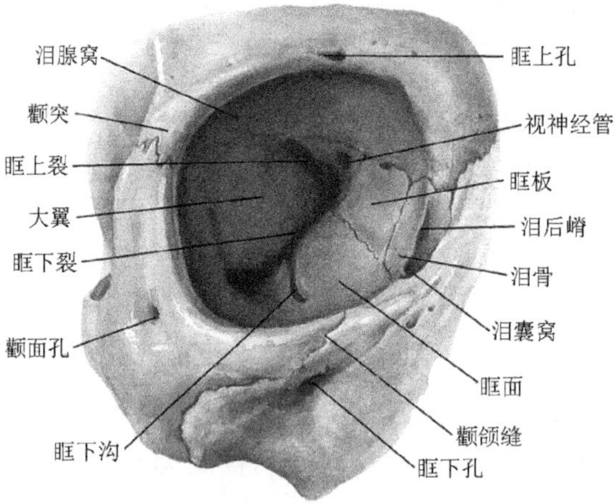

图 1-42　眼眶

眼眶骨膜即眼眶筋膜，该膜疏松地附于眶壁，但在眶缘、眶尖、骨缝、骨孔和眶上裂、眶下裂处与眶骨相连。眼眶筋膜在视神经孔处和硬脑膜及视神经硬膜相移行，向前和眶缘骨膜相连并和眶隔相延续。

（二）眼眶的血管

眼眶的动脉来自颈内动脉分出的眼动脉，来自上颌动脉的眶下动脉和脑膜中动脉的眶支。眼动脉经过的分支有视网膜中央动脉、睫状后动脉、泪腺动脉、肌支、眶上动脉、筛前、筛后动脉等(图 1-43)。

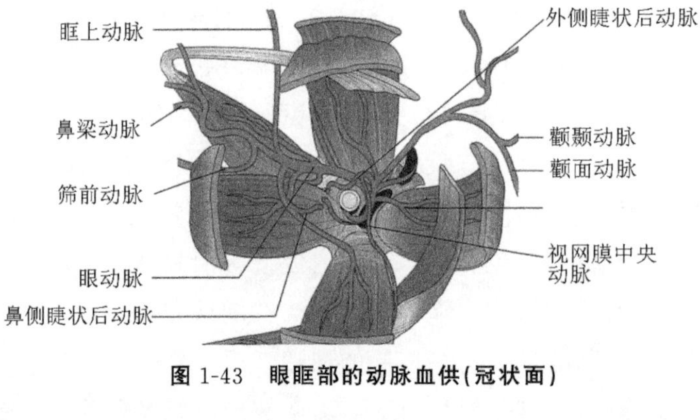

图 1-43　眼眶部的动脉血供(冠状面)

眼眶静脉主要向 3 个方向回流，向后由眼上、下静脉回流于海绵窦及颅静脉系统；向前通过眼静脉与内静脉的吻合注入面静脉系统；向下经过眶下裂，回流到翼静脉丛。

（三）眼眶的神经

眼眶的神经包括：①视神经；②第Ⅲ、Ⅳ、Ⅵ对脑神经为支配眼外肌和上睑提肌的运动神经（图 1-44）；③第Ⅴ对脑神经的第一支、第二支为支配眼球、泪腺、结膜、眼睑及面部周围皮肤区域的感觉神经；④交感神经至眼球、泪腺、眶平滑肌等；⑤第Ⅶ对脑神经至泪腺。

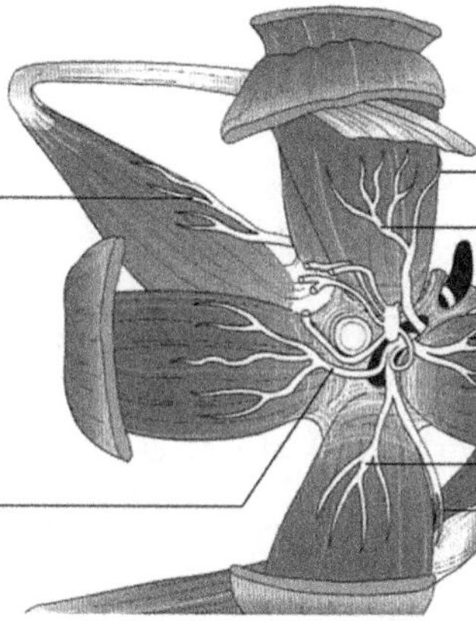

图 1-44　眼眶部支配眼外肌的运动神经

第二章

眼科常用检查

第一节　裂隙灯显微镜检查

一、适应证

(1)眼病患者。

(2)健康体检。

二、禁忌证

因全身状况不允许坐位者。

三、操作方法及程序

(1)检查者根据自己的屈光度调节目镜,并调节目镜间距。

(2)检查应在暗室或半暗室内进行。

(3)嘱受检者坐在裂隙灯前,调整座椅,检查台、颌架及裂隙灯显微镜的高度,使受检者下颌舒适地置于下颌托上,前额紧贴于头架的额带横档上。

(4)前后、左右及上下调节操纵杆,使裂隙灯光线聚焦于检查的部位。

(5)一般先用低倍镜进行检查。若需要观察某一部位的细微改变时,可换用高倍镜。并根据需要,调节裂隙灯与显微镜之间的夹角、光线强弱和裂隙光的宽窄。

(6)光源一般从受检眼的颞侧射入,然后从颞侧到鼻侧逐一做光学切面,按照从前到后的顺序进行检查。

(7)裂隙灯显微镜的检查方法有多种,包括弥散光照射法、直接焦点照射法、角膜缘分光照射法、后部反光照射法、间接照射法和镜面反光照射法等。可根据检查部位和病变情况，选择适当的检查方法。

(8)弥散光照射法：以裂隙灯弥散宽光为光源，通常在低倍镜下将光源以较大角度斜向投向眼前部组织，进行直接观察。所得影像比较全面，且有立体感。

(9)直接焦点照射法：此方法最常用。操作时应使裂隙灯光线的焦点与显微镜的焦点二者合一。根据光带形态可分为宽光照射法、窄光照射法和圆点光照射法。

(10)宽光照射法：所用的裂隙灯光较宽，形成较宽的光学切面，可用于检查弥散光照射时所发现或未被发现的病变。

(11)窄光照射法：将裂隙灯光带尽量调窄，尽管照入的光线较弱，但周围背景更暗，这样便于观察病变的位置和细微改变。

(12)圆点光照射法：将入射光调节为圆点状，用于观察房水的改变。

(13)角膜缘分光照射法：将光线照射在一侧的角膜缘，除在角膜缘上形成一个光环和因巩膜突所致环形暗影外，角膜应呈黑色，此时能清晰可见角膜薄翳、斑翳及穿孔等。

(14)后部反光照射法：将灯光照射到所要观察组织的后方，把显微镜聚焦到检查部位，借助后方组织反射回来的光线检查透明、半透明、正常或病变组织。本法适用于角膜和晶状体的检查。

(15)间接照射法：将裂隙灯光线聚焦到所要观察部位旁边的组织上。可以观察虹膜细小变化和角膜新生血管等。借助三面镜或前置镜，可以观察视网膜细小的改变。

(16)镜面反光照射法：将光线自颞侧透照，在角膜可出现两个光亮区，即鼻侧的光学切面和颞侧出现的反光区。这时嘱受检眼稍向颞侧注视，再将裂隙灯向颞侧偏移，当光学切面与反光区重合时，检查者就会感到有光线刺目，此时将显微镜焦点对好，即可进行观察。本法适于检查角膜和晶状体的前、后表面。

四、注意事项

(1)检查结膜、角膜、巩膜时，光源与显微镜的夹角一般为40°。检查前房、晶状体和前部玻璃体时，夹角<30°；检查后部玻璃体和眼底时，除需加用前置镜或三面镜等辅助设备外，夹角应调为10°或更小。

(2)实际检查时，应综合使用裂隙灯显微镜的6种不同的使用方法，以免遗漏病变的细微改变。

(3)注意裂隙灯显微镜的维护和保养。

第二节　检眼镜检查

一、直接检眼镜检查

(一)适应证

(1)眼病患者,特别是怀疑玻璃体或眼底有病变时。

(2)健康体检。

(二)禁忌证

(1)屈光间质明显混浊者。

(2)瞳孔明显缩小者。

(三)操作方法及程序

(1)开始检查时转动检眼镜转盘,先用+8 D~+10 D的镜片,检眼镜距受检眼10~20 cm。以侧照法检查眼的屈光间质。由前逐次向后,分别检查角膜、晶状体、玻璃体。正常情况下,瞳孔区呈现橘红色反光,如有屈光间质混浊,红色反光中出现黑影。此时嘱受检者转动眼球,根据黑影移动方向与眼球转动方向的关系,判断混浊的屈光间质部位。

(2)检查眼底时,将检眼镜置于受检眼前约2 cm处。根据检查者和受检眼的屈光状态,旋转检眼镜转盘,直至看清眼底。

(3)检查时嘱受检者先注视正前方,检眼镜光源经瞳孔偏鼻侧约15°可检查视神经盘,再沿血管走行观察视网膜后极部,最后嘱受检者注视检眼镜的灯光,检查黄斑部。若要观察周边部视网膜,嘱受检者转动眼球,以扩大观察范围。

(4)眼底检查的记录内容:以眼底解剖结构为基础对视盘、视网膜血管、黄斑等部位进行描述。可以视盘和血管直径来描述病变大小,以屈光度描述病变隆起高度。

(四)注意事项

(1)直接检眼镜下所见并不是眼底的实际大小,检查所见比实际物像放大14~16倍。

(2)若要观察视网膜神经纤维层改变时,应在无赤光检眼镜下观察。

(3)检查结束时,应将检眼镜的转盘拨到0处,以免转盘上的镜片受到污染。

(4)一般检查时可不散大瞳孔。若要详细检查眼底时,需要散瞳后检查。

(5)直接检眼镜观察范围小,屈光间质混浊可影响眼底的观察。

(6)怀疑闭角型青光眼患者或前房浅者,散瞳时要格外谨慎,以免导致闭角型青光眼发作。

(7)对于高度屈光不正者,直接检眼镜检查较为困难,可应用间接检眼镜进行检查。

二、间接检眼镜检查

(一)适应证

(1)眼病患者,特别怀疑玻璃体或眼底有病变时。

(2)健康体检。

(二)禁忌证

(1)屈光间质明显混浊者。

(2)瞳孔明显缩小者。

(三)操作方法及程序

(1)检查者自己调节好间接检眼镜头带或镜架,使间接检眼镜目镜与检查者双眼的水平相接近,并调节目镜的瞳距。

(2)受检者瞳孔散大后,取坐位或仰卧位进行眼底检查。检查者一般用左手持物镜,并用左手无名指协助分开受检眼眼睑,固定于眶缘。右手不持巩膜压迫器时,用其中指辅助牵开受检眼眼睑。

(3)先以弱光线从眼底中周部开始检查,这样可给受检者一个对光线的适应过程,以便用较强光线检查眼底后极部时,受检者可以较好地配合。

(4)根据屈光间质混浊程度调整检眼镜的照明强度,根据瞳孔大小选择不同直径照明光斑,根据眼底病变情况选择不同度数的非球面镜。

(5)检查眼底时,先在物镜中心找到以视盘为中心的眼底后极部。从视盘开始,沿着某一眼底血管走向从后极部向周边部眼底观察,直至周边部眼底,然后再沿其临近部位由周边部眼底向着视盘观察。

(6)请患者分别注视上、下、鼻、颞、鼻上、鼻下、颞上和颞下 8 个检查眼位,以便检查全部眼底。对于病变或可疑病变部位进行重点检查。

(7)检查眼底锯齿缘和睫状体平坦部等远周边部眼底时,需用巩膜压迫器辅助检查。

(8)绘图记录检查结果时，应以不同颜色代表不同组织的病变。

(四)注意事项

(1)由于间接检眼镜所见图像放大倍数较小，因而不易发现细微病变。

(2)检查时所见眼底像为倒像。

(3)对于浅前房者和闭角型青光眼患者，散瞳时要格外谨慎，以免散瞳后导致眼压升高。

(4)检查时避免强光长时间照射黄斑部，以免引起黄斑部光损伤。

(5)使用物镜时，将其表面弧度大的一面向上。否则反光过强，图像变形扭曲。

(6)注意保持物镜清洁，否则会影响成像效果。

第三节　三面镜检查

一、适应证

(1)了解视网膜状态，尤其是周边部及远周边部视网膜的状态。

(2)查找视网膜裂孔。

(3)了解前房角状态。

二、禁忌证

(1)全身状况不允许做：于裂隙灯显微镜检查之前接受检查者。

(2)结膜或角膜急性传染性或活动性炎症者以及严重角膜上皮水肿或损伤者。

(3)低眼压合并视网膜或脉络膜活动性出血者。

(4)眼球开放性损伤者。

(5)具有可能破裂的巨大薄壁滤过泡者。

三、操作方法及程序

(一)检查器械的准备

三面镜；照明放大设备，如裂隙灯活体显微镜；接触液，如1%甲基纤维素滴眼液。

(二)三面镜的清洗和消毒

首先用手指沾少许软肥皂溶液擦洗，然后用流水冲洗干净，最后以70%乙醇棉球或3%过氧化氢棉球擦拭。

(三)受检者的准备

利用三面镜进行眼底检查前，对受检眼进行散瞳后，滴表面麻醉剂，如0.5%的丁卡因滴眼液2次。

(四)受检者的位置

嘱受检者坐在裂隙灯前，调整座椅、检查台、颌架及裂隙灯活体显微镜的高低。使受检者下颌舒适地置于下颌托上，前额紧贴于头架的额带上。

(五)安放三面镜

将接触液滴入三面镜凹面内。检查者左手拇指提起受检眼上睑，右手拇指和示指稍倾斜持三面镜，使其凹面向上。然后嘱受检眼稍往上注视，检查者右手中指或无名指轻拉受检眼下睑向下，将三面镜靠近眼睑的边缘置入下穹隆部。再嘱受检眼向前注视，并以下穹隆部的三面镜边缘为支点，迅速将三面镜向上转动90°，使其凹面与角膜面接触。

(六)检查顺序

一般按照先检查眼底后极部，再检查眼底周边部的顺序进行检查。检查时，通过旋转三面镜和移动裂隙灯，依次连续检查整个眼底的情况。

(七)检查后操作

完成检查后，受检眼滴抗生素滴眼液，并根据检查所见记录检查结果。

四、注意事项

(1)三面镜使用前，应认真清洗和消毒。使用完应认真清洗后放回。

(2)安放三面镜时动作应轻柔，防止擦伤角膜。

(3)安放三面镜后，若发现三面镜与角膜之间有空气泡存在，应重新安放三面镜。

(4)检查时应注意除中间镜子中所见图像为正像外，其余镜面所见图像均为倒像。

第四节　立体视觉检查

一、适应证

(1)斜视、弱视患者。

(2)屈光不正、屈光参差患者。

(3)双眼物像不等视。

(4)眼球震颤。

(5)视疲劳。

(6)某些手术后,如白内障摘除术和人工晶体植入术、角膜屈光手术后。

(7)司机、显微外科医师、运动员、特种兵。

二、禁忌证

因精神因素或其他全身疾病不配合者。

三、操作方法及程序

(一)同视机检查法

(1)分别用同时知觉画片、融合画片、深度知觉画片逐级检查双眼三级视功能。

(2)在Ⅲ级立体视定性基础上,用颜氏立体定量画片检查立体视的定量级别。

(3)视网膜对应检查:用同时知觉画片检查客观斜视角和主观斜视角,根据两种斜视角的比较确定双眼视网膜对应状态。

(二)随机点立体图测定

(1)受检者戴上偏振镜片,注视距离 40 cm 处的图形。

(2)嘱其先看筛选图,以手指出大苍蝇翅膀。

(3)然后看动物图,嘱其分别指出 A、B、C 三排动物中最凸起的一种动物。

(4)最后看圆形图,分别指出 9 组菱形框内 4 个圆圈最凸起的一个。

(5)分别记录立体视觉的灵敏度。

四、注意事项

患者有屈光不正时要先予以矫正。

第五节　对比敏感度检查

一、适应证

(1)一些眼病患者，如黄斑病变、青光眼、弱视、视神经病变和屈光不正等。

(2)视功能检查的补充。

二、禁忌证

(1)矫正视力<0.2者。

(2)不能配合者。

三、操作方法及程序

(一)采用对比敏感度卡片

(1)有6张305 mm×280 mm大小、印制正弦波光栅的图片，每张图的频率分别为0.2周/度、0.4周/度、0.8周/度、1.6周/度、3.2周/度和6.4周/度。

(2)检查距离为50 cm。

(3)检查前应矫正视力，遮盖非受检眼。

(4)记录6种不同空间频率的检查结果。

(5)绘制对比敏感度结果曲线。

(二)采用计算机检查程序

(1)距监视器屏幕3 m。

(2)检查前应矫正视力，遮盖非检眼。

(3)令注视屏幕出现的条栅。

(4)受检者手持应答器，注视监视器屏幕。

(5)当受检者能识别条栅时，即可令其按下应答器按钮。

(6)6种不同空间频率检查完毕后，对比敏感度结果曲线将自动生成。

四、注意事项

(1)检查过程中受检者应精力集中。

(2)应用计算机检查程序开始前,应让患者了解检查过程。

第六节 色觉检查

一、适应证

(1)因职业或从事特殊工作需要体检者。

(2)色盲者或色盲家族史者。

(3)一些视网膜和视神经疾病患者。

(4)颅脑疾病、全身疾病及中毒。

(5)青光眼患者。

二、禁忌证

因精神因素或全身其他疾病不能配合者。

三、操作方法及程序

(一)假同色图

(1)在明亮弥散光下(日光不可直接照到图上),展开检查图。

(2)受检者双眼距离图面 60～100 cm。

(3)先用"示教图"教以正确读法。

(4)任选一组图让受检者读出图上数字或图形。

(5)一般体检者可采用简单数字组,成人文盲可采用简单几何图形组,儿童采用动物图形。特殊检查(即较精细的检查,如特种兵体检)可采用较复杂数字组,必要时可采用多组检查。

(二)色相排列法

(1)嘱受检者按颜色变化规律顺序排列好色相子。

(2)把色相子背面标明的序号记录在记分纸上。

(3)画出其轴向图和计算出总错误分,判断色觉异常的类型和严重程度。

四、注意事项

(1)对结果有疑问时,应反复检查,以求确实。

(2)两眼分别接受检查。

(3)应用假同色图时,一般 3 秒内应有答案,最长不得超过 10 秒钟。

(4)检查应在自然光线或标准照明光线和自然瞳孔下进行。

(5)色相排列法的检查时间一般为 1～2 分钟,最长不超过 5 分钟。

(6)检查时不能戴有色眼镜。

第三章
眼睑疾病

第一节　眼睑先天异常

一、内眦赘皮和下睑赘皮

内眦赘皮是遮盖内眦部垂直的半月状皮肤皱襞,可能的病因是面部骨骼发育不良。儿童和亚洲人多见,皮肤皱襞有时遮盖鼻侧部分巩膜,常被误认为内斜视。最常见的是上睑的内眦赘皮。下睑赘皮是指平行于下睑缘的皮肤皱襞,多半占据下睑缘内1/3,有时经内眦部向上垂直延伸,形成逆向内眦赘皮。随年龄的增长,鼻梁发育隆起,内眦赘皮和下睑赘皮可以消失。因此一般不需治疗,如为美观可行整形术,因为内眦赘皮是内眦部和鼻侧之间的纵向皮肤过紧引起,所以手术矫正的目的是松解纵向的牵拉,将横向的皮肤收紧。如合并其他先天异常者酌情手术矫正。

二、先天性睑裂狭窄综合征

先天性睑裂狭窄综合征是一种常染色体显性遗传性疾病,外显率高,常有连续的垂直传代史。其特征为睑裂狭小,合并有上睑下垂、逆向内眦赘皮、内眦距离过远、下睑外翻、鼻梁低平、上眶缘发育不良等一系列眼睑和颜面发育异常,病容十分特殊。日本人发病率较高。此病可分期进行整形手术。

三、双行睫

双行睫为正常睫毛根部后方相当于睑板腺开口处生长另一排多余的睫毛,可能为常染色体显性遗传。此副睫毛细软短小,色素少,排列规则,直立或向内偏斜。常引起角膜刺激症状,角膜下半部可被染色。双行睫较少,刺激症状不重者，可涂用眼膏或戴角膜接触镜保护角膜。冷冻治疗或电解脱毛法亦可采用。刺激症状重者，可在显微镜直视下手术切除毛囊，然后将缘间部切口前后唇对合缝合。

四、先天性上睑缺损

先天性上睑缺损罕见，可能和胚胎期接触X线或萘等化学性致畸物有关，有的患者家族有近亲结婚史。上睑三角形缺损，也有呈梯形或椭圆形。缺损区较大，角膜失去保护，容易发生干燥或感染。手术修补以保护角膜和改善面容。

第二节　眼睑位置与功能异常

眼睑的正常位置：①眼睑紧贴于眼球表面，中间形成毛细间隙，泪液借间隙的毛细管吸力，随瞬目运动向泪湖方向流动，润泽眼表；②睑缘保持和眼表面相适应的弯度，使睫毛指向前方，不与角膜接触；③眼睑能紧密闭合；④上睑能充分上举至瞳孔上缘而不遮挡视线；⑤上、下泪点贴靠在泪阜，使泪液顺利进入泪道。眼睑位置异常不仅在不同程度上影响其正常生理功能，也给眼球带来伤害，如内翻的睑缘和睫毛可导致眼部刺激症状及严重的角膜损伤，睑缘外翻可引起暴露性角膜炎。

一、倒睫和乱睫

倒睫与乱睫是指睫毛向后或不规则地生长，以致触及眼球的不正常状况。

(一)病因

凡能引起睑内翻的各种原因，均能造成倒睫，其中以沙眼最为常见。其他如睑缘炎、睑腺炎、睑烧伤、睑外伤等，形成瘢痕后牵引睫毛倒向角膜。乱睫可由先天畸形引起。

(二)临床表现

倒睫多少不一，有时仅1～2根，有时全部向后或不规则生长，触及眼球、角膜，患眼疼痛流泪，有持续性异物感。倒睫长期摩擦眼球、角膜，可致结膜充血、血管新生、角膜浅层混浊、角膜上皮角化，重者可引起角膜溃疡。

（三）诊断

外眼常规检查，手电筒侧照即可发现倒睫或乱睫。检查下睑时，患者需向下注视，方能发现睫毛是否触及角膜。

（四）治疗

对于异常的睫毛可以拔除、电解或冷冻。机械性拔除是暂时的，因为睫毛在2～3周内会再生。电解法破坏毛囊并拔除，也可在显微镜直视下将毛囊切除，但只对少数睫毛有效。也可用微型冷冻器对切开的毛囊进行冷冻，－20 ℃的治疗持续时间应＜30秒，以免过度冷冻使睑缘变薄并损伤邻近的正常结构。倒睫数量较多者应行睑内翻矫正手术。

二、睑内翻

睑内翻是指睑缘向眼球方向内卷的眼疾。睑内翻达到一定程度，睫毛甚至睑缘外皮肤随之倒向眼球，刺激角膜。所以睑内翻与倒睫常同时存在。

（一）病因和分类

根据不同发病原因，分为非随意性（痉挛性、老年性）、瘢痕性、先天性三大类。痉挛性睑内翻见于炎症刺激引起的眼轮匝肌反射性痉挛，致使睑缘内翻，这种情况通常持续少于6个月，且可发生于任何年龄。随着年龄的增长，老年性睑内翻发生率较高，好发于下睑，内、外眦韧带松弛以及皮肤萎缩失去正常张力，同时皮下组织松弛，睑板前的眼轮匝肌滑向上方，压迫睑板上缘，使睑缘内翻。瘢痕性睑内翻是由结膜或眼睑瘢痕形成收缩所致，上下睑均可发生，常见于眼部慢性炎症如沙眼。先天性睑内翻少见，亚洲人发生率较高，病因机制复杂，大多由内眦赘皮、睑缘部轮匝肌过度发育或睑板发育不良所致。

（二）临床表现

患者有流泪、畏光、异物感、摩擦感等症状，致角膜溃疡者有眼刺痛。睑缘内卷，部分或全部睫毛倒向眼球表面，相应部位球结膜充血，角膜上皮脱落，荧光素弥漫性着色。继发感染可致角膜溃疡。长期不愈可致新生血管长入，使角膜失去透明性，视力有不同程度的减退。

（三）诊断

根据患者年龄，有无沙眼、外伤手术史，结合临床表现，容易做出诊断。

（四）治疗

非随意性睑内翻的暂时治疗方法是在下方或者颞侧施加张力，将下睑向面颊部牵拉，或者局部注射肉毒杆菌毒素。无效则可切除多余松弛的皮肤及部分眼轮匝肌纤维，深部固定法缝合切口。急性痉挛性内翻应积极控制炎症。

瘢痕性睑内翻必须手术治疗，手术方式可考虑经皮肤切口削薄睑板后，深部固定法缝合。先天性睑内翻随年龄增长，鼻梁发育，可自行消失，不必急于手术，若患儿 5～6 岁时，睫毛内翻仍未消失，严重刺激角膜，可考虑距睑缘 2 mm 做皮肤切口，深部缝合固定，利用结扎后的牵引力矫正睑缘位置。

三、睑外翻

睑外翻是指睑缘离开眼球，向外翻转，睑结膜不同程度暴露在外，常合并睑裂闭合不全。如果不治疗，睑外翻可导致暴露性角膜炎及角膜瘢痕、溃疡，甚至穿孔。

(一)病因和分类

根据不同病因，可分为五大类。

1.瘢痕性睑外翻

瘢痕性睑外翻最为常见，发生在睑皮肤垂直性瘢痕收缩的基础上，常见的原因有创伤、烧伤、化学伤、眼睑溃疡、眶缘骨髓炎、睑部手术等情况。

2.老年性睑外翻

老年性睑外翻为眼轮匝肌及眼睑皮肤松弛，下睑本身重量使之下坠引起，仅见于下睑。组织病理学可发现伴随边缘动脉硬化的眼轮匝肌变性病灶，提示慢性肌肉缺血。

3.麻痹性睑外翻

麻痹性睑外翻是由外伤或其他原因导致面神经麻痹，眼轮匝肌收缩功能丧失，致使眼睑外翻，也仅限于下睑。

4.机械性睑外翻

机械性睑外翻由眼睑、颊部巨大肿瘤或者是由不合适的眼镜的重力影响造成。

5.先天性睑外翻

先天性睑外翻较为少见，可单独发生或伴随其他异常，如睑裂狭小、眼球异常及系统性病变，如唐氏综合征。

(二)临床表现

轻微者仅靠近内眦部下睑缘离开眼球表面，泪小点向外不能吸引泪湖的泪液以致溢泪，泪液的长期浸渍产生下睑湿疹。严重者整个眼睑向外翻转，结膜暴露。结膜长期暴露致干燥充血，久之变粗糙肥厚。因眼睑闭合不全，角膜失去保护，发生干燥和上皮脱落，严重者可发生暴露性角膜炎，甚至角膜溃疡形成，严重危害视力。

(三)诊断

根据患者年龄，有无外伤手术史，结合临床表现，容易做出诊断。但需和Graves病引起的眼睑退缩相鉴别。

(四)治疗

瘢痕性睑外翻必须依靠手术治疗，其治疗原则为增加眼睑前层的垂直长度，消除睑缘垂直方向的牵拉力。轻度的睑外翻可采用穿透电热疗法，在睑缘4～5 mm结膜面对睑板下方进行电热，使胶原纤维收缩将眼睑拉回正常位置。中、重度眼睑外翻需行瘢痕松解及清除后联合自体游离植皮术。老年性睑外翻做Z形皮瓣矫正或V-Y成形术。麻痹性睑外翻积极治疗原发病，在先天性面神经麻痹患者，眼轮匝肌麻痹常可自发恢复，故应采取保守治疗，可选择润滑性眼膏夜间包眼、湿房保护或暂时性睑缘缝合。不可逆的麻痹性睑外翻可在睑裂部的内外远端分别做永久性睑缘缝合，或用自体阔筋膜通过睑缘皮下，分别缝合固定于内外眦韧带，使外翻复位。

四、眼睑闭合不全

眼睑闭合不全亦称兔眼，指睡眠或试图闭眼时眼睑不能完全闭合，致使部分眼球暴露。

(一)病因

眼睑不能闭合的最常见原因是面神经麻痹，导致眼轮匝肌收缩功能障碍，其次为瘢痕性外翻或严重睑球粘连限制了眼睑的移动。其他原因包括眼眶容积和眼球大小比例失调，如甲状腺病性突眼、眼眶肿瘤、先天性青光眼、角巩膜葡萄肿等。全身麻醉或重度昏迷时可发生功能性眼睑闭合不全。

(二)临床表现

患者主诉刺激症状、异物感及烧灼感。轻度兔眼，闭睑时眼球反射性上转，只有球结膜暴露，引起结膜充血、干燥、过度角化。中度以上眼角膜受累，上皮干燥脱落，点状角膜上皮病变取决于睡眠时角膜的位置。角膜病变可发生在下方、中央甚至是上方，因为有些患者睡眠时眼球下转。严重者可致角膜溃疡，视力有不同程度的下降。

(三)诊断

自然闭眼时眼睑不能闭合或闭合不全。球结膜或角膜显露，有结膜干燥，溢泪，重者有暴露性角膜炎，角膜荧光素染色检查阳性，视力下降。

(四)治疗

首先针对病因治疗，一时无法去除病因者，采取有效措施保护角膜。可用人工泪液频繁点眼，睡眠时予以抗生素眼膏或含透明质酸钠的眼用凝胶涂眼，必要时建立透明密合眼罩的湿房，避免角膜干燥和角膜溃疡的发生。神经麻痹性眼睑闭合不全，在睑裂区内外侧分别各做一个永久性睑缘缝合，可有效避免暴露性角膜炎。瘢痕性眼睑闭合不全，根据手术适应证行眼睑植皮术、眼睑成形术或睑球粘连分离术。突眼性眼睑闭合不全，应针对病因治疗突眼，如甲亢相关眼病。必要时可行睑裂缝合术，做暂时性的保护治疗。

五、上睑下垂

上睑的正常位置在上方角膜缘和上方瞳孔缘的中部，具体位置有小的差异，上睑下垂系指上睑提肌(动眼神经支配)和 Müller 肌(颈交感神经支配)功能部分或完全丧失，致使一侧或双侧的上睑明显低于正常位置。

(一)病因

本病可以分为先天性和获得性两大类。先天性者多为动眼神经核或上睑提肌发育不良，肌纤维收缩和舒张功能均异常，常染色体显性或隐性遗传。获得性者由眼睑本身病变引起，也可因神经系统及其他全身性病变导致。常见原因包括动眼神经麻痹、上睑提肌损伤、交感神经疾患、重症肌无力、上睑炎性肿胀或新生物等。

(二)临床表现

先天性上睑下垂单眼或双眼上睑提肌功能不全或丧失，自然睁眼平视时，轻者上睑缘遮盖角膜上缘超过 3 mm，中等程度下垂者遮盖角膜 1/2，重度下垂者超过角膜 1/2 或遮盖全部角膜。双眼上视时，下垂侧眉毛高竖，以额肌收缩来补偿上睑提肌功能的不足，患侧额部皮肤有明显横行皱纹。双侧下垂者常需仰头视物。先天性上睑下垂大约有 25%的患者合并上直肌功能不全或麻痹，影响眼球上转。

后天获得性多有相关病史及其他症状，肌源性上睑下垂中重症肌无力的初发症状经常是上睑下垂和复视，眼轮匝肌也常被累及，晨起时症状较轻，渐渐地症状加重。当患者眼位从水平快速向下转动时，上睑向上颤动，这种现象称为Cogan眼睑抽动。但是眼睑的疲劳症状更常见，注射新斯的明后症状减轻。此外对自身抗乙酰胆碱抗体的检测也有助于诊断。Horner综合征压迫颈交感神经，使Müller肌麻痹发生上睑下垂，下垂的程度一般不超过2 mm。严重的皮肤松弛患者，睑板前皮肤下垂遮盖睑缘可造成上睑下垂的外观。

（三）诊断

结合相关病史，测量原位时睑裂高度及眼睑下垂量，判断上睑下垂的程度。可指压眉弓测试上睑提肌功能，睑缘活动度4 mm以下者表示肌力很差，5～7 mm为中等，8 mm以上为良好。新斯的明试验或依酚氯铵试验有助于排除重症肌无力。

（四）治疗

先天性上睑下垂以手术治疗为主。手术的目的是恢复外观对称，如果上睑提肌肌力良好，术后各眼位保持外观对称的可能性较大，大多数情况下，保证双眼水平位的对称即可。如果下垂严重遮挡瞳孔可导致弱视，应早期手术。如果上睑提肌功能尚未完全丧失，手术方式宜选择上睑提肌缩短，手术的切口有皮肤和结膜切口两种，近年来主张施行联合手术切口进行上睑提肌缩短矫正上睑下垂。上睑提肌肌力弱不能满足手术要求时，应选择额肌悬吊术或自体阔筋膜悬吊术。早期上睑下垂，应注意排除重症肌无力、神经系统或眼部及全身病引起的上睑下垂，需先进行病因和药物治疗，无效时再考虑手术。

六、眼睑痉挛

良性眼睑痉挛少见，由非自主性肌收缩引起如眼轮匝肌持续反复痉挛。老年人多见，累及双侧眼睑，痉挛的程度和频率可呈增加趋势，导致不受控制的闭睑动作。患者只有在闭睑间隙方能视物，痉挛范围波及整个面部及颈部时称之为Meig综合征。

目前病因不明，可能和基底神经节功能异常有关，情绪紧张和疲劳加重症状，心理疗法和精神类药物治疗效果欠佳。

眼睑痉挛和半侧面肌痉挛相鉴别，后者单侧发作，半侧面部痉挛，多与动脉瘤压迫面神经有关，Fenett神经手术减压效果欠佳，暂时性神经肌肉阻滞剂有一定效果。其他引起面部痉挛的疾病有迟发性运动障碍和面肌抽搐。眼睑痉挛的治疗首先要确定患者是否存在异常的精神症状，精神治疗、生物反馈训练可能有效，多数患者经重复注射肉毒杆菌毒素A，产生暂时性神经肌肉麻痹，缓解症状，不能耐受药物治疗，可考虑手术切除面神经或选择性眼轮匝肌切除等治疗方案。

七、皮肤松弛

随年龄的增长，眼睑皮肤失去弹性，变得臃肿。正常情况下在睑板周围的皮肤和眼轮匝肌的共同作用下，睑板保持在正常位置，这种作用减弱后发生皮肤松垂，遮挡上方部分视野。

眼睑皮肤松弛影响视力和外观时可以手术治疗，上睑可将浅层肌肉、脂肪和部分皮肤切除，下睑可行脉冲 CO_2 和激光收紧眶周皮肤进行治疗，但要注意眼睑皮肤十分娇嫩，操作时要谨慎。

第三节　眼睑炎症

一、睑腺炎

睑腺炎是一种眼睑腺体的急性、痛性、化脓性、结节性炎症病变，又称麦粒肿。睑板腺（Meibomian 腺）受累时形成较大的肿胀区，称为内睑腺炎，眼睑皮脂腺（Zeis 腺）或变态汗腺（Moll 腺）感染则为外睑腺炎，其肿胀范围小而表浅。

（一）病因

大多数睑腺炎由葡萄球菌感染引起，其中金黄色葡萄球菌引起的感染最为常见。睑板腺开口阻塞引起的急性无菌性炎症可继发为内睑腺炎。睑腺炎伴发睑缘炎时，可表现为多发性病灶或反复发作。

（二）临床表现

眼睑有红、肿、热、痛的急性炎症表现。外睑腺炎的炎症反应集中在睫毛根部附近的睑缘处，起病初红肿范围弥散，疼痛明显，触诊可发现压痛性硬结，同侧耳前淋巴结可有肿大及压痛。感染部位靠近外眦部时，引起反应性球结膜水肿。内睑腺炎受睑板限制，肿胀范围较局限，同样有硬结、疼痛和压痛等症状。

相应睑结膜面局限性充血水肿。睑腺炎发生 2～3 天后，病灶中心形成黄白脓点。外睑腺炎向皮肤面发展，硬结软化，自行破溃排出脓液，内睑腺炎多数向睑结膜面发展，向结膜囊内破溃，少数患者向皮肤面破溃。睑腺炎破溃后炎症明显减轻，1～2 天内逐渐消退。若致病菌毒性强烈，或者在儿童、老年人以及患有糖尿病等慢性消耗性疾病而抵抗力低下的患者中，睑腺炎症反应剧烈，可发展为眼睑蜂窝织炎。此时整个眼睑红肿，波及同侧颜面部。眼睑睁开困难，触之坚硬，压痛明显，球结膜反应性水肿剧烈者脱出于睑裂外。多伴有发热、寒战、头痛等全身中毒症状。处理不及时，可能引起败血症或海绵窦血栓形成而危及生命。

（三）诊断

眼睑皮肤局限性红、肿、热、痛，触之有硬结。睫毛根部，近睑缘皮肤或睑结膜面出现脓点。细菌培养和药物敏感试验可协助致病菌诊断和选择敏感药物进行治疗。

（四）治疗

初起可采用冷敷。硬结未软化时可湿热敷，每天3～4次，每次15分钟。抗生素滴眼液点眼，结膜囊内涂抗生素眼膏有助于感染的控制。症状较重者或发展为眼睑蜂窝织炎者需口服或肌内注射抗生素。超短波理疗或清热解毒中药内服也有一定疗效。

脓肿形成后考虑切开排脓，外睑腺炎切口在皮肤面，与睑缘平行，减少瘢痕形成。内睑腺炎切口在结膜面，与睑缘垂直，避免损伤过多的Meibomian腺导管。脓肿尚未形成时切忌用手挤压，因眼睑及面部静脉无静脉瓣，挤压致细菌进入血管可引起海绵窦血栓或败血症，导致生命危险。一旦发生这种情况，尽早全身给予足量敏感的抗生素，并按败血症治疗原则处理。顽固复发病例可用自身疫苗注射，应检查有无糖尿病的可能。治疗相关的睑缘炎可减少复发率。

二、睑缘炎

睑缘炎是睑缘表面、睫毛毛囊及其腺体组织的亚急性或慢性炎症。病因复杂，一般与细菌感染、理化刺激、屈光不正、慢性结膜炎、溢泪、隐斜、不良卫生习惯和机体抵抗力下降有关，是临床上常见的眼病之一。国外将睑缘炎分为前型、后型，并将睑板腺功能障碍划为后部睑缘炎。前部睑缘炎通常和葡萄球菌感染或者皮脂分泌过多有关，后部睑缘炎是继发于睑板腺功能异常的慢性炎症，两种睑缘炎可以同时发生相互影响，如脂溢性皮炎常导致睑板腺功能异常，同样细菌的脂肪酶可引起睑板腺、结膜的炎症反应以及破坏泪膜稳定性。我国则习惯将睑缘炎分为鳞屑性、溃疡性和眦部睑缘炎3种。

（一）鳞屑性睑缘炎

1.病因

病因尚不十分明确，与局部存在的卵圆皮屑菌分解皮脂产生刺激性物质有关，或是继发于睑板腺功能异常的慢性炎症。屈光不正、视力疲劳、营养不良、长期使用劣质化妆品，也可能是本病的诱因。

2.临床表现

本病多半累及双眼，主要症状包括睑缘刺激感、烧灼、瘙痒，眼部潮红。睑缘充血、红肿，睑缘皮肤表面及睫毛根部可见灰白色上皮鳞屑，睑缘表面有点状皮脂溢出，形成黄色蜡样分泌物，干后结痂。去除鳞屑与痂皮后可见发红充血的睑缘，没有溃疡形成。睫毛易脱落但可再生，病程迁延不愈者，可致睑缘肥厚，后唇钝圆，泪小点肿胀、外翻、溢泪。患者睑结膜面粗糙，泪膜和睑板腺开口关系异常，导致泪膜稳定性下降。对葡萄球菌敏感者还可发生周边部上皮角膜炎。

3.治疗

去除诱因和避免刺激因素，如矫正屈光异常；治疗全身慢性病，保持生活规律，减少烟酒刺激；此外应注意加强营养和锻炼，增加机体抵抗力。

治疗措施包括保持眼部清洁，使用无刺激性的香皂和香波去除头皮、眉弓和睑缘的皮脂，亦可用2%的碳酸氢钠溶液或生理盐水清洁局部，拭去皮屑。伴有的结膜炎、睑板腺炎和睑板腺囊肿也应该给予相应治疗。短期使用抗生素激素复合眼膏有益。激素长期使用有引起念珠菌属重叠感染的可能性。睑缘炎控制后，由于角膜表面的泪膜不稳定，伴发的干眼症状更加明显，可使用不含防腐剂的人工泪液支持治疗，以恢复泪膜的完整性，减轻患者的不适。

症状较重者可以全身应用抗生素治疗，包括口服四环素（250 mg，2 次/天）、红霉素（250 mg，3 次/天）、多西环素（50 mg，2 次/天）这些亲脂类抗生素，通过减少细菌产生脂肪酶及降低脂肪成分的毒性来发挥作用。服用数周后起效，持续应用数月。四环素类药物可引起儿童牙釉质异常，因此，妊娠期妇女、儿童慎用。

（二）溃疡性睑缘炎

1.病因

溃疡性睑缘炎是睫毛毛囊及其附属腺体的慢性或亚急性化脓性炎症。多由金黄色葡萄球菌感染引起，也可由表皮葡萄球菌和凝固酶阴性葡萄球菌感染导致。多见于营养不良、贫血或有慢性疾病的儿童。

2.临床表现

患者存在眼睑烧灼感、痒及刺激症状，清晨加重。睫毛边缘的睑缘红肿，皮脂分泌更多，形成干痂将睫毛粘合成束，常合并有睫毛根部黄痂及小脓疱，除去痂皮后，可见睑缘皮肤溃疡。毛囊破坏，并发秃睫、倒睫或睫毛乱生，摩擦角膜。

日久不愈、反复发作者睑缘肥厚变形，以致下睑瘢痕收缩、外翻，泪点肿胀阻塞、溢泪，下睑湿疹形成。葡萄球菌感染蔓延引起内外睑腺炎及复发性睑板腺囊肿。

结膜表现包括轻度充血及慢性乳头状结膜炎。葡萄球菌性睑缘炎的角膜并发症主要累及下 1/3 角膜，包括毒性点状上皮性角膜炎，周边角膜新生血管生成、周边上皮下混浊及 Salzmann 结节变性。

3.治疗

溃疡性睑缘炎需要长期治疗。基本的治疗是认真清洁睑缘。应尽量减少眼部化妆品的使用，用无刺激性的香波或肥皂清洁眼睑，每天局部热敷 2～4 次，以松解眼睑上的碎屑及溶化睑板腺分泌物，除去脓痂和已经松脱的睫毛。局部抗生素首次治疗宜选择杆菌肽和红霉素，长期治疗推荐使用新霉素及氨基糖苷类药物，通常将眼膏直接涂抹在眼睑以避免对眼表的毒性。最好能进行细菌培养和药敏试验，选用敏感药物。局部使用类固醇皮质激素仅适合治疗角膜过敏性浸润或新生血管生成的病例，并不能控制眼睑疾病。治疗持续 2～8 周，直至患者症状消失，以防复发。

(三)眦部睑缘炎

1.病因

眦部睑缘炎多为莫-阿双杆菌感染，金黄色葡萄球菌也可引起，或者与维生素 B_2 缺乏有关。

2.临床表现

眦部睑缘炎可表现为单侧或双侧发病，在眼外眦角部位及结膜有刺激症状、痒及不适感。外眦部睑缘和皮肤充血、肿胀，并有糜烂浸渍，严重者内眦部也受累。邻近结膜有充血，可伴发滤泡性结膜炎，也可发生点状角膜炎、边缘浸润及角膜溃疡。儿童容易复发。

3.治疗

治疗基本同溃疡性睑缘炎。保持个人卫生，清洁眼睑，大多数病例局部应用杆菌肽、红霉素即可。0.25%～0.5%硫酸锌滴眼液点眼，能够抑制莫-阿双杆菌产生的酶。慢性病例可口服四环素、多西环素或红霉素。服用维生素 B_2 或其他 B 族维生素对病情恢复可能有所帮助。

三、睑板腺囊肿

睑板腺囊肿又称霰粒肿，是睑板腺的特发性慢性非化脓性炎症。由于脂类物质在 Zeis 腺和睑板腺内积存，挤压邻近组织并引发慢性肉芽肿性炎症，通常有一纤维结缔组织包囊，囊内含睑板腺分泌物及包括巨噬细胞在内的慢性炎症细胞浸润。病理形态类似结核结节，但不形成干酪样坏死。

(一)病因

本病可能由慢性结膜炎或睑缘炎导致睑板腺分泌阻滞引起，也可能与皮脂腺和汗腺分泌功能旺盛或维生素 A 缺乏，造成腺上皮过度角化，阻塞分泌物排出管道，腺体分泌物潴留形成无菌性慢性肉芽肿炎症有关。多发性睑板腺囊肿中可发现大块的胆固醇成分，可能与血清胆固醇升高有联系。部分病例病理检查可发现睑板腺导管内结石，提示发病机制与此可能也有关。值得注意的是，睑板腺癌、基底细胞癌和脂质肉瘤容易被误诊为睑板腺囊肿。因此，长期的、复发的或非典型的睑板腺囊肿必须行病理学检查。

(二)临床表现

睑板腺囊肿多见于青少年或中年人，可能与该年龄阶段睑板腺分泌功能旺盛有关。其多发于上睑，也可以上下眼睑或双眼同时发生，病程进展缓慢。典型表现为睑板上可触及单个或多个境界清楚的韧性肿块，位于皮下距离睑缘 5 mm 以内，不红不痛，表面皮肤隆起，但与肿块无粘连，相应结膜面局限性暗红或紫红色充血。肿块大小不一，较大的囊肿压迫眼球引起散光。偶尔会因睑板腺囊肿压迫眼球引起的散光而有视物模糊出现。

小的囊肿可自行吸收消退，多数睑板腺囊肿可长期不变或逐渐长大，质地变软，也可自行破溃，排出胶样内容物，在睑结膜面形成蘑菇样肉芽肿，肉芽亦可经睑板腺排出管道，在睑缘开口处形成乳头状增生。当囊肿内容物通过皮肤或睑板得到引流后，病变会在数周或数个月之内消失。少部分瘢痕组织残留。睑板腺囊肿有 50%的患者在 6 周内自愈，亦常见有反复发作者。当有继发感染时，即形成内睑腺炎。

(三)诊断

根据患者无自觉症状，眼睑皮下有与皮肤无粘连的无痛性结节，相应结膜面局限性暗红或紫红色充血可以诊断。反复发生的睑板腺囊肿要进行活检，注意睑板腺癌的可能。其他需要进行鉴别的疾病包括皮脂腺癌、基底细胞癌、嗜酸性肉芽肿、转移性肿瘤及其他软组织肿瘤。

(四)治疗

睑板腺囊肿有自愈可能，因此早期保守治疗(热敷)，较小的睑板腺囊肿可以进行病灶局部激素注射，使囊肿消退，但是在深肤色的人中会引起眼睑皮肤的色素脱失，所以应该慎重应用。如果不能自愈且影响视力和外观时可行切开刮除引流术。内睑板腺囊肿要在睑结膜面行顺着睑板腺的纵切口，便于引流，避免睑板的横行瘢痕。行手术之前要在病变周围麻醉。局麻后睑板腺夹放置于睑板腺囊肿上，翻转眼睑。沿睑板腺囊肿及睑板腺做垂直切口，避免损伤睑缘。用刮匙伸入囊腔，将囊腔内的胶冻样物质和腺上皮细胞刮除。剪除分离后的囊壁以防复发。术毕注意加压止血，结膜囊内涂抗生素眼膏。复发病例或可疑病例应将囊肿内容物送活检。有报告切开刮除术联合病灶内注射曲安西龙(40 mg/mL，0.2 mL)可将治愈率从89%(单独应用切开刮除术)提高到97%。如果囊肿已自行穿破，有肉芽组织突出，需将肉芽组织连同囊肿内容物及囊壁一起清除干净，并行病理检查。

四、病毒性睑皮炎

眼睑病毒性皮炎种类较多，最常见的眼睑病毒感染有单纯疱疹病毒、水痘-带状疱疹病毒引起的睑皮炎。天花病毒、传染性软疣及人乳头状瘤病毒引起的感染少见。

(一)单纯疱疹病毒性睑皮炎

1.病因

本病由单纯疱疹病毒-Ⅰ型感染引起。病毒潜伏于体内，上呼吸道感染、紧张、劳累后，病毒趋于活跃引发感染。单纯疱疹病毒性睑皮炎容易复发。

2.临床表现

病变可侵犯上、下睑，但以下睑为多见，感染病灶可局限于睑缘，或累及眶周皮肤，并与三叉神经眶下支分布范围符合。睑部皮肤出现簇状半透明小泡，有刺痒烧灼感。初起水疱内含有透明黄色液体，约在1周内干涸，结痂脱落而不留瘢痕，但可有轻度色素沉着。少数病例表现为眼睑糜烂溃疡形成，以睑缘间存在糜烂区(1～4 mm)及睑缘皮肤溃疡(3～6 mm)为特征。据文献报道高达94%的患者并发滤泡性结膜炎，15%的患者发展为慢性睑缘炎。唇部和鼻前庭部可有同样损害出现，严重者有耳前淋巴结肿大。

3.诊断

根据病史和典型眼部表现可做出诊断。病变基底刮片，常证实有多核巨细胞，Giemsa染色显示典型的嗜酸性病毒包涵体。水疱内渗出液病毒分离阳性率为70%。其他特异性检查包括免疫荧光电子显微镜、免疫过氧化物酶染色、放射免疫测定、琼脂凝胶免疫扩散以及DNA探针。血清学鉴定检查包括酶联免疫吸附法(ELISA)、补体结合试验、免疫粘连血凝试验及荧光抗体染色。血清病毒抗体滴度的测定比较，可以鉴别原发和复发病例。

4.治疗

疾病初期局部皮肤涂甲紫溶液或氧化锌糊剂，涂抗生素眼膏，加速干燥结痂。结膜囊内滴0.1%阿昔洛韦、2%利巴韦林和0.1%碘苷等滴眼液，以防止角膜受累。一旦病变蔓延至角膜，按单纯疱疹性角膜炎治疗。全身症状明显、高热者卧床休息，加强护理，退热降温。给予全身抗病毒治疗阿昔洛韦0.25 g，每天5次，儿童10～15 mg/(kg・d)，分5次口服，疗程5天；也可用板蓝根1包，每天3次；或抗病毒口服液10 mL，每天3次。反复发作患者可长期服用阿昔洛韦预防。

(二)带状疱疹病毒性睑皮炎

1.病因

本病是由水痘-带状疱疹病毒感染了三叉神经的半月神经节或三叉神经第一支所致。水痘-带状疱疹病毒(varicella-zoster virus，VZV)属疱疹病毒家族，与单纯疱疹病毒有许多相同的抗原。VZV原发性感染常见于儿童水痘。然后病毒潜伏，复发感染表现为带状疱疹性眼病或疱疹。到60岁为止，100%的人血清VZV抗体阳性。免疫抑制者容易发生本病。

2.临床表现

发病前有发热、寒战、倦怠及食欲缺乏等前驱症状。随后出现病变区域皮肤灼热，感觉过敏及剧烈神经痛。继而皮肤潮红、肿胀、簇生粟粒丘疹，48～72小时后，皮肤红斑、斑丘疹迅速转变为疱疹。病变继续发展3～5天。50%～69%患者出现睑缘疱疹。疱液初起透明，随后混浊或合并感染成脓疱，多群水疱之间皮肤正常。疱疹局限于一侧头部、前额部、上下睑皮肤，不越过颜面中线。活动性的感染常常持续7～10天。随后伴有皮损结痂。2周后水疱结痂脱落，因病变达到真皮层，愈合后留下永久凹陷性瘢痕，并有色素沉着。可发生双行睫、倒睫、上睑下垂及眼睑畸形，妨碍了眼睑正常闭合。炎症消退后，额部、头部等处的知觉依然减退，要持续数月方可恢复。眼睑带状疱疹常引起浅层角膜炎，虹膜睫状体炎，在鼻睫神经受侵犯，鼻翼出现疱疹时，这种可能性更大。其他尚可引起青光眼、后部巩膜炎和眼肌麻痹等并发症。

3.诊断

根据病史和临床表现可给予诊断。必要时可做皮肤活组织病理检查。

4.治疗

措施包括休息、避光、给予止痛和镇静剂。局部治疗以消炎、干燥、收敛、防止继发感染为原则。0.1%阿昔洛韦滴眼液或0.1%碘苷滴眼液外搽患处或眼部,每天6次。必要时用干扰素100万~300万U肌内注射,1/2~3天;或聚肌胞4 mg肌内注射,1/2天,共5次。疼痛明显可予以卡马西平0.1 g,2~3天;或索米痛片1~2片必要时口服。有继发感染时抗生素滴眼液或眼膏涂眼,每天2~3次。若水疱干涸、结痂、局部瘙痒时,可用曲咪新乳膏等外涂皮肤,每天2~3次。并发角膜炎、虹膜睫状体炎时,按角膜炎、虹膜睫状体炎治疗原则处置。对重症患者,推荐口服阿昔洛韦,每天15~20 mg/kg,还可注射胎盘免疫球蛋白以及维生素B_1、维生素B_2,也可注射恢复期血清或全血。

五、接触性皮炎

接触性皮炎是眼睑皮肤对某种致敏原或化学物质产生的变态反应或刺激反应。

(一)病因

药物性皮炎最典型,常见致敏药物有局部使用的抗生素、表面麻醉剂、阿托品、毛果芸香碱、磺胺药物、汞制剂等。与眼睑接触的化学物质,如化妆品、清洁液、染发剂、接触镜清洁液等,也可能成为致敏原。全身接触某些致敏物质或某种食物也可发生眼睑的变态反应。

(二)临床表现

存在致敏物质(植物、动物、化学物质、药物)接触史,起病呈急性、亚急性或慢性表现,潜伏期数分钟至数日。患者自觉眼部发痒和烧灼感,眼睑出现皮损,形式多样,有红斑、丘疹、水疱、渗出,不久糜烂结痂和脱屑。可有结膜充血、水肿,角膜点状着色。本病有自限性,去除病因可痊愈,不再接触致敏物则不复发。

(三)诊断

根据致敏原接触史,以及眼睑皮肤湿疹样临床表现,可给予诊断。但若要区分是过敏性还是刺激性皮炎,唯一准确的方法是进行斑贴实验。

(四)治疗

立即停止与致敏原或刺激原的接触。如因同时使用多种药物,难以确认何种药物引起反应时,可暂停所有药物。急性期用生理盐水或3%硼酸溶液局部冷湿敷,点用糖皮质激素滴眼液,渗液停止后,可涂糖皮质激素眼膏,但不宜包扎。全身口服抗组胺药物及钙剂。反应严重时口服泼尼松，每次 0.75 mg，每天 3～4 次。戴深色平光镜对减少光线刺激、减轻症状有帮助。

六、眼睑化妆性色素沉积

部分女性出于美容考虑，采用眼睑刺青的方法文眼线，以减少眼线膏的使用，这一做法存在争议。眼睑刺青也在睑缘重建术后使用，刺激睫毛的再生。操作的方法为局麻下用驱动手柄将各种色素注入睫毛或眉毛之间达到染色效果。皮下注入含水银的染料，会引起局部的炎症反应，该染色剂现已被淘汰，炭颗粒染色剂损伤小，但是皮肤下注射后对睑缘的长期影响有待于进一步观察。

眼睑的刺青面临和文身一样的问题，即随着时间的推移，图案有褪色和扩散的趋势。因色素扩散或者想改变图案而去除眼睑的沉积色素非常困难。

第四节　眼睑肿瘤

眼睑良性肿瘤较为多见，大多数良性肿瘤起源于皮肤，包括了眼睑皮肤的各种结构，如表皮、真皮、附件（包括皮脂腺、外分泌汗腺）、相关色素细胞。随年龄的增长，发病趋势增加。良性眼睑肿瘤可为实性或囊性、单发或多发。某些眼睑良性肿瘤有恶性化趋势，如果眼睑病变外观发生改变，如大小增加、形状不规则或不对称，或出血，应立即活检。

眼睑恶性肿瘤中最常见的是基底细胞癌，占发病率的 95%，剩余的 5%包括鳞状细胞癌、睑板腺癌和其他少见的肿瘤如 Merkel 细胞癌和汗腺的肿瘤。许多恶性肿瘤和良性肿瘤的外观相似，单从临床表象很难区分，高度可疑病例需要通过活检证实。

治疗方法包括手术切除、冷冻治疗、放射治疗（放疗）、化学治疗（化疗）。能够抑制致癌病毒复制、杀死正在增生的细胞、阻断血管生成或者阻断营养肿瘤的血管供应的药物也正在研究开发之中。手术切除时，切除边缘要冷冻切片证实肿瘤的切除是否彻底。治疗时除考虑肿瘤的预后外，还要考虑保护眼睑的功能和外观。

一、良性肿瘤

（一）眼睑血管瘤

眼睑最常见的先天性血管性肿瘤是毛细血管瘤，组织学上可见薄壁毛细血管边界清楚呈现在真皮中，内皮细胞扁平，偶尔可见内皮细胞芽。肿瘤由增生的毛细血管和内皮细胞组成，常可发现少量炎症细胞浸润。

出生后即出现，生长迅速，7 岁左右发生退行。病变在眼睑皮下或结膜下呈丛状、桑葚状；为蓝色或紫红色隆起。一般无刺激症状。病变分布广者可与颞颥部及眼眶深部血管瘤相连。患者因血管瘤压迫引起散光而继发的屈光参差、屈光性弱视、斜视要给予相应的治疗。毛细血管瘤有自行退缩趋向，一般不需治疗，若需治疗可以进行病灶内注射皮质类固醇使肿瘤消退，效果不理想者，考虑冷冻或手术切除。

毛细血管瘤要注意和炎症性色素痣鉴别，后者颜色更深，由扩张的窦状血管组成，出生后就存在，静止状态，既不增大也不会消退，常伴有 Sturge-Weber 综合征。影响外观者行激光治疗。皮质类固醇注射无效。

第二种血管瘤是海绵状血管瘤，为成人眼眶最常见的良性肿瘤。由内皮细胞衬里、平滑肌的大血管腔组成，有明显的血栓形成和钙化。这种血管瘤是发育性的，而不是先天性的，常在 10 岁前发生。它不会自行退缩，而会增大。推荐手术治疗，手术指征同毛细血管瘤。

(二)色素痣

色素痣是自幼年或青年就开始出现的一种结构组织缺陷。眼睑的色素痣常见，和身体其他部位的痣具有相同的病理结构。色素痣有 3 个来源：痣细胞、表皮黑色素细胞及真皮黑色素细胞，所有细胞均起源于神经嵴。痣细胞被认为是特殊化的黑色素细胞，显示出特征性的成群进入皮肤病灶的趋势。表皮病灶或来源于痣细胞，或来源于黑色素细胞。真皮病灶仅起源于黑色素细胞。组织学可将色素痣分为以下类型。

1.交界痣

交界痣来自表皮的深层，不侵犯真皮。临床表现为扁平、色素斑疹、圆或椭圆形，生长缓慢，直径可达 6 mm。

2.真皮内痣

黑色素细胞存在于真皮内，呈不连续巢状分布或单层立方细胞。外观呈穹隆形、无蒂、疣状，或息肉状。某些病变中可见毛发。色素沉着范围的程度从肉色到浅棕色。

3.混合痣

混合痣有交界痣和真皮内痣的特征。可在表皮和真皮内发现痣细胞群落。常累及大龄儿童及年轻成人。如果累及上下睑缘相同部分(镜像)称为 Kissing

痣。混合痣有发展为黑色素瘤的可能。

4.蓝痣

蓝痣来源于真皮深层的黑色素细胞，并在抵达表皮前滞留在真皮内。蓝紫色丘疹或结节。无恶性化倾向。

5.太田痣

太田痣表现为眼睑和眶周皮肤的淡蓝色污点。皮肤病变的恶性化极少见。脉络膜黑色素瘤发病率增多与之有关。

色素痣一般不需治疗，有恶变倾向或美容要求者可以切除，必须完整彻底，否则残留的痣细胞可能受手术刺激而恶变。

（三）黄色瘤

黄色瘤位于上睑内侧的双侧病损，老年人好发，外观呈软的扁平黄色斑。病理证实为脂质物质沉积在眼睑皮下。患有遗传性高脂血症、糖尿病以及其他引起继发性高脂血症的患者出现黄斑瘤的概率高，但是临床上发现有 2/3 的黄斑瘤患者血脂正常。患者有美容要求的可以手术切除、冷冻或者激光切除，该病复发率低。

（四）乳头状瘤

乳头状瘤是眼睑常见的良性肿瘤，有鳞状细胞乳头瘤和皮脂溢性角化病两种类型，其共同的特征是在增生的上皮周围有血管化结缔组织，呈乳头瘤状外观。皮脂溢性角化病是老年人最常见的病损，常见于中年或老年人眼睑、面部，表现境界清楚、表面分叶或乳头状的病灶，有色素沉积。患者有美容要求的可以手术切除或者激光切除。

（五）角化棘皮瘤

角化棘皮瘤是发生于成人皮肤的良性炎症性肿瘤，和阳光过度照射有关，部分病例伴有免疫缺陷病，如着色性干皮病、Muir-Torre 综合征。其临床表现及组织学特点和鳞状细胞癌相似，需通过活检加以排除。

二、恶性肿瘤

（一）基底细胞癌

基底细胞癌是累及眼附属器最常见的恶性肿瘤，约占眼睑恶性肿瘤的 90% 及眼睑肿瘤的 29%。光化学损伤是基底细胞癌与其他大多数皮肤表皮肿瘤发生中最重要的罹患因素，其中 290～320 nm（UVB）紫外线皮肤致癌作用最强。

组织学上，基底细胞癌是由小的、形状规则细胞组成的坚固小叶构成，细胞嗜碱性，胞质缺乏。

本病多见于老年人，好发于下睑（50%～60%）及内眦（25%～30%），其次为上睑（15%）和外眦（5%）。病程长，发展慢，无疼痛不适。病变初起为一轻度隆起，半透明，珍珠样小硬结，周围血管曲张，表面覆有痂皮鳞屑，肿瘤前部可超出其血液供应过度生长，继而中央形成溃疡，糜烂出血。溃疡边缘隆起内卷，外观呈火山口状，上有毛细血管及痂皮，揭之易出血。

色素性基底细胞癌具有上述特征，而且富含色素，似黑痣恶变，易误为恶性黑色素瘤。溃疡可向深部发展，晚期侵犯结膜、泪器、眼球眼眶及鼻窦，很少向远处转移。硬化型基底细胞癌表现为扁平或稍微凹陷的、蜡样、边界不清的硬结斑块，呈灰白色，有时缺乏明显的溃疡病灶，但毛细血管扩张突出。这种基底细胞癌类型常表现出侵犯眼眶深部组织及复发的倾向性。

基底细胞癌转移的发生率估计低于 0.1%。最常转移的部位是局部淋巴结，其次是肺、骨、皮肤、肝、脾及肾上腺。发生转移后平均存活时间为 1.6 年。

控制性病变切除＋眼睑成形是最常用和有效的方法，手术切除边缘组织的冷冻切片十分重要，以确保无癌细胞残留。此肿瘤对放疗敏感，但多用于侵犯肿瘤较深，病理报告未切除干净，或肿瘤范围很大难以切除干净者。

（二）鳞状细胞癌

鳞状细胞癌是一种表皮角化细胞恶性新生物，占眼睑皮肤肿瘤的 9%，是第二位常见眼睑恶性肿瘤。通常认为紫外线（290～320 nm 及 320～400 nm）对皮肤有致癌作用，紫外线通过直接损害 DNA 或损伤表皮内的朗汉斯巨细胞改变细胞免疫诱导皮肤癌变。光线性角化病和 Bowen 病被认为是癌前病变，有潜在分化为浸润鳞状细胞癌的可能。

本病多发于老年人，男多于女，下眼睑发病较上眼睑多见，有睑缘受累的倾向，好发于睑缘皮肤黏膜移行处。发展快，侵袭性强。初起时呈疣状、结节状或乳头状，周围伴扩张的毛细血管，无任何不适症状。继则逐渐增大，成为菜花状。表面有溃疡，溃疡边缘饱满稍外翻。肿瘤侵及眶上神经、眶下神经时可出现疼痛。可直接或沿神经浸润眼眶，扩散至周围淋巴结及远端转移。手术治疗为主，根据肿瘤范围大小确定切除范围，再行放射治疗。

（三）皮脂腺癌

皮脂腺癌常起源于睑板腺和睫毛的皮脂腺，占所有眼睑肿瘤的 1%，眼睑恶性肿瘤的5%，为我国第二位的眼睑恶性肿瘤。导致癌变的环境因素广泛作用于眼睑板腺的腺体细胞是可能的病因。需要和睑部炎症性疾病、睑腺炎、慢性睑缘炎等相鉴别。

本病多见于50岁以上的女性，好发于上睑，多数发展较慢，少数病例恶性程度高，发展快，易转移。起自睑板腺者，初起时睑板面有一无痛性逐渐长大之小硬结，边缘清楚，表面皮肤完整，相应的结膜面稍充血，可有黄白色豆腐渣样斑块状物。对临床反复发作的睑板腺囊肿应提高对本病的警惕。肿瘤在睑板内弥漫性增长，可突出于睑板或穿破皮肤，形成黄白色叶状肿块，表面有溃疡和出血。起自皮脂腺者，则为睑缘的黄色小结节。

晚期可侵犯眼眶，发生耳前或颌下淋巴结转移。10%～20%的患者可局部复发，15%～25%的患者发生远处转移，肿瘤相关的死亡率为10%。

该型肿瘤对放疗不敏感，主要治疗方案为手术彻底切除联合眼睑成形，病变广泛者需行眶内容剜除和淋巴结清除。病程超过6个月，广泛的肿瘤转移和浸润以及不完全切除是预后不良的提示。

(四)恶性黑色素瘤

眼睑的恶性黑色素瘤分型同皮肤的黑色素瘤：表浅扩散性黑色素瘤、小痣恶性黑色素瘤、结节性黑色素瘤。并不是所有的恶性黑色素瘤都有色素沉着，大多数眼睑皮肤的色素病灶并非恶性，确诊有赖于活检。黑色素瘤的预后取决于肿瘤侵犯的程度和肿瘤的厚度，厚度$<$0.76 mm的肿瘤很少转移。

第四章

泪器疾病

第一节　先天性泪器异常

先天性泪器异常主要是指胚胎发育过程中胎儿受到某些因素影响，使泪器发育异常和功能异常。先天性泪器异常主要包括先天性泪腺异常和先天性泪道异常，有些患者同时伴有隐眼畸形、先天性无结膜、上睑下垂、内眦赘皮等异常和全身其他器官的先天异常。

一、临床表现

(一)泪腺缺如

出生后无眼泪、畏光，结膜干燥、角膜混浊等。病理检查见眼眶外上方穹隆部结膜上皮轻度向内生长，此处为未分化为泪腺。

(二)泪腺瘘管

泪腺瘘管常开口于上眼睑外上方，相当于睑板上缘处。周围皮肤长有一圈睫毛样毛发。瘘孔周围皮肤受瘘孔排出泪液的刺激而发生糜烂。如有继发感染可形成脓瘘。

(三)泪腺囊肿

由于泪腺无导管开口于上穹隆，使眶外缘下可扪及波动性张力大的肿物，长期可引起眼睑肿胀、上睑下垂、眼球突出等。

(四)泪小点和泪小管缺如或闭锁

泪小点很小或完全缺如，或被结膜上皮覆盖而只呈一个凹坑。出现泪溢。

(五)睑缘处多个泪点和泪小管

泪小点鼻侧另有多个泪小点。这些泪小点有的各通一个泪小管,有的共通一个泪小管,有的只是一个盲端。一般无症状。

(六)泪囊和鼻泪管闭锁

泪囊和鼻泪管闭锁在临床上较常见,阻塞多在下口,阻塞后流泪分泌物多形成黏液囊肿或有脓性分泌物形成新生儿泪囊炎。

(七)泪囊瘘

瘘孔位于内眦韧带偏下方处,有清黏液流出,有时也可保持干燥。

二、诊断

(1)多为1岁以内的婴幼儿。

(2)有泪溢或无泪症状,有的眼局部皮肤湿疹和继发感染,有的结膜干燥等。

(3)根据发现的泪腺或泪点异常的表现,可以诊断。

三、治疗

(一)先天性无泪者

治疗原发病,同时对症治疗,如眼部滴用人工泪液,保持眼表面湿润。

(二)泪腺瘘

将瘘管移植到结膜囊穹隆部,或将瘘管和与之相连的部分泪腺切除。

(三)泪腺囊肿

手术切除。

(四)先天无泪点

单纯的泪点狭窄或闭锁可使用泪点扩张器将泪点穿通扩大,若无效则可做泪小点切开成形手术;泪点外翻和异位的可通过手术矫正。

(五)先天无泪小管

可行结膜泪囊造口术。泪小管狭窄阻塞可在泪点扩大后使用泪道探针探通。

(六)多个泪点和泪小管

无症状时可不治疗。

(七)泪囊和鼻泪管闭锁

首先保守治疗,滴用抗生素滴眼液,每天 4～5 次,每天多次向下按摩泪囊区,冲洗泪道。无效者用较细的泪道探针探通。必要时行泪囊鼻腔吻合手术治疗。

第二节 泪道病

一、泪道狭窄或阻塞

泪道阻塞常发生在泪点、泪小管、泪囊与鼻泪管交界处以及鼻泪管下口,主要症状为泪溢。

(一)病因

泪小点的异常包括泪小点狭窄、闭塞或缺如,使泪液不能进入泪道。各种原因引起泪小管至鼻泪管的狭窄或阻塞如先天性闭锁、炎症、肿瘤、外伤、异物、药物毒性等导致的泪道结构和功能不全,亦可使泪液不能排出。泪管阻塞常见于 Stevens-Johnson 综合征、类天疱疮和其他结膜皱缩性疾病。全身使用氟尿嘧啶类药物和局部使用碘苷滴眼液可使泪管发生阻塞。鼻泪管的下段是解剖学的狭窄段,容易受鼻腔疾病的影响导致阻塞。

(二)临床表现

泪道系统的先天性阻塞通常是覆盖于鼻泪管鼻侧末端的 Hasner 瓣发生膜性阻塞所致,患儿多由其父母代诉在出生时或出生后不久被发现有溢泪症状,可单眼或双眼发病,泪囊若有继发感染,可出现黏脓性分泌物,形成新生儿泪囊炎。先天性泪囊膨出患儿出生时可见扩张的泪囊,同时缺乏炎症表现,检查鼻腔可见到泪囊向下膨出到鼻腔的外侧壁。先天性皮肤泪道瘘管可在皮肤面发现瘘管形成和黏性分泌物。

成人由泪道狭窄或阻塞引起的器质性泪溢多见于中年人,最常见的原因是肿瘤或泪道中存在泪石,女性较男性更易受累,通常发生在 30～35 岁。泪石阻塞泪液外流,泪液滞留导致泪囊扩张,患者感到内眦处有压力感,随后出现泪液分泌物及泪囊隆起,最终形成泪囊炎。患者泪道阻塞时,在刮风或寒冷气候中症状加重。询问病史时，应重点追问局部用药史、眼表疾病史、颜面及鼻部外伤史、窦腔手术史和以前有无泪囊炎病史等。裂隙灯下注意观察泪点位置、形态是否正常。

由于泪道狭窄或阻塞可发生在泪道任何部位，因此确定阻塞部位对于治疗方案的选择十分重要。常用的检查方法有泪道冲洗、X线碘油造影、泪道探通等。泪道冲洗可帮助判断阻塞部位，如果泪道冲洗时冲洗液完全从原路反流者为泪小管阻塞；冲洗液从上或下泪点进入后由另一泪点反流者为泪总管阻塞；冲洗时有阻力且冲洗液部分进入鼻腔、部分自泪点反流者为鼻泪管狭窄；冲洗液自另一泪点反流同时伴有黏性或黏脓性分泌物者为鼻泪管阻塞合并慢性泪囊炎。X线碘油造影可以显示泪囊大小及阻塞部位。泪道探通在证实泪道阻塞部位的同时对于婴幼儿的泪道阻塞还有治疗作用。

（三）治疗

大部分先天性 Hasner 瓣阻塞可在出生后 4～6 周自行开放，因此，可先行局部按摩和抗生素滴眼液点眼，鼻腔应用缓解充血的婴儿滴鼻剂等保守治疗。若不能自行痊愈或治疗无效，半岁以后可考虑行泪道探通术。一次探通有效率为 75%，还有 25%患儿需行二次探通，然后留置硅胶管一段时间保持引流。保守治疗期间，发生新生儿泪囊炎者按急性泪囊炎进行处理，待炎症消退后再行泪道探通。先天性泪囊膨出采用按摩和局部使用抗生素滴眼液保守治疗 1～2 周无效者或并发感染时，进行泪道探通。先天性皮肤泪道瘘管可给予手术切除。

泪小点膜闭者可用探针或泪点扩张器直接刺穿，然后行泪道冲洗；泪点狭窄通过扩张或硅胶管植入进行治疗，泪点缺如时可在泪管相应部位做睑缘切开，同时行泪囊逆行硅胶插管；如泪点和泪管完全缺如，则行结膜-泪囊-鼻腔吻合术。泪管的阻塞可通过留置泪道硅胶管治疗；泪道激光亦有较满意的治疗效果，近年来内镜系统的引入，使泪道激光的操作更为直观和简便，可直视下行泪道摄影，使用微型环钻或激光疏通泪道阻塞部位。鼻泪管阻塞者可行鼻腔泪囊吻合术。

二、泪道功能不全

泪道功能不全是指没有器质性阻塞的泪液引流不畅，即泪道冲洗通畅而有泪溢的一类情况。

（一）临床表现

患者有单侧或双侧溢泪史。部分患者泪点外翻，与泪湖脱离接触，泪液不能通过泪小管。泪点外翻的原因很多，如结膜或泪阜肥厚及痉挛性睑外翻、瘢痕性睑外翻、老年性下睑松弛、面神经麻痹等，下睑皮炎亦可引起睑外翻，患者不断擦拭眼泪及泪液的刺激又加重了皮炎和外翻，形成恶性循环。眼轮匝肌的收缩与松弛推动着排泪，部分患者眼轮匝肌松弛，致使泪液泵作用减弱或消失，泪液排出障碍，出现泪溢。鼻泪管瓣膜功能不全时可引起泪囊气肿，空气滞留在泪囊中，触之有捻发声，引起泪液引流不畅。

（二）治疗

去除病因。泪点位置异常者，应矫正相关的解剖异常，如行眼睑外翻矫正术，也可在泪小点下方切除水平椭圆结膜及结膜下组织，使泪点复位。此外还可试行泪小点下结膜电烙术，借助瘢痕收缩使泪小点复位。眼睑的水平松弛可行水平的眼睑或外眦韧带缩短手术。

三、急性泪囊炎

（一）病因

急性泪囊炎由毒力强的致病菌如金黄色葡萄球菌或β-溶血性链球菌，或者少见的白色念珠菌感染引起，多为慢性泪囊炎的急性发作，也可以无溢泪史而突然发生。新生儿泪囊炎的致病菌多为流感嗜血杆菌，如不采取快速、有效的治疗，易演变为眶蜂窝织炎。

（二）临床表现

急性泪囊炎起病急，患眼充血、流泪，有脓性分泌物。检查见泪囊部（内眦韧带下方）红、肿、热、痛明显，常波及眼睑及颜面部。眼睑肿胀，结膜充血、水肿，颌下及耳前淋巴结肿大。全身可有发热、不适。数日后局部形成脓肿，破溃排出脓液后炎症减轻。有时形成泪囊瘘管，时愈时发或长期不愈。机体免疫力低下或感染未控制者，可演变为眼睑眶隔前蜂窝织炎，眶蜂窝织炎或脓肿，甚至引起全身脓毒血症导致死亡。感染也可逆泪道而上，导致角膜、结膜感染或超敏性周边角膜溃疡。

（三）治疗

治疗的原则是控制感染、缓解疼痛、使堵塞的泪道重新通畅。急性泪囊炎早期局部热敷，超短波理疗，滴抗生素滴眼液，或全身应用抗生素。新生儿和婴幼儿很难确定是否为泪囊炎或眼眶蜂窝织炎，住院应用静脉抗生素治疗以降低眼眶脓肿或脓毒血症发生的可能性。推荐剂量头孢氨呋肟（新生儿30～100 mg/(kg·d)，分2次；婴幼儿1个月～12岁，30～100 mg/(kg·d)，分3～

4 次。脓肿出现波动感则切开排脓放入引流管，培养泪囊内容物，并涂抹广谱抗生素药膏。一旦急性泪囊炎缓解，大多数患者应行鼻腔泪囊吻合术。炎症期忌行泪道冲洗或泪道探通，以免导致感染扩散。

四、慢性泪囊炎

（一）病因

慢性泪囊炎是一种较常见的眼病，在鼻泪管下端阻塞，泪囊内有分泌物滞留的基础上发生，常见致病菌为肺炎链球菌、链球菌、葡萄球菌等。女性较男性更易受累。成人发生堵塞的原因不明，可能与沙眼、泪道外伤、鼻炎、鼻中隔偏曲、下鼻甲肥大等因素有关。

（二）临床表现

慢性泪囊炎主要症状为泪溢，泪溢使泪囊部皮肤潮红、糜烂，出现慢性湿疹表现。挤压泪囊区有黏液或黏脓性分泌物自泪小点溢出。鼻侧球结膜充血。如泪囊内分泌物长期引流不畅，则泪囊可逐渐增大形成泪囊黏液囊肿。

慢性泪囊炎是眼部的感染病灶，泪囊中的致病菌及脓性分泌物反流到结膜可引起结膜炎症，角膜存在损伤的情况下，可导致角膜溃疡。因此，要重视慢性泪囊炎对眼球构成的潜在威胁，特别是在施行内眼手术前，必须给予治疗，避免引起眼内化脓性感染。

（三）治疗

治疗原则是药物控制炎症后做手术，使堵塞的泪道重新通畅。慢性泪囊炎可局部使用抗生素滴眼液，或泪道冲洗后注入抗生素药液。药物治疗仅能暂时减轻症状，手术是主要的治疗手段。鼻腔的检查也十分重要，明确在鼻中隔和鼻甲之间是否有足够的引流空间，对于估计手术效果有重要意义。鼻腔泪囊吻合术是治疗的方法之一，目的是在泪囊和鼻腔之间建立永久性的泪液引流通道。手术中切开泪前嵴充分暴露泪囊窝，在鼻骨上开窗，将鼻腔黏膜和泪囊黏膜相吻合。近年来，内镜开始应用，通过激光将泪囊和鼻腔之间的堵塞疏通，重建泪液引流通路。不能耐受手术者可以使用扩张远端鼻泪管的 Transluminal 扩张球。高龄患者还可行泪囊摘除术去除病灶，但术后泪溢症状仍存在。

五、泪小管炎

（一）病因

泪小管炎为泪小管的慢性炎症，多由沙眼衣原体、放线菌、白色假丝酵母（念珠菌)或曲霉菌感染引起。发病率不高,儿童易患,多为下泪小管感染,而且常继发于眼部化脓性结膜炎,因此常常难以正确诊断。如不及时治疗,将引起泪管狭窄。

(二)临床表现

(1)流泪、眼红、有分泌物,上睑或下睑鼻侧轻触痛。

(2)泪小点发红、凸起,泪小管周围皮肤发红。

(3)压迫泪囊区时,有黏液脓性分泌物或结石从泪小点溢出。

(4)可发生局限于鼻侧的复发性结膜炎。

(5)用泪道探针探测泪小点时有沙砾感。

(三)治疗

(1)去除堵塞泪小管的结石。先在裂隙灯下试行挤压,促使结石从泪小点排出。如要彻底清除泪小管结石,则行泪小管切开术。

(2)应用抗生素滴眼液冲洗泪道。

(3)涂片或细菌培养发现有细菌者,应用敏感的抗生素滴眼液滴液,每天4～6 次。培养是真菌者,以 1∶20 000 的制霉菌素滴眼,每天 3 次;或用相同浓度的药液每周冲洗泪小管数次。培养是单纯疱疹病毒时,可用阿昔洛韦滴眼液,每天4～6 次,持续数周。

(4)热敷泪小管区,每天 3 次。

(5)如有大量脓液时,需进行泪小管切开治疗。

第三节　泪　腺　病

一、急性泪腺炎

(一)病因

急性泪腺炎多为病原体感染所致,最常见的病原体为金黄色葡萄球菌或肺炎链球菌,但也可见于某些病毒,真菌罕见。病原体可经泪腺外伤创口或邻近组织炎症蔓延而来,也可从远处化脓性病灶血行转移而来,或来自结膜的上行感染。儿童急性泪腺炎可伴有感染性单核细胞增多症、麻疹、流行性腮腺炎及流行性感冒等传染性疾病。此外，尚有一些原因不明者，称之为原发性泪腺炎。

(二)临床表现

单侧急性起病，表现为泪腺部疼痛、有流泪或脓性分泌物。患者通常感到不适及发热。检查见眶外上方局部肿胀、触痛，上眼睑典型的S形弯曲，表面皮肤红肿并伴有炎性上睑下垂。对应泪腺导管开口处的颞侧上穹隆球结膜充血，可伴有分泌物。眼球向下、向内移位，运动受限。耳前淋巴结肿大，并可出现体温升高、头痛不适等全身表现。CT检查显示泪腺扩大、边缘不规则，但不累及鼻窦、眶组织及周围骨壁。

急性泪腺炎早期可能难与眶蜂窝织炎相鉴别。可联合止痛药，首先使用抗生素治疗24～48小时，如果患者症状没有改善，建议进行试验性激素治疗，一般累及泪腺的非特异性眼眶炎症对激素相当敏感，且在24小时内起效。如果已经开始激素治疗，且激素治疗结束时病情没有痊愈或好转，则必须行组织活检。

(三)治疗

针对特殊病因进行不同治疗，细菌、病毒感染，应全身使用抗生素或抗病毒药物，局部热敷。脓肿形成时，宜尽早切开引流，睑部泪腺炎可采用上睑外侧皮肤切口，眶部泪腺炎则从上穹隆外侧结膜切开排脓。低剂量放射治疗，口服抗炎药物(如萘普生或吲哚美辛)对治疗累及泪腺的非特异性眼眶炎症有一定疗效。

二、慢性泪腺炎

(一)病因

慢性泪腺炎可由急性泪腺炎迁延而来，但多为原发性质，常见于良性的淋巴细胞浸润、淋巴瘤、白血病或者结核等，偶有硬化病患者发生双侧泪腺炎症。伴有腮腺肿大者，称为Mikulicz综合征。

(二)临床表现

双侧发病，进展缓慢。眼睑外上侧出现分叶状无痛性包块，质软。该处轻度上睑下垂。肿胀的腺组织可限制眼球向外上方转动而产生复视，但眼球突出少见。多不伴有流泪。切除泪腺做组织病理检查有助于诊断。必要时行血常规检查、眼球突出度测定、X线检查等。

(三)治疗

针对病因或原发病进行治疗。可根据病情应用抗生素及皮质类固醇，无效可考虑手术切除。

第四节 泪器肿瘤

一、泪腺多形性腺瘤

泪腺多形性腺瘤又称泪腺混合瘤，是泪腺的良性肿瘤。它由上皮和间质成分组成。多数来源于泪腺的眶叶，也可来源于泪腺睑叶。

（一）临床表现

(1)多见于青壮年，单侧发病，病程进展缓慢。

(2)患侧眼眶前外上方相对固定、无压痛的包块。

(3)眼球向前下方突出，向颞上转动受限。

(4)患侧上睑肿胀，沿眶外上缘下可扪及肿物，质地有软有硬，或呈结节状，无明显压痛。

(5)肿物压迫眼球，可引起屈光不正，或视网膜水肿、脉络膜皱褶，视力下降。

(6)影像学检查：CT 扫描显示泪腺窝内有近圆形、边界清楚、均质或不均质的高密度团块影，可被增强剂增强，可发现泪腺窝有压迫性骨凹陷及眼眶扩大。B 超声检查可见近圆形病变区，边界清楚，中等或强回声，透声性较强等典型声像。X 线检查可见眶外上方软组织密度增加，眼外上角变锐并向外上方隆起。

（二）诊断

根据缓慢发病史、肿物部位、没有疼痛、眼球运动障碍和骨质破坏，以及影像学检查结果，可做诊断。

（三）鉴别诊断

1.慢性泪腺炎

X 线检查泪腺区可发现钙化液化等病灶区。其影像学特征与泪腺混合瘤明显不同。

2.Mikulicz 综合征

除慢性泪腺炎外还伴有唾液腺炎症。

3.甲状腺相关眼病

本病常双眼发病，大多有甲状腺功能的改变。

4.泪腺囊肿

泪腺囊肿多为单侧，触之软，有波动，穿刺可抽出液体。

5.泪腺脱垂

上睑外半皮肤饱满，眼睑皱褶消失，上睑轻度下垂。在皮下可触及一较硬如杏仁大小的分叶状、可移动肿物，可用手还纳到泪腺凹，但松手后又自动脱出。

(四)治疗

(1)对无明显眼球突出和眼球运动障碍、视力正常者可临床观察。

(2)对有明显临床症状和骨质破坏者，做完整的肿瘤切除并做病理检查。

二、泪腺多形性腺癌

泪腺多形性腺癌又称泪腺恶性混合瘤，是泪腺的一种原发性恶性上皮癌。

(一)临床表现

(1)多见于青中年患者。

(2)可由泪腺多形性腺瘤转化而来。常为泪腺多形性腺瘤不全切除后复发，或泪腺区肿胀多年及近来短期内症状、体征明显加重。

(3)肿瘤生长较快。

(4)单侧进行性眼球突出，上睑下垂和复视。

(5)肿瘤生长使眼球向内下方突出。

(6)颞上方眶缘处可触摸到坚硬的肿块，压痛。

(7)肿瘤可向颅内或淋巴结转移。

(8)影像学检查：CT 扫描可见肿物形状不规则，边界不清楚，不均质的眶骨破坏，肿物向鼻窦、颞窝或颅内扩展。X 线检查可见骨质破坏。

(二)诊断

根据泪腺多形性腺瘤不全切除后复发，或泪腺区肿胀多年、近来短期内症状体与征明显加重的病史，以及临床表现、影像学检查所见，可以诊断。

(三)鉴别诊断

1.泪腺多形性腺瘤

一般无眶骨骨质的破坏。

2.慢性泪腺炎

X 线检查泪腺区可发现钙化液化等病灶区。其影像学特征与泪腺腺样囊性癌明显不同。

3.Mikulicz 综合征

除慢性泪腺炎外还伴有唾液腺炎症。

4.甲状腺相关性眼病

甲状腺相关性眼病常双眼发病,大多有甲状腺功能的改变。

(四)治疗

(1)一经确诊立即行眶内容摘除术根治。

(2)切除受累的眶骨。

(3)术后辅以放射治疗。

三、泪腺腺样囊性癌

泪腺腺样囊性癌又称泪腺圆柱瘤,是泪腺原发性上皮性肿瘤之一。其高度恶性;易向周围骨质、神经及软组织浸润生长。易于复发,预后差。

(一)临床表现

(1)多见于青中年女性。

(2)发病缓慢。

(3)常有眼部疼痛,头痛等。

(4)肿瘤生长使眼球向前下方突出,眼球运动受限。

(5)颞上方眶缘处有坚硬的实体固定肿块,局部有压痛。

(6)影像学检查:CT 扫描可见泪腺高密度不规则影、边界不清、质地不均,骨质有破坏。X 线平片可发现泪腺窝骨质破坏。超声显示病变区内为不规则回声,透声性较差。

(二)诊断

根据患侧泪囊区坚硬、固定的肿块,眼球向前下方突出和运动受限的临床表现,以及影像学检查所见,可以诊断。

(三)鉴别诊断

1.泪腺的良性肿瘤

一般无眶骨骨质的破坏。

2.慢性泪腺炎

X 线检查泪腺区可发现钙化液化等病灶区。其影像学特征与泪腺腺样囊性癌明显不同。

3.Mikulicz 综合征

除慢性泪腺炎外还伴有唾液腺炎症。

4.甲状腺相关性眼病

甲状腺相关性眼病常双眼发病,大多有甲状腺功能的改变。

（四）治疗

（1）一经确诊立即行眶内容摘除术根治。

（2）术后加局部放射治疗，防止复发。

（3）术后选择敏感的抗肿瘤药物化疗。

四、泪囊肿瘤

泪囊肿瘤多为原发性，以恶性居多，多见于中老年人，易扩展到周围组织。也可有继发于临近的睑结膜、眼睑、眼眶等组织器官。良性泪囊肿瘤较少见。

（一）临床表现

（1）泪溢。

（2）内眦部或泪囊区肿块，一般较硬，不可压缩，无触痛。但泪囊恶性肿瘤后期可有疼痛、鼻衄、眼球突出或全身症状。

（3）冲洗泪道通畅、部分通畅或可以探通，可伴有血性或黏液性分泌物返流。

（4）泪囊挤出分泌物后仍饱满，有弹性和波动感。

（5）如泪道阻塞后继发感染，可表现为急性泪囊炎或泪囊脓肿。

（6）影像学检查：X线检查及泪道造影均显示泪囊不规则扩张、充盈、缺损，泪囊囊壁变形，周围骨质有破坏。

（二）诊断

泪囊肿瘤生长缓慢，初期常误为慢性泪囊炎或急性炎症。如抗感染治疗无效，可触及肿块时应怀疑为泪囊肿瘤。泪囊造影可有助于诊断。活组织病理检查可提供可靠的诊断依据。

（三）鉴别诊断

（1）慢性泪囊炎：泪囊肿瘤的早期可有慢性泪囊炎的表现，容易误诊。泪囊造影可有助于鉴别诊断。X线检查可显示泪囊周围的骨质破坏。

（2）泪小管肿物。

（3）内眦部炎性病变有急性炎症的表现，但无泪溢。

（四）治疗

（1）对良性肿瘤可手术切除，行泪小管鼻腔吻合术或泪囊单纯切除术，后期再行泪道重建手术。

（2）对恶性肿瘤应尽可能完全切除瘤体。手术后放射治疗加化学治疗。

五、泪小管肿瘤

临床上泪小管肿瘤极少见,可分为良性肿瘤和恶性肿瘤。在良性肿瘤中以乳头状瘤最常见,其次是血管瘤。恶性肿瘤多为临近组织扩散而来。

(一)临床表现

(1)泪溢,血泪。

(2)肿瘤可见有细蒂连接泪小管内菜花状,呈红色或粉红色。

(3)泪小管睑缘部肿胀可触及肿物,质地柔软。

(4)冲洗泪道早期通畅,晚期狭窄阻塞有分泌物。

(5)晚期可向周围组织浸润转移。

(6)X线泪道造影检查:泪小管占位性扩张,或狭窄、阻塞,管壁粗细不均。

(二)诊断

根据临床表现可以诊断。泪道影像学检查有助于诊断。

(三)鉴别诊断

1.泪道狭窄阻塞

泪道狭窄阻塞有泪溢,但无肿瘤可见。

2.慢性泪小管炎及泪囊炎

慢性泪小管炎及泪囊炎有炎症的表现,但无肿瘤可见。

(四)治疗

(1)良性肿瘤一般行手术切除治疗;术中尽量避免泪小管、泪小点损伤。

(2)恶性肿瘤要根据肿瘤的类型、有无扩散转移等决定治疗方法。对较局限的可手术切除治疗;对周围浸润较大的肿瘤,不宜手术治疗,可采用直接放射治疗或术后放射治疗加化疗。

第五章 结膜疾病

第一节　细菌性结膜炎

正常情况下结膜囊内可存有细菌，大约 90%的人结膜囊内可分离出细菌，其中 35%的人更可分离出一种以上的细菌，这些正常菌群主要是表皮葡萄球菌(>60%)、类白喉杆菌(35%)和厌氧的痤疮丙酸杆菌，这些细菌可通过释放抗生素样物质和代谢产物，减少其他致病菌的侵袭。当致病菌的侵害强于宿主的防御功能或宿主的防御功能受到破坏的情况下(如干眼症)，长期使用类固醇皮质激素等，即可发生感染。患者眼部有结膜炎症和脓性渗出物时，应怀疑细菌性结膜炎。按发病快慢可分为超急性(24 小时内)、急性或亚急性(几小时至几天)、慢性(数天至数周)。按病情的严重情况可分为轻、中、重度。急性结膜炎患者均有不同程度的结膜充血和结膜囊脓性、黏液性或黏脓性分泌物。急性结膜炎通常有自限性，病程在 2 周左右，局部有效治疗可以减少发病率和疾病持续时间，给予敏感抗生素治疗后，在几天内痊愈。慢性结膜炎无自限性，治疗较棘手。

一、病因

常见的致病细菌见表 5-1。

表 5-1　各型细菌性结膜炎的常见病原体

发病快慢	病情	常见病原菌
慢性 (由数天至数周)	轻至中度	金黄色葡萄球菌 Morax-Axenfeld 双杆菌 变形杆菌 大肠埃希菌

(续表)

发病快慢	病情	常见病原菌
急性或亚急性 (几小时至几天)	中至重度	假单胞菌属 流感嗜血杆菌 肺炎链球菌 Koch-Weeks 杆菌 金黄色葡萄球菌
超急性 (24 小时内)	重度	淋病奈瑟菌 脑膜炎奈瑟菌

其他较少见的细菌有结核分枝杆菌、白喉杆菌等。

慢性结膜炎可由急性结膜炎治疗不当演变而来，也可能为 Morax-Axenfeld 双杆菌、链球菌或其他毒力不强的菌类感染后一开始就呈慢性炎症过程，发病无季节性。还可由不良环境刺激如粉尘和化学烟雾等、眼部长期应用有刺激性的药物、屈光不正、烟酒过度、睡眠不足等引起。很多患者同时存在睑内翻倒睫，以及慢性泪囊炎、慢性鼻炎等周围组织炎症。

二、临床表现

急性乳头状结膜炎伴有卡他性或黏脓性渗出物者是多数细菌性结膜炎的特征性表现。起先单眼发病，通过手接触传播后波及双眼。患者眼部刺激感和充血，晨间醒来睑缘有分泌物，起初分泌物呈较稀的浆液性，随病情进展变成黏液性及脓性。偶有眼睑水肿，视力一般不受影响，角膜受累后形成斑点状上皮混浊可引起视力下降。细菌性结膜炎乳头增生和滤泡形成的严重程度取决于细菌毒力包括侵袭力。白喉杆菌和溶血性链球菌可引起睑结膜面膜或假膜形成。

(一)超急性细菌性结膜炎

超急性细菌性结膜炎由奈瑟菌属细菌(淋病奈瑟菌或脑膜炎奈瑟菌)引起。其特征为潜伏期短(10 小时至 3 天)，病情进展迅速，结膜充血水肿伴有大量脓性分泌物。15%～40%的患者可迅速引起角膜混浊、浸润，周边或中央角膜溃疡，治疗不及时几天后可发生角膜穿孔，严重威胁视力。其他并发症包括前房积脓性虹膜炎、泪腺炎和眼睑脓肿。淋病奈瑟菌性结膜炎成人主要是通过生殖器-眼接触传播而感染，新生儿主要是分娩时经患有淋病奈瑟菌性阴道炎的母体产道感染，发病率大约为 0.04%。脑膜炎奈瑟菌性结膜炎最常见患病途径是血源性播散感染，也可通过呼吸道分泌物传播。成人淋病奈瑟菌性结膜炎较脑膜炎球菌性结膜炎更为常见，而脑膜炎球菌性结膜炎多见于儿童，通常为双眼性，潜伏期仅为数小时至1天，表现类似淋病奈瑟菌性结膜炎，严重者可发展成化脓性脑膜炎，危及患者的生命。两者在临床上往往难以鉴别，两种致病菌均可引起全身扩散，包括败血症。特异性诊断方法需要做致病菌的培养和糖发酵试验。近年来，奈瑟菌属出现青霉素耐药菌群，因此，药物敏感试验非常重要。

（二）急性或亚急性细菌性结膜炎

急性或亚急性细菌性结膜炎又称“急性卡他性结膜炎”，俗称“红眼病”，传染性强，多见于春秋季节，可散发感染，也可流行于学校、工厂等集体生活场所。发病急，潜伏期1～3天，两眼同时或相隔1～2天发病。发病3～4天时病情达到高潮，以后逐渐减轻，病程多在3周以内。最常见的致病菌是肺炎链球菌、金黄色葡萄球菌和流感嗜血杆菌。病原体可随季节变化，有研究显示冬天主要是肺炎链球菌引起的感染，流感嗜血杆菌性结膜炎则多见于春夏时期。

1.金黄色葡萄球菌

金黄色葡萄球菌通过释放外毒素和激活生物活性物质如溶血素、溶纤维蛋白溶酶、凝固酶等引起急性化脓性结膜炎。患者多伴有睑缘炎，任何年龄均可发病，晨起由于黏液脓性分泌物糊住眼睑而睁眼困难，较少累及角膜。表皮葡萄球菌引起的结膜炎少见。

2.肺炎链球菌

肺炎链球菌性结膜炎有自限性，儿童发病率高于成人。潜伏期大约2天，结膜充血、黏脓性分泌物等症状在2～3天后达到顶点。上睑结膜和穹隆结膜可有结膜下出血，球结膜水肿。可有上呼吸道症状，但很少引起肺炎。

3.流感嗜血杆菌

流感嗜血杆菌是儿童细菌性结膜炎的最常见病原体，成人中也可见。潜伏期约24小时，临床表现为充血、水肿、球结膜下出血，脓性或黏液脓性分泌物，症状3～4天达到高峰，在开始抗生素治疗后7～10天症状消失，不治疗可复发。流感嗜血杆菌Ⅲ型感染还可并发卡他性边缘性角膜浸润或溃疡。儿童流感嗜血杆菌感染可引起眶周蜂窝织炎，部分患者伴有体温升高、身体不适等全身症状。

4.其他

白喉杆菌引起的急性膜性或假膜性结膜炎，20世纪初开始使用白喉杆菌类毒素后发病率明显下降，如今白喉杆菌性结膜炎偶见于儿童咽白喉患者，最初，眼睑红、肿、热、痛，可有耳前淋巴结肿大，严重病例球结膜面可有灰白色-黄色膜和假膜形成，坏死脱落后形成瘢痕。角膜溃疡少见，一旦累及很容易穿孔。白喉毒素可致眼外肌和调节麻痹，干眼、睑球粘连、倒睫和睑内翻是白喉杆菌性结膜炎的常见并发症。本病有强传染性，需全身使用抗生素。

其他少见的急性化脓性结膜炎有莫拉菌结膜炎，在免疫力低下和酗酒人群中可见。假单胞菌属、埃希菌属、志贺菌和梭菌属等偶可引起单眼感染，眼睑肿胀，球结膜水肿，可有假膜形成，极少累及角膜。

（三）慢性细菌性结膜炎

慢性细菌性结膜炎可由急性结膜炎演变而来，或毒力较弱的病原菌感染所致。多见于鼻泪管阻塞或慢性泪囊炎患者，或慢性睑缘炎或睑板腺功能异常者。金黄色葡萄球菌和莫拉菌是慢性细菌性结膜炎最常见的两种病原体。

慢性结膜炎进展缓慢，持续时间长，可单侧或双侧发病。症状多种多样，主要表现为眼痒、烧灼感、干涩感、眼刺痛及视力疲劳。结膜轻度充血，可有睑结膜增厚、乳头增生，分泌物为黏液性或白色泡沫样。莫拉菌可引起眦部结膜炎，伴外眦角皮肤结痂、溃疡形成及睑结膜乳头和滤泡增生。金黄色葡萄球菌引起者常伴有溃疡性睑缘炎或角膜周边点状浸润。

三、治疗

（一）超急性细菌性结膜炎

（1）生理盐水或3%的硼酸水冲洗结膜囊，去除脓性分泌物。

（2）眼部滴用抗生素滴眼液和涂用抗生素眼膏。

（3）对于成人，可大剂量肌内注射青霉素或头孢曲松钠，连续5天。

（4）对于新生儿，可用青霉素静脉滴注或分4次肌内注射，连续7天。头孢曲松钠（0.125 g，肌内注射）、头孢曲松25 mg/kg，静脉滴注或肌内注射，每8小时或12小时一次，连续7天。

（5）如果确诊为脑膜炎奈瑟菌结膜炎时，可滴用氯霉素或氧氟沙星滴眼液。急性期每30～60分钟滴药1次，以后减少为4次/天。

（6）注意隔离，防止传染。

（7）切勿包扎患眼。

（二）急性或亚急性细菌性结膜炎

（1）分泌物多时，以生理盐水或3%的硼酸水冲洗结膜囊。

（2）选用敏感抗生素滴眼液滴眼。

（3）睡前涂抗生素眼膏。

(4)并发角膜炎时按角膜炎处理。

(三)慢性细菌性结膜炎

(1)眼部滴用敏感的抗生素滴眼液。

(2)治疗鼻泪道疾病。

第二节　衣原体性结膜炎

衣原体是介于细菌与病毒之间的微生物,归于立克次体纲,衣原体目。具有细胞壁和细胞膜,以二分裂方式繁殖,可寄生于细胞内形成包涵体。衣原体目分为两属。属Ⅰ为沙眼衣原体,可引起沙眼、包涵体性结膜炎和淋巴肉芽肿;属Ⅱ为鹦鹉热衣原体,可引起鹦鹉热。衣原体性结膜炎包括沙眼、包涵体性结膜炎、性病淋巴肉芽肿性结膜炎等。衣原体对四环素或红霉素最敏感,其次是磺胺嘧啶、利福平等。

一、沙眼

沙眼是由微生物沙眼衣原体感染所致的一种慢性传染性结膜角膜疾患,潜伏期 5～12 日,双眼发病,儿童少年时期多发。因其在睑结膜表面形成粗糙不平的外观,形似沙砾,故名沙眼。全世界有 3 亿～6 亿人感染沙眼,感染率和严重程度同当地居住条件以及个人卫生习惯密切相关。20 世纪 50 年代以前该病曾在我国广泛流行,是当时致盲的首要病因,70 年代后随着生活水平的提高、卫生常识的普及和医疗条件的改善,其发病率大大降低,但仍然是常见的结膜病之一。

(一)病因

有关沙眼的病原学,曾有“立克次体、病毒、颗粒性野口杆菌、包涵体”等学说。1956 年沙眼衣原体由我国生物制品研究所汤飞凡教授和北京市眼科研究所张晓楼教授共同合作采用鸡胚培养方法在世界首次成功分离,并将 TE55(标准株)推广在世界范围内使用。沙眼衣原体的发现,明确了沙眼病原学,并促进了敏感药物的研创。1981 年国际沙眼防治组织授予汤飞凡“国际沙眼金质奖章”予以表彰。

沙眼衣原体种内有 3 个生物变种(或亚种):眼血清型包括 A、B、Ba、C 4 个血清型；生殖血清型包括 D、Da、E、F、G、H、I、Ia、J、K 10 个血清型；性病性淋巴肉芽肿血清型包括 L1、L2、L2a、L3 4 个血清型。在自然条件下，沙眼衣原体仅感染人，地方性致盲沙眼通常由 4 个眼血清型 A、B、Ba 和 C 引起。我国张力、张晓楼等教授用微量免疫荧光试验对中国华北沙眼流行地区沙眼衣原体免疫型进行检测，结果表明我国华北地区沙眼流行以 B 型为主，C 型次之。沙眼通过直接接触或污染物间接传播，节肢动物也是传播媒介。易感危险因素包括不良的卫生条件、营养不良、酷热或沙尘气候。热带、亚热带区或干旱季节容易传播。

(二)临床表现

沙眼一般起病缓慢，临床症状轻重不等，病情因反复感染而加重，感染频次不同致使病程长短不一，或自愈，或持续数月，或延绵数年甚至数十年之久。急性沙眼感染主要发生在学前和低年学龄儿童，但在 20 岁左右时，早期的瘢痕并发症才开始变得明显。成年后的各个时期均可以出现严重的眼睑和角膜并发症。男女的急性沙眼的发生率和严重程度相当，但女性沙眼的严重瘢痕比男性高出 2～3 倍，推测这种差别与母亲和急性感染的儿童密切接触有关。幼儿患沙眼后，症状隐匿，可自行缓解，不留后遗症。成人沙眼为亚急性或急性发病过程，早期即出现并发症。

沙眼患者早期无自觉症状，或仅有轻微异物感，似有灰尘侵入眼内等眼部异物和不适感，表现为滤泡性慢性结膜炎，以后逐渐进展到结膜瘢痕形成。

急性期症状包括畏光、流泪、异物感，较多黏液或黏液脓性分泌物。可出现眼睑红肿，结膜明显充血，乳头增生，上下穹隆部结膜满布滤泡，可合并弥漫性角膜上皮炎及耳前淋巴结肿大。

慢性期无明显不适，仅眼痒、异物感、干燥和烧灼感。结膜充血减轻，结膜污秽肥厚，同时有乳头及滤泡增生，病变以上穹隆及睑板上缘结膜显著，并可出现垂幕状的角膜血管翳。病变过程中，结膜的病变逐渐为结缔组织所取代，形成瘢痕。最早在上睑结膜的睑板下沟处，称之为 Arlt 线，渐成网状，以后全部变成白色平滑的瘢痕。角膜缘滤泡发生瘢痕化改变临床上称为 Herbert 小凹。沙眼性角膜血管翳及睑结膜瘢痕为沙眼的特有体征。血管翳是发生在角膜上缘，由球结膜经过角膜上缘伸到角膜表面半月形的一排小血管，血管翳的底是灰色的，充血时则血管翳变厚，显而易见。最严重的可成全血管翳。角膜血管翳是沙眼最重要的一个特异性特征。倒长的睫毛持续地摩擦角膜引起角膜各种形状的不透体如薄翳、斑翳或白斑。

重复感染时，并发细菌感染时，刺激症状可更重，且可出现视力减退。晚期发生睑内翻与倒睫、上睑下垂、睑球粘连、角膜混浊、实质性结膜干燥症、慢性泪囊炎等并发症。症状更明显，可严重影响视力，甚至失明。

(三)诊断

多数沙眼根据乳头、滤泡、上皮下角膜炎，血管翳(起自角膜缘的纤维血管膜进入透明角膜形成)、角膜缘滤泡、Herbert 小凹等特异性体征，可以做出诊断。由于睑结膜的乳头增生和滤泡形成并非为沙眼所特有，因此早期沙眼的诊断在临床病变尚不完全具备时较困难，有时只能诊断“疑似沙眼”，要确诊须辅以实验室检查。WHO 要求诊断沙眼时至少符合下述标准中的 2 条：①上睑结膜 5 个以上滤泡；②典型的睑结膜瘢痕；③角膜缘滤泡或 Herbert 小凹；④广泛的角膜血管翳。

为了统一进行流行病学调查和指导治疗，国际上对沙眼的表征进行了分期。常用 MacCallan 分期法如下。

Ⅰ期：早期沙眼。上睑结膜出现未成熟滤泡，轻微上皮下角膜混浊、弥漫点状角膜炎和上方细小角膜血管翳。

Ⅱ期：进行期沙眼。

Ⅱa 期：滤泡增生为主。角膜混浊、上皮下浸润和明显的上方浅层角膜血管翳。

Ⅱb 期：乳头增生为主。滤泡坏死、上方表浅角膜血管翳和上皮下浸润，滤泡模糊，瘢痕不明显。这一分期可进一步分为沙眼Ⅱb′期和沙眼Ⅱb″期。沙眼Ⅱb′期表现为滤泡明显，乳头肥大，尤其是在上睑结膜；沙眼Ⅱb″期常合并春季结膜炎的沙眼，乳头增生很盛，形成真正的“增殖”现象，为增生型沙眼。

Ⅱc 期：合并慢性淋菌性结膜炎。

Ⅲ期：瘢痕前期形成。进行性病变与瘢痕生成共同存在。

Ⅳ期：非活动性瘢痕期沙眼。结膜表面变为平滑，除了白色瘢痕以外，找不到其他活动性病变。

中华医学会眼科学会制定的沙眼分期和诊断标准：1979 年第二届中华医学会眼科学会制定了统一的沙眼分期和诊断标准，临床沿用至今。

(1)沙眼诊断：①上穹隆部和上睑板结膜血管模糊充血，乳头增生或滤泡形成，或二者兼有；②放大镜或裂隙灯显微镜下检查可见角膜血管翳；③上穹隆部和上睑结膜瘢痕；④结膜刮片有沙眼包涵体。在第一项的基础上，兼有其他 3 项中之一者可诊断沙眼。疑似沙眼者：上穹隆部及眦部睑结膜充血，有少量乳头增生或滤泡，并已排除其他结膜炎的可能。

(2)沙眼分期如下。①Ⅰ期——进行期:即活动期,乳头和滤泡同时并存,上穹隆结膜组织模糊不清,有角膜血管翳;②Ⅱ期——退行期:自瘢痕开始出现至大部分为瘢痕,仅残留少许活动性病变为止;③Ⅲ期——完全瘢痕期:活动性病变完全消失,代之以瘢痕,无传染性。

(3)沙眼分级标准:根据活动性病变(乳头和滤泡)占上眼睑结膜总面积的多少分为轻(+)、中(++)、重(+++)三级。占1/3面积以下者为轻(+),占1/3～2/3者为中(++),占2/3面积以上者为重(+++)。

(四)治疗

治疗包括全身和眼局部药物治疗及对并发症的治疗。

1.局部抗生素治疗

局部可选用0.1%利福平滴眼液、0.1%酞丁安滴眼液或0.5%新霉素滴眼液及红霉素类、四环素类眼膏,疗程最少12周。

目前,感染性沙眼的推荐治疗方法有两种:一种是连续性治疗,1%的四环素眼膏每天2次,共6周;另一种为间断性治疗,每天2次,每月连续5天,每年至少连续用药6个月;或者每天1次,每月连续10天,每年至少连续用药6个月。

2.全身抗生素治疗

急性期或严重炎症性沙眼的患者应全身应用抗生素治疗,一般疗程为3～4周。可口服四环素1～1.5 g/d,分4次服用;或者多西环素100 mg,2次/天;或红霉素1 g/d分4次口服。7岁以下儿童和孕期妇女忌用四环素,避免产生牙齿和骨骼损害。一些研究显示,成年人一次性口服1克阿奇霉素在治疗沙眼衣原体病中是有效的。该药物在组织中的药物浓度可保持8天。相对来说,阿奇霉素没有严重的不良反应,可以在6个月以上的儿童中使用。但孕期禁用。

为了达到长期消除致盲性沙眼的目的,WHO建议的不同沙眼检出率的治疗原则见表5-2。

表5-2 不同沙眼检出率的治疗原则

检出情况	基本治疗	附加治疗
TF低于5%	个体局部抗生素治疗	无附加治疗
TF 5%～20%	群体或个体/家庭局部抗生素治疗	对严重患者进行选择性全身抗生素治疗
TF 20%或以上或TI 5%或以上	群体局部抗生素治疗	对严重患者进行选择性全身抗生素治疗

群体治疗:患病群体的全部家庭中所有成员都接受治疗

家庭治疗:家庭中有一或一个以上成员患有TF或TI,全部家庭成员都接受治疗

手术矫正倒睫及睑内翻，是防止晚期沙眼致盲的关键措施。

二、包涵体性结膜炎

包涵体性结膜炎是D～K型沙眼衣原体引起的一种通过性接触或产道传播的急性或亚急性滤泡性结膜炎。包涵体结膜炎好发于性生活频繁的年轻人，多为双侧。衣原体感染男性尿道和女性子宫颈后，通过性接触或手-眼接触传播到结膜，游泳池可间接传播疾病。新生儿经产道分娩也可能感染。由于表现有所不同，临床上又分为新生儿和成人包涵体性结膜炎。

（一）临床表现

1.成人包涵体性结膜炎

接触病原体后1～2周，单眼或双眼发病。表现为轻、中度眼红，刺激和黏脓性分泌物，部分患者可无症状。眼睑肿胀，结膜充血显著，睑结膜和穹隆部结膜滤泡形成，并伴有不同程度的乳头增生，多位于下方。耳前淋巴结肿大。3～4个月后急性炎症逐渐减轻消退，但结膜肥厚和滤泡持续存在，3～6个月之后方可恢复正常。有时可见周边部角膜上皮或上皮下浸润，或细小表浅的血管翳（2 mm以下），无前房炎症反应。成人包涵体性结膜炎可有结膜瘢痕但无角膜瘢痕。从不引起虹膜睫状体炎。可能同时存在其他部位如生殖器、咽部的衣原体感染征象。

2.新生儿包涵体性结膜炎

潜伏期为出生后5～14天，有胎膜早破时可在出生后第1天即出现体征。感染多为双侧，新生儿开始有水样或少许黏液样分泌物，随着病程进展，分泌物明显增多并呈脓性。结膜炎持续2～3个月后，出现乳白色光泽滤泡，较病毒性结膜炎的滤泡更大。严重病例假膜形成、结膜瘢痕化。大多数新生儿衣原体结膜炎是轻微自限的，但可能有角膜瘢痕和新生血管出现。衣原体还可引起新生儿其他部位的感染威胁其生命，如衣原体性中耳炎、呼吸道感染、肺炎。沙眼衣原体可以与单纯疱疹病毒共感染，除了注意全身感染外，检查时还应注意眼部合并感染的可能性。

（二）诊断

根据临床表现诊断不难。实验室检测手段同沙眼。新生儿包涵体性结膜炎上皮细胞的胞质内容易检出嗜碱性包涵体。血清学的检测对眼部感染的诊断无多大价值，但是检测IgM抗体水平对于诊断婴幼儿衣原体肺炎有很大帮助。新生儿包涵体性结膜炎需要和沙眼衣原体、淋病奈瑟菌引起的感染鉴别。

(三)治疗

衣原体感染可波及呼吸道、胃肠道,因此口服药物很有必要。婴幼儿可口服红霉素[40 mg/(kg · d)],分 4 次服下,至少用药 14 天。如果有复发,需要再次全程给药。成人口服四环素(1～1.5 g/d),或多西环素(100 mg,2 次/天),或红霉素(1 g/d),治疗 3 周。局部使用抗生素滴眼液及眼膏,如 15%磺胺醋酰钠、0.1%利福平等。

(四)预后及预防

未治疗的包涵体结膜炎持续 3～9 个月,平均 5 个月。采用标准方案治疗后病程缩短,复发率较低。

应加强对年轻人的卫生知识(特别是性知识)的教育。高质量的产前护理包括生殖道衣原体感染的检测和治疗,这是成功预防新生儿感染的关键。有效的预防药物包括 1%硝酸银、0.5%红霉素和 2.5%聚维酮碘。其中 2.5%的聚维酮碘点眼效果最好、毒性最小。

第三节 病毒性结膜炎

病毒性结膜炎是一种常见感染,病变程度因个体免疫状况、病毒毒力大小不同而存在差异,通常有自限性。临床上按病程分为急性和慢性两组,以前者多见,包括流行性角结膜炎、流行性出血性结膜炎、咽结膜热、单纯疱疹病毒性结膜炎和新城鸡瘟结膜炎等。慢性病毒性结膜炎包括传染性软疣性睑结膜炎、水痘-带状疱疹性睑结膜炎、麻疹性角结膜炎等。

一、腺病毒性角结膜炎

腺病毒感染性结膜炎症是一种重要的病毒性结膜炎,主要表现为急性滤泡性结膜炎,常合并有角膜病变。本病传染性强,可散在或流行性发病。腺病毒是一种脱氧核糖核酸(DNA)病毒,可分为 31 个血清型。不同型别的腺病毒引起的病毒性结膜炎可有不同的临床表现,同样的临床表现也可由几种不同血清型的腺病毒所引起。腺病毒性角结膜炎主要表现为两大类型,即流行性角结膜炎和咽结膜热。

(一)流行性角结膜炎

流行性角结膜炎是一种强传染性的接触性传染病，由腺病毒8、19、29和37型腺病毒(人腺病毒D亚组)引起。潜伏期为5～7天。

1.临床表现

起病急、症状重、双眼发病，主要症状有充血、疼痛、畏光、伴有水样分泌物。疾病早期常一眼先发病，数天后对侧眼也受累，但病情相对较轻。急性期眼睑水肿，结膜充血水肿，48小时内出现滤泡和结膜下出血，色鲜红，量多时呈暗红色。假膜(有时真膜)形成后能导致扁平瘢痕、睑球粘连。发病数天后，角膜可出现弥散的斑点状上皮损害，并于发病7～10天后融合成较大的、粗糙的上皮浸润。2周后发展为局部的上皮下浸润，并主要散布于中央角膜，角膜敏感性正常。发病3～4周后，上皮下浸润加剧，形态大小基本一致，数个至数十个不等。上皮下浸润由迟发性变态反应引起，主要是淋巴细胞在前弹力层和前基质层的浸润，是机体对病毒抗原的免疫反应。这种上皮下浸润可持续数月甚至数年之久，逐渐吸收，极个别情况下，浸润最终形成瘢痕，造成永久性视力损害。结膜炎症最长持续3～4周。原发症状消退后，角膜混浊数月后可消失。患者常出现耳前淋巴结肿大和压痛，且于眼部开始受累侧较为明显，是和其他类型结膜炎的重要鉴别点，疾病早期或症状轻者无此表现。需注意儿童睑板腺感染时也可有耳前淋巴结肿大。儿童可有全身症状，如发热、咽痛、中耳炎、腹泻等。

2.诊断

急性滤泡性结膜炎和炎症晚期出现的角膜上皮下浸润是本病的典型特征，结膜刮片见大量单核细胞，有假膜形成时，中性粒细胞数量增加。病毒培养、PCR检测、血清学检查可协助病原学诊断。

3.鉴别诊断

(1)流行性出血性结膜炎：70型肠道病毒(偶由A24型柯萨奇病毒)感染引起，潜伏期短18～48小时(病程短15～7天)，除具有结膜炎一般性症状和体征外，主要特征为结膜下出血呈片状或点状，从上方球结膜开始向下方球结膜蔓延。少数人发生前葡萄膜炎，部分患者还有发热不适及肌肉痛等全身症状。

(2)慢性滤泡性结膜炎：原因不明。常见于儿童及青少年，皆为双侧。下穹隆及下睑结膜见大小均匀，排列整齐的滤泡，无融合倾向。结膜充血并有分泌物，但不肥厚，数年后不留痕迹而自愈，无角膜血管翳。

(3)急性细菌性结膜炎：又称“急性卡他性结膜炎”，临床表现为患眼红、烧灼感，或伴有畏光、流泪。结膜充血，中等量黏脓性分泌物，夜晚睡眠后，上下睑睫毛常被分泌物粘在一起。结膜囊分泌物培养细菌阳性。

4.治疗

必须采取措施减少感染传播。所有接触感染者的器械必须仔细清洗消毒，告知患者避免接触眼睑和泪液，经常洗手。当出现感染时尽可能避免人群之间的接触。治疗无特殊，局部冷敷和使用血管收缩剂可减轻症状，急性期可使用抗病毒药物抑制病毒复制如干扰素滴眼剂、0.1%碘苷、0.1%利巴韦林、4%吗啉胍等，每小时1次。合并细菌感染时加用抗生素治疗。出现严重的膜或假膜、上皮或上皮下角膜炎引起视力下降时可考虑使用皮质类固醇滴眼液，病情控制后应减少皮质类固醇滴眼液的点眼频度至每天1次或隔天1次。应用中要注意逐渐减药，不要突然停药，以免复发；另外还要注意激素的不良反应。

(二)咽结膜热

咽结膜热是由腺病毒3型、4型和7型引起的一种表现为急性滤泡性结膜炎伴有上呼吸道感染和发热的病毒性结膜炎，传播途径主要是呼吸道分泌物。多见于4～9岁儿童和青少年。常于夏季、冬季节在幼儿园、学校中流行。散发病例可见于成人。

1.临床表现

前驱症状为全身乏力，体温38.3～40 ℃，自觉流泪、眼红和咽痛。患者体征为眼部滤泡性结膜炎、一过性浅层点状角膜炎及上皮下混浊，耳前淋巴结肿大。咽结膜热有时可只表现出1～3个主要体征。病程10天左右，有自限性。

2.诊断

根据临床表现可以诊断。结膜刮片中见大量单核细胞，培养无细菌生长。

3.治疗和预防

无特殊治疗。可参考流行性角结膜炎的治疗和预防措施。发病期间勿去公共场所、泳池等，减少传播机会。

二、流行性出血性角结膜炎

流行性出血性结膜炎是由70型肠道病毒(偶由A24型柯萨奇病毒)引起的一种暴发流行的自限性眼部传染病，又称“阿波罗11号结膜炎”。1969年在加纳第一次暴发，1971年曾在我国大范围流行。该病在许多国家发生过流行。

(一)临床表现

潜伏期短18～48小时(病程短15～7天)，常见症状有眼痛、畏光、异物感、流泪、结膜下出血、眼睑水肿等。结膜下出血呈片状或点状，从上方球结膜开始向下方球结膜蔓延。多数患者有滤泡形成，伴有上皮角膜炎和耳前淋巴结肿大。

少数人发生前葡萄膜炎，部分患者还有发热不适及肌肉痛等全身症状，印度和日本曾有学者报道个别病例出现类似小儿麻痹样下肢运动障碍。

（二）诊断

急性滤泡性结膜炎的症状，同时，有显著的结膜下出血、耳前淋巴结肿大等为诊断依据。

（三）治疗和预防

无特殊治疗，有自限性。加强个人卫生和医院管理、防止传播是预防的关键。

第四节 结膜肿瘤

一、原发结膜良性肿瘤

（一）结膜色素痣

结膜色素痣是来源于神经外胚层的先天性良性错构瘤，极少恶变。组织病理学见，结膜痣由痣细胞或巢组成。1/3 的结膜黑色素痣缺乏色素，一半以上色素痣可见囊肿样上皮包涵体。

结膜痣多发于角膜缘附近及睑裂部的球结膜，呈不规则圆形，大小不等，境界清楚，稍隆起于结膜面。痣一般为黑色，色素深浅不一，有的为棕红色。痣内无血管。如痣体突然变大且表面粗糙、有血管长入提示有恶变的可能。

色素性结膜色素痣要和原发性后天性结膜黑变病相鉴别，后者通常为单侧、不规则、扁平而弥散的色素沉着，有恶变趋势。

一般不需治疗。如影响外观，可予以切除，但要注意切除彻底。切除时必须常规送病理检查，一旦发现有恶变，应给予广泛的彻底切除，以免复发。

（二）结膜乳头状瘤

人乳头状瘤病毒（HPV）6 或 11 亚型，可以诱发眼睑皮肤表皮细胞和血管增殖形成寻常疣或者带柄的结膜乳头状瘤。HPV-16 或者 HPV-18 常常引起基底较宽的结膜病变。病理显示乳头状瘤有覆盖以增殖上皮的结缔组织芯，上皮中度角化，偶有不规则生长。

常发生于角膜缘、泪阜及睑缘部位，瘤体色鲜红，呈肉样隆起。带蒂结膜乳头状瘤由多个小叶组成，外观平滑、有很多螺旋状的血管。宽基底部的乳头状瘤，表面不规则，有时会播散及角膜。活检有助于诊断。乳头状瘤手术切除后易复发，博来霉素局部注射可降低复发率。

(三)结膜皮样瘤和皮样脂肪瘤

结膜皮样瘤和皮样脂肪瘤是常见的先天性良性肿瘤，皮样瘤常见于颞下角膜缘，表现为圆形、表面光滑的黄色隆起的肿物，其中常见有毛发。皮样脂肪瘤多见于颞上象限近外眦部的球结膜下，呈黄色、质软的光滑肿块。一般不需治疗，如生长扩大影响美观，可考虑部分切除，后部切除要谨慎，其与眶脂肪相连，手术可能会引起眼眶紊乱等并发症，这比原发病更严重。

(四)结膜血管瘤

结膜血管瘤多为先天性，出生时或出生后不久即出现。结膜血管瘤外观可以为孤立的、团块状，或弥漫性扩张的海绵血管瘤。通常和眼睑皮肤、眼眶毛细血管瘤以及静脉血管瘤有广泛联系，应注意和结膜毛细血管扩张相鉴别，如Rendu-Osler-Weber 病或 Louis-Bar 综合征。

化脓性肉芽肿和毛细血管瘤常共生于睑板腺囊肿的睑结膜面，或者新近施行过手术的区域。艾滋病相关的 Kaposi 肉瘤，在结膜上表现为蓝色血管结节，放疗最有效。

二、原发结膜恶性肿瘤

(一)结膜鳞状细胞癌

结膜鳞状细胞癌是一种比较常见的结膜恶性肿瘤。多发生于睑裂区的角膜缘处、睑缘皮肤和结膜的交界处或内眦部泪阜等部位，很少见于结膜的非暴露区。一些肿瘤外观类似胬肉。大多数肿瘤呈胶质，上皮异常角化。肿瘤生长缓慢，但可向深部组织浸润，很少发生转移。因此，彻底切除病灶是最佳的治疗方式，创面用黏膜、结膜或羊膜移植，角膜创面用板层角膜移植修复。切除不彻底肿瘤可复发，此时需行二次手术。冷冻可降低复发率。有报告用博来霉素于癌肿病灶区行球结膜下注射可使癌肿萎缩。若病变已侵犯眼睑或穹隆部无法彻底清除时应考虑做眼眶内容物剜除术。

(二)恶性黑色素瘤

恶性黑色素瘤少见，多数起自后天原发性黑色瘤，一部分起自结膜色素痣，极少数起自正常结膜。其中一部分是结膜黑色素沉着病。多数可手术切除，放疗不一定能提高手术预后，切除肿瘤后冷冻可以防止复发。

第六章 角膜疾病

第一节 角膜先天异常

一、圆锥角膜

圆锥角膜是一种表现为局限性角膜圆锥样突起，伴突起区角膜基质变薄的先天性发育异常。常染色体显性或隐性遗传。可伴有其他先天性疾患如先天性白内障、Marfan综合征、无虹膜、视网膜色素变性等。

(一)临床表现

一般青春期前后，双眼发病，视力进行性下降，初时能以近视镜片矫正，后因不规则散光而需佩戴接触镜增视。典型特征为角膜中央或旁中央锥形扩张，圆锥可大可小，为圆形或卵圆形，角膜基质变薄区在圆锥的顶端最明显。圆锥突起可导致严重的不规则散光及高度近视，视力严重下降。

用钴蓝光照明时半数病例在圆锥底部可见泪液浸渍，铁质沉着形成的褐色Fleischer环。角膜深层见基质板层皱褶增多而引起的垂直性Vogt条纹，平行于圆锥较陡的散光轴，角膜表面轻轻加压可使Vogt线纹消失。患眼下转时，可见锥体压迫下睑缘形成的角状皱褶即Munson征。后弹力层破裂发生急性圆锥角膜时，角膜急性水肿，视力明显下降。一般6～8周急性水肿消退，遗留中央区灶性角膜混浊，后弹力层也有不同程度混浊瘢痕。也可因长期戴接触镜磨损角膜表面，引起圆锥顶端的瘢痕或角膜上皮下的组织增生，这些混浊可引起严重的眩光，也可引起视力下降。

(二)诊断

明显的圆锥角膜易于确诊。当外观及裂隙灯所见不典型时，早期圆锥角膜的诊断较困难。目前，最有效的早期诊断方法为角膜地形图检查，显示角膜中央地形图畸变，下象限角膜变陡斜，随着病变进展，角膜陡斜依次扩张到鼻下、颞上、鼻上象限。对可疑的变性近视及散光的青少年，应常规进行角膜地形图检查。其他的检查方法还有 Placido 盘、角膜曲率计、视网膜检影等。

（三）治疗

轻症患者可根据验光结果戴框镜或角膜接触镜提高视力。不能满意矫正视力，或圆锥角膜发展较快，应行角膜移植。规范、精确的显微技术进行穿透性角膜移植，可降低手术源性散光，使患者获得满意视力。早中期的圆锥角膜且角膜中央无混浊者，可考虑行板层角膜移植，但术后视力不及穿透性角膜移植。急性圆锥角膜宜延期手术。

二、扁平角膜

扁平角膜是一种角膜曲率低于正常，同时常伴有其他眼部异常的先天性发育异常。发病机制同硬化性角膜。胚胎第 7～10 周，神经嵴细胞的第二次迁移形成角膜缘原嵴失败，不能代替角膜基质向类巩膜组织分化，角膜缘缺失同时伴随着角膜弧度形成失败。扁平角膜多为显性或较强的隐性遗传方式，显性遗传位点位于染色体 12q21。

角膜和相邻巩膜平坦，其曲率半径增大使其屈光力低于 43 D，通常为 20～30 D。常导致远视，由于眼球体积的不规则，各种不同的屈光不正均可出现。扁平角膜通常因为前房狭小，伴有闭角型青光眼，或由于房角畸形而引起开角型青光眼。扁平角膜往往伴随硬化性角膜或小角膜，其他的眼部伴随病变或系统性异常还包括白内障、眼前段和后段组织缺损，或 Ehlers-Danlos 综合征。

三、大角膜

大角膜是一种角膜直径较正常大而眼压、眼底和视功能在正常范围的先天性发育异常。可能与视杯发育过程中视杯增大受阻、视杯前部边沿闭合障碍有关，这样就导致视杯前部的空间增大以致需要面积较大的角膜来填充。伴有系统性胶原合成疾病的患者发生大角膜，与角膜胶原的产生异常有关。该病为 X 染色体连锁隐性遗传。

男性多见，多为双侧性，无进展。角膜横径＞13 mm，垂直径＞12 mm，眼前段不成比例扩大。角膜大而透明，角膜缘界限清晰。少数患者可合并眼部其他异常，如虹膜及瞳孔异常，或全身先天性异常如 Marfan 综合征。诊断大角膜时应与先天性青光眼鉴别，后者角膜大而混浊，角膜缘扩张而界限不清，伴眼压升高等。

四、小角膜

小角膜是一种角膜直径比正常小，同时常伴有其他眼部异常的先天性发育异常。发生小角膜的原因不明，可能与婴儿生长停滞有关。另外，也可能于视杯前部的过度发育以及由此使角膜发育的空间减少有关。常染色体显性或隐性遗传。

单眼或双眼发病，无性别差异。角膜直径＜10 mm，角膜扁平，曲率半径增大，眼前节不成比例缩小。常伴有虹膜缺损、脉络膜缺损、先天性白内障等眼部先天异常和肌强直营养不良、胎儿酒精综合征、Ehlers-Danlos 综合征等全身性疾病。此外，小角膜常伴浅前房，易发生闭角青光眼。不伴有闭角型青光眼的患者中，20％的人以后可能会发展为开角型青光眼。

第二节　角膜变性与营养不良

角膜变性是某些先期的疾病引起的角膜组织退化变质，且其功能减退的疾病。引起角膜变性的原发病通常为眼部炎症性疾病，少部分原因未明，但与遗传无关。角膜营养不良指角膜组织受某种异常基因的决定，结构或功能进行性损害并发生具有病理组织学特征的组织改变。

一、带状角膜病变

带状角膜病变是主要累及前弹力层的表浅角膜钙化变性，常继发于各种眼部或系统性疾病。常见于慢性葡萄膜炎、各种原因引起的高钙血症（如甲状旁腺功能亢进）、血磷增高而血钙正常（如慢性肾衰竭等疾病），以及长期暴露于汞剂或含汞的溶液中，如长期使用某些含汞剂滴眼液等。

（一）临床表现

早期无症状。当混浊带越过瞳孔区时，视力下降。上皮隆起或破损，可有刺激症状和异物感。病变起始于睑裂区角膜边缘部，在前弹力层出现细点状灰白色钙质沉着。病变外侧与角膜缘之间有透明的角膜分隔，内侧呈火焰状逐渐向中央发展，汇合成一条带状混浊横过角膜的睑裂区，沉着的钙盐最终变成白色斑片状，常高出于上皮表面，可引起角膜上皮缺损。有时伴有新生血管。

(二)治疗

积极治疗原发病。病症轻微者局部使用依地酸二钠滴眼液点眼,重症者表面麻醉后刮去角膜上皮,用2.5%依地酸二钠溶液浸洗角膜,通过螯合作用去除钙质。佩戴浸泡有依地酸二钠溶液的接触镜和胶原帽也有较好疗效。混浊严重者可行板层角膜移植术或准分子激光治疗术。

二、边缘性角膜变性

边缘性角膜变性又称 Terrien 边缘变性,是一种双侧性周边部角膜扩张病。病因不明,其角膜上皮、后弹力层及内皮层正常,而 Bowman 膜阙如或不完整,基质层有大量的酸性黏多糖沉着。电子显微镜观察发现,角膜变薄区内有胶原的电子致密区,目前认为和免疫性炎症有关。男女发病比为3∶1,常于青年时期(20～30岁)开始,进展缓慢,病程长。多为双眼,但可先后发病,两眼的病程进展也可不同。

(一)临床表现

一般无明显疼痛、畏光,视力呈慢性进行性下降。单眼或双眼对称性角膜边缘部变薄扩张,鼻上象限多见,部分患者下方角膜周边部亦变薄扩张,若干年后变薄区在3点或9点汇合,形成全周边缘性角膜变薄扩张区域,通常厚度仅为正常的1/4～1/2,最薄处仅残留上皮和膨出的后弹力层,部分患者继发轻微创伤而穿孔,但自发穿孔者少见。变薄区有浅层新生血管。进展缘可有类脂质沉积。角膜变薄扩张导致不规则近视散光,视力进行性减退且无法矫正。

(二)治疗

药物治疗无效,以手术治疗为主。早期应验光配镜提高视力。患眼角膜进行性变薄,有自发性穿破或轻微外伤导致破裂的危险者,可行板层角膜移植术。如果角膜小范围穿孔,仍可行部分或全板层角膜移植,穿孔范围较大且伴眼内容物脱出者,则需行部分穿透性角膜移植术。

三、大疱性角膜病变

大疱性角膜病变是由各种原因严重损毁角膜内皮细胞,导致角膜内皮细胞失代偿,使其失去液体屏障和主动液泵功能,引起角膜基质和上皮下持续性水肿的疾病。常见原因为眼球前段手术尤其是白内障摘除和人工晶体植入术、无晶状体眼的玻璃体疝接触内皮、绝对期青光眼、单纯疱疹病毒或带状疱疹病毒感染损伤内皮、角膜内皮营养不良的晚期阶段等。

(一)临床表现

患者多有上述病史。患眼雾视,轻症者晨起最重,午后可有改善。重者刺激症状明显,疼痛流泪,难以睁眼,特别是在角膜上皮水疱破裂时最为明显。结膜不同程度的混合性充血,裂隙灯检查见角膜基质增厚水肿,上皮气雾状或有大小不等的水疱,角膜后层切面不清或皱褶混浊。病程持久者,角膜基质新生血管形成,基质层混浊,视力明显减退。

(二)治疗

轻症可局部应用高渗剂和角膜营养剂,上皮有缺损时应加用上皮营养药及用抗生素眼药预防感染。症状顽固,对视功能影响较大者应考虑穿透性角膜移植术或深板层角膜内皮移植术,板层角膜移植可短期缓解症状。其他的方法有角膜层间烧灼术、角膜层间晶状体囊膜植入术等。

四、角膜老年环

角膜老年环是角膜周边部基质内的类脂质沉着。病理组织学上,类脂质主要沉积于靠近前、后弹力层的部位。50～60 岁老年人中,约 60%有老年环,超过 80 岁的老人几乎全部有老年环。双眼发病。起初混浊在角膜上下方,逐渐发展为环形。环呈白色,通常约 1 mm 宽,外侧边界清楚,内侧边界稍模糊,与角膜缘之间有透明角膜带相隔。偶尔可作为一种先天性异常出现于青壮年,又称“青年环”,这时病变常局限于角膜缘的一部分,而不形成环状,也不伴有血脂异常。老年环通常是一种有遗传倾向的退行性改变,但有时也可能是高脂蛋白血症(尤其为低密度脂蛋白)或血清胆固醇增高的表现,尤其是 40 岁以下患者出现时,可作为诊断动脉粥样硬化的参考依据。

本病无须治疗。

五、脂质变性

脂质变性有原发性与继发性两种。原发性脂质变性罕见,病因未明,可能与角膜缘血管通透性增加有关。引起继发性脂质变性的疾病通常有角膜基质炎、外伤、角膜水肿及角膜溃疡,常发生于出现新生血管的角膜。

临床上表现为突然发生的视力急剧下降。角膜病灶为灰色或黄白色。脂质变性形状像扇形,有羽毛状边缘,常出现于无炎症反应无活动性的新生血管区域,病灶边缘可见胆固醇结晶。急性炎症的区域则多为致密的圆盘状病灶。

诊断原发性脂质变性时,必须具有下述条件:无眼部外伤史,家族成员中无相似病史，无角膜新生血管、全身无脂质代谢性疾病，血脂在正常水平。脂质沉着可位于角膜中央或周边部，位于周边部时，外观上像扩大的老年环。除影响美容外，本病还可影响视力。原发性脂质变性引起视力明显下降者，可考虑行穿透性角膜移植术。但有报道，术后移植片上仍可出现脂质沉着复发。继发性者脂质变性由急性炎症引起者脂质沉着通常逐渐消退。但当视力下降时，可考虑行穿透性角膜移植术。

六、角膜营养不良

角膜营养不良是一组少见的遗传性、双眼性、原发性的具有病理组织特征改变的疾病，与原来的角膜组织炎症或系统性疾病无关。此类疾病进展缓慢或静止不变。一般在患者出生后或青春期确诊。

角膜营养不良可根据其遗传模式、解剖部位、临床表现、病理组织学、超微结构、组织化学等的不同而分类。近年来，对一些角膜营养不良已找出其遗传相关的基因，例如 Meesmann 角膜上皮营养不良为 17q12 上的角蛋白 12 和 12q13 上的角蛋白 13 基因发生改变；颗粒状和格子状Ⅰ和Ⅲ型角膜基质营养不良为 5q31 染色体位点上的角膜上皮素基因突变；Ⅱ型格子状角膜营养不良为 9q34 染色体位点上的 *Gelsolin* 基因发生改变；后部多形性角膜内皮营养不良为 20p11.2-q11.2 染色体位点发生突变所致；胶滴状角膜营养不良则和 *M1S1* 基因异常有关。

临床上多采用解剖部位分类法，根据受犯角膜层次而分为角膜前部、实质部及后部角膜营养不良三类。

(一)上皮基底膜营养不良

上皮基底膜营养不良是最常见的前部角膜营养不良，表现为双侧性，可能为显性遗传，也称地图-点状-指纹状营养不良。病理组织学检查可见基底膜增厚，并向上皮内延伸；上皮细胞不正常，伴有微小囊肿，通常位于基底膜下，内含细胞核碎屑。

1.临床表现

女性患病较多见，人群中发病率约 2%。主要症状是自发性反复发作的患眼疼痛、刺激症状及暂时的视力模糊。角膜中央的上皮层及基底膜内可见灰白色小点或斑片、地图样和指纹状细小线条。可发生上皮反复性剥脱。

2.治疗

局部可使用 5%氯化钠滴眼液和眼膏，人工泪液等黏性润滑剂。上皮剥脱时可佩带软性角膜接触镜，也可刮除上皮后，加压绷带包扎。部分患者采用准分子激光去除糜烂角膜上皮，可促进新上皮愈合，有较满意效果。适当用刺激性小的抗生素滴眼液和眼膏预防感染。

(二)颗粒状角膜营养不良

颗粒状角膜营养不良是角膜基质营养不良之一，属常染色体显性遗传。目前的研究证实颗粒状角膜营养不良为5q31染色体位点上的角膜上皮素基因发生改变所致。病理组织学具有特征性，角膜颗粒为玻璃样物质，用Masson三重染色呈鲜红色，用PAS法(过碘酸-希夫染色)呈弱染，沉淀物的周围部位被刚果红着染，但通常缺乏典型淀粉特征。颗粒物的确切性质和来源仍然不清。可能是细胞膜蛋白或磷脂异常合成或代谢的产物。

1.临床表现

患者10～20岁发病，但可多年无症状。双眼对称性发展，青春期后明显。发病时除视力有不同程度下降外，可不伴随其他症状。当角膜上皮出现糜烂时可出现眼红与畏光。角膜中央前弹力层下可见灰白点状混浊，合成大小不等界限清楚的圆形或不规则团块，形态各异，逐步向角膜实质深层发展，病灶之间角膜完全正常透明。

2.治疗

早中期无须治疗。当视力下降明显影响工作与生活时，考虑进行角膜移植术或准分子激光屈光性角膜切削术，一般可获得良好的效果。但术后可复发。

(三)Fuch角膜内皮营养不良

Fuch角膜内皮营养不良是角膜后部营养不良的典型代表。以角膜内皮的进行性损害，最后发展为角膜内皮失代偿为特征的营养不良性疾病。可能为常染色体显性遗传。病理显示角膜后弹力层散在灶性增厚，形成角膜小滴，凸向前房，其尖端处的内皮细胞变薄，内皮细胞总数减少。HE染色和PAS染色可显示蘑菇状半球形或扁顶砧样的角膜小滴轮廓。

1.临床表现

多见于绝经期妇女，常于50岁以后出现症状及加重。双侧性发病。早期病变局限于内皮及后弹力层时无自觉症状，角膜的后弹力层出现滴状赘疣，推压内皮突出于前房。后弹力层可呈弥漫性增厚。有时内皮面有色素沉着。当角膜内皮功能失代偿时，基质和上皮出现水肿，自觉视力下降，虹视和雾视。发展为大疱性角膜病变时出现疼痛、畏光及流泪。

2.治疗

早期病例无症状，无有效治疗手段，可试用角膜营养药和生长因子。

第三节 角膜炎症

一、细菌性角膜炎

细菌性角膜炎是由细菌感染引起，角膜上皮缺损及缺损区下角膜基质坏死的化脓性角膜炎，又称为细菌性角膜溃疡。病情多较危重，如果得不到有效的治疗，可发生角膜溃疡穿孔，甚至眼内感染，最终眼球萎缩。即使药物能控制也残留广泛的角膜瘢痕、角膜新生血管或角膜葡萄肿及角膜脂质变性等后遗症，严重影响视力，甚至失明。

(一)病原学

可引起角膜炎的细菌种类繁多(表 6-1)，但最常见的有 4 组：细球菌科(葡萄球菌、细球菌等)、链球菌科、假单胞菌科、肠杆菌科(柠檬酸杆菌属，克雷伯杆菌属，肠杆菌属，变性杆菌属，沙雷菌属等)，87%的细菌性角膜炎是由这 4 组细菌引起。

表 6-1 感染性角膜炎致病菌种类

常见致病菌	不常见致病菌
表皮葡萄球菌	奈瑟菌属
铜绿假单胞菌	莫拉菌属
肺炎链球菌和其他类型链球菌属	分枝杆菌
	放线菌属
金黄色葡萄球菌	非芽孢厌氧菌
肠道杆菌(变形杆菌、大肠埃希菌、沙雷菌)	棒状杆菌

从世界范围来看表皮葡萄球菌所占比例已升至首位，但需注意的是，在我国铜绿假单胞菌所致的角膜溃疡却占第一位，然而其发病率下降趋势明显，这可能和氟喹诺酮类及妥布霉素等敏感抗生素的应用及生活条件的改善有关。我国占第二位的致病菌为表皮葡萄球菌，其次为金黄色葡萄球菌，其他还有肺炎链球菌、肠道杆菌等，随着抗生素和激素的滥用，一些条件致病菌引起的感染也日渐

增多，如草绿色链球菌、克雷伯杆菌、类白喉杆菌、沙雷菌等。主要致病菌谱在不同时间段和不同国家及地区始终处于动态的变化之中，这是由环境、气候、人种、就诊人群、医师用药习惯等多个因素造成，因此，在掌握总体趋势的情况下，在大范围区域内进行多中心的流行病学调查，将对该地区细菌性角膜炎的治疗带来积极的影响。

细菌性角膜炎的诱发因素包括眼局部因素及全身因素（表6-2）。多为角膜外伤后感染或剔除角膜异物后感染所致，特别与无菌操作不严格，滴用污染的表面麻醉剂及荧光素等有关。但是一些局部乃至全身疾病如干眼症、慢性泪囊炎、佩戴角膜接触镜、糖尿病、免疫缺陷、酗酒等，也可降低机体对致病菌的抵抗力，或造成角膜对细菌易感性增加。

表6-2　细菌性角膜炎的危险因素

眼部因素	全身因素
干眼状态	免疫抑制
泪道阻塞	糖尿病
睑炎	风湿病
大疱性角膜病变	酒精中毒
倒睫	营养障碍
接触镜	严重的烧伤
角膜暴露	昏迷
外伤	年老衰弱、维生素缺乏
已有的角膜疾病	免疫缺陷病
污染的眼药制剂	全身长期使用免疫抑制剂
眼部长期使用皮质类固醇及抗生素药物	

（二）临床表现

一般起病急骤，常有角膜创伤或戴接触镜史，淋病奈瑟菌感染多为经产道分娩新生儿。患眼有畏光、流泪、疼痛、视力障碍、眼睑痉挛等症状。眼睑、球结膜水肿，睫状或混合性充血，病变早期角膜上出现界限清楚的上皮溃疡，溃疡下有边界模糊、致密的浸润灶，周围组织水肿。浸润灶迅速扩大，继而形成溃疡，溃疡表面和结膜囊多有脓性分泌物。如出现多个化脓性浸润灶常提示有混合感染。前房可有不同程度积脓。

革兰阳性球菌角膜感染常发生于已受损的角膜，如大疱性角膜病变、慢性单纯疱疹病毒性角膜炎、角膜结膜干燥症、眼部红斑狼疮、过敏性角膜结膜炎等。

表现为圆形或椭圆形局灶性脓肿病灶，伴有边界明显灰白基质浸润。葡萄球菌无论是凝血酶阴性，还是阳性的菌属，均可导致严重的基质脓肿和角膜穿孔。肺炎球菌引起的角膜炎，表现为椭圆形、带匍行性边缘、较深的中央基质溃疡，其后弹力膜有放射性皱褶，常伴前房积脓及角膜后纤维素沉着，也可导致角膜穿孔。

革兰阴性细菌角膜感染，多表现为快速发展的角膜液化性坏死。其中铜绿假单胞菌引起的感染具有特征性，该型溃疡多发于角膜异物剔除术后或戴接触镜引起的感染，也见于使用了被铜绿假单胞菌污染的荧光素钠溶液或其他滴眼液。起病迅速、发展迅猛，患者眼痛明显，严重的睫状充血或混合性充血，甚至球结膜水肿。由于铜绿假单胞菌产生蛋白分解酶，使角膜呈现迅速扩展的浸润及黏液性坏死，溃疡浸润灶及分泌物略带黄绿色，前房积脓严重。感染如未控制，可导致角膜坏死穿孔、眼内容物脱出或全眼球炎。

其他的革兰阴性杆菌引起的角膜感染缺乏特别体征，一般前房炎症反应轻微。克雷伯杆菌引起的感染常继发于慢性上皮病变。莫拉菌角膜溃疡多见于酒精中毒、糖尿病、免疫缺陷等机体抵抗力下降人群。表现为角膜下方的卵圆形溃疡，逐渐向基质深层浸润，边界清楚，前房积脓少。

奈瑟菌属的淋病奈瑟菌或脑膜炎奈瑟菌感染所致的角膜炎来势凶猛，发展迅速。表现为眼睑高度水肿、球结膜水肿和大量脓性分泌物，伴有角膜基质浸润及角膜上皮溃疡。新生儿患者常致角膜穿孔。

(三)诊断

病原菌毒力、黏附力、侵袭力的差别；患者角膜的健康状况；使用局部抗生素后，角膜感染的症状和体征可失去原有特征性；以及激素使用后减轻了炎症有关的临床体征等因素，都可引起角膜病情变化多端，使临床表现不典型，需要医师根据实际情况仔细分析判断。药物治疗前，从浸润灶刮取坏死组织，涂片染色找到细菌，结合临床特征大体能做出初步诊断。真正的病原学诊断需要做细菌培养，同时应进行细菌药物敏感试验筛选敏感抗生素指导治疗。

(四)治疗

细菌性角膜炎对角膜组织可造成严重损害，因此临床上对疑似细菌性角膜炎患者应给予积极治疗。初诊的细菌性角膜炎患者可以根据临床表现，溃疡严重程度给予广谱抗生素治疗，然后再根据细菌培养＋药敏试验等实验室检查结果，调整使用敏感抗生素。抗生素治疗目的在于清除病原菌，目前没有一种抗生素能对所有细菌起作用，因此使用广谱抗生素在初诊病例中有较大意义。20世纪80年代细菌性角膜炎首选用药是5%头孢呋辛+1.5%庆大霉素，1993年以后改为使用0.3%氧氟沙星。近年来欧美国家推荐使用5%头孢唑啉+1.3%～1.5%妥布霉素或头孢唑啉+氟喹诺酮类。头孢霉素是针对病原体未明的革兰阳性菌感染进行治疗的首选药物，50 mg/mL头孢唑啉是代表药物。革兰阴性菌角膜炎首选的抗生素是氨基糖苷类。氟喹诺酮类，对革兰阴性菌和许多革兰阳性菌都有抗菌作用，尤其对耐药葡萄球菌也有作用。链球菌属、淋病奈瑟菌属引起的角膜炎首选青霉素G 100 000 U/mL，对于耐药的淋病奈瑟菌感染可使用头孢曲松钠。万古霉素对革兰阳性球菌有良好的杀灭作用，尤其对耐药的表皮葡萄球菌和金黄色葡萄球菌[如抗甲氧西林的菌株(简称MRSA和MRSE)]的敏感性较高，可作为严重的难治性细菌性角膜炎的二线用药。

局部使用抗生素是治疗细菌性角膜炎最有效途径。局部使用剂型包括滴眼液、眼膏、凝胶剂、缓释剂。急性期用强化的局部抗生素给药模式即高浓度的抗生素滴眼液频繁滴眼(每15～30分钟滴眼1次)，严重病例，可在开始30分钟内，每5分钟滴药1次，使角膜基质很快达到抗生素治疗浓度，然后在24～36小时内，维持1次/30分钟的点眼频度。局部药液还可以冲走眼表的细菌、抗原以及具有潜在破坏性的酶。眼膏剂型和凝胶剂型可增加药物在眼表停留，保持眼表润滑，同时保证用药的延续性，特别适合儿童使用。浸泡抗生素溶液的胶原盾，可提高抗生素生物利用度，同时还起到治疗性角膜接触镜的作用，促进溃疡区上皮愈合。

结膜下注射药物可提高角膜和前房的药物浓度，但存在局部刺激性，多次注射易造成结膜下出血、瘢痕化。一些研究表明配制强化抗生素滴眼液具有与结膜下注射同样的效果。但在某些特定情况下如角膜溃疡发展迅速将要穿孔或患者使用滴眼液依从性不佳时，可考虑使用结膜下注射的给药模式(首次24～48小时内，每隔12～24小时在不同部位注射)。此外使用泪点胶原塞，可减少泪液排出，增加抗生素在眼表的停留时间。采用脂质体包被，离子透入疗法等均可提高角膜药物浓度。

如果存在以下情况：巩膜化脓、溃疡穿孔、有眼内或全身播散可能的严重角膜炎，继发于角膜或巩膜穿通伤，或无法给予理想的局部用药，应在局部点眼的同时全身应用抗生素。治疗过程中应根据细菌学检查结果及药物敏感试验，及时调整使用有效抗生素。需要注意药敏试验结果不能完全等同于实际应用效果，临床实践中发现一些药敏试验筛选出的抗生素实际治疗效果并不理想，而一些相对不敏感的抗生素治疗效果却更为满意。这是因为抗生素的药效除了与对细菌的敏感性有关外，药物剂型、使用浓度、组织穿透性、患者使用依从性等也是重要的影响因素。病情控制后，局部维持用药一段时间，防止复发，特别是铜绿假单胞菌性角膜溃疡。

并发虹膜睫状体炎者应给予1%阿托品滴眼液或眼膏散瞳。局部使用胶原酶抑制剂如依地酸二钠、半胱氨酸等，抑制溃疡发展。口服大剂量维生素C、B族维生素有助于溃疡愈合。药物治疗无效、病情急剧发展，可能或已经导致溃疡穿孔，眼内容物脱出者，可考虑行治疗性角膜移植。住院患者应该采取隔离措施，预防院内交叉感染。

二、真菌性角膜炎

真菌性角膜炎是一种由致病真菌引起的致盲率极高的感染性角膜病变。随着抗生素和类固醇皮质激素的广泛使用以及对本病的认识和诊断水平的提高，其发病率不断增高。

(一)病原学

真菌性角膜炎在热带、亚热带地区发病率高，有超过105种真菌可引起眼部感染，但主要是镰孢属、弯孢属、曲霉属和念珠菌属四大类(表6-3)，前3种为丝状真菌，其引起的角膜感染多见于农民或户外工作人群，其工作生活环境多潮湿，外伤是最主要的诱因，其他诱因包括长期使用激素/抗生素造成眼表免疫环境改变或菌群失调，过敏性结膜炎，佩戴接触镜。念珠菌属酵母，此型感染多继发于已有眼表疾病(干眼症，眼睑闭合不全，病毒性角膜炎)或全身免疫力低下者(糖尿病，免疫抑制)。世界各地区之间致病真菌属存在较大差异，印度等地曲霉菌属是主要致病真菌，而在北美则报道白色念珠菌是主要致病菌。我国的首位致病真菌已从曲霉菌属替换为镰孢菌属，其原因是农药和化肥的广泛使用，导致土壤中对镰孢菌属起拮抗作用的假单胞菌属减少，从而镰刀菌大量滋生。

(二)临床表现

本病多有植物性角膜外伤史(例如树枝、甘蔗叶、稻草)或长期用激素和抗生素病史。起病缓慢，亚急性经过，刺激症状较轻，伴视力障碍。角膜浸润灶呈白色或乳白色，致密，表面欠光泽呈牙膏样或苔垢样外观，溃疡周围有胶原溶解形成的浅沟或抗原抗体反应形成的免疫环。有时在角膜感染灶旁可见伪足或卫星样浸润灶，角膜后可有斑块状沉着物。前房积脓呈灰白色，黏稠或呈糊状。除了以上共同特征外，部分菌属引起的角膜感染有一定特征性。茄病镰刀菌性角膜炎病程进展迅速，病情严重，易向角膜深部组织浸润，数周内引起角膜穿孔及恶性青光眼等严重并发症。曲霉属性角膜炎的症状及进展速度较茄病镰刀菌慢，药物治疗效果较好。弯孢属角膜感染特点为局限于浅基质层的羽毛状浸润，进展缓慢，对那他霉素治疗反应较好，多能治愈，角膜穿孔等并发症发生率低。

表 6-3　眼部常见致病真菌

透明丝状真菌	暗色孢科丝状真菌	酵母
镰孢菌（茄病镰刀菌、尖孢镰刀菌）	弯孢属（月状弯孢霉菌）	念珠菌属（白色念珠菌）
曲霉（烟曲霉）		
放线菌属		
青霉属（橘青霉）		
枝顶孢霉		

丝状真菌穿透性强，菌丝能穿过深层基质侵犯角膜后弹力层，甚至进入前房侵犯虹膜和眼内组织，一旦进入前房，病情则变得极难控制，其常见病变部位在后房，局限于虹膜与晶状体之间的后房周边部，形成顽固的真菌性虹膜炎及瞳孔膜闭，可继发青光眼。此外，可导致并发性白内障及真菌性眼内炎。

（三）诊断

临床上可根据植物性角膜损伤后的感染史，结合角膜病灶的特征做出初步诊断。实验室检查找到真菌和菌丝可以确诊。常用快速诊断方法有角膜刮片Gram和Giemsa染色、10%～20%氢氧化钾湿片法、乳酚棉蓝（LPCB）染色、乌洛托品银染色、荧光钙白染色、PAS染色等。真菌培养可使用血琼脂培养基、巧克力培养基、马铃薯葡萄糖琼脂培养基和Sabouraud培养基，30～37 ℃培养3～4天即可见真菌生长，培养时间为4～6周，培养阳性时可镜检及联合药敏试验。角膜刮片及培养均为阴性，而临床又高度怀疑者，可考虑做角膜组织活检。患者不接受角膜活检时，可用带微孔的硝酸纤维膜盖在角膜溃疡表面，如印迹细胞学取材一样，施加压力后，将纤维膜送检。此外，免疫荧光染色、电子显微镜检查和PCR技术也用于真菌角膜炎的诊断，其中PCR技术是近年新出现的检测技术，最大优点在于缩短了检测等待时间，通过对样品中真菌DNA进行扩增后筛选阳性结果，其敏感性高于真菌培养，但是特异性只有88%。角膜共焦显微镜作为非侵入性检查手段可在疾病早期阶段直接发现病灶内的真菌病原体。

(四)治疗

局部使用抗真菌药治疗。包括多烯类(如0.25%两性霉素B滴眼液、5%那他霉素)咪唑类(如0.5%咪康唑滴眼液)或嘧啶类(如1%氟胞嘧啶滴眼液),目前,0.15%两性霉素B和5%那他霉素滴眼液是抗真菌性角膜炎的一线药物。如果实验室检查证实病原菌是丝状菌属,则首选5%那他霉素;如果病原菌是酵母属,则可选用0.15%两性霉素B、2%氟康唑、5%那他霉素或1%氟胞嘧啶。抗真菌药物联用有协同作用,可减少药物用量,降低毒副作用,目前较为肯定的联用方案有氟胞嘧啶+两性霉素B或氟康唑,利福平+两性霉素B等。

抗真菌药物局部使用,0.5~1小时滴用一次,增加病灶区药物浓度,晚上涂抗真菌眼膏。感染明显控制后方逐渐减少使用次数。如果病情较重,可增加其他给药方式,可结膜下注射抗真菌药如咪康唑5~10 mg或两性霉素B 0.1 mg。也可全身使用抗真菌药物如静脉滴注咪康唑10~30 mg/(kg·d),分3次给药,每次用量一般不超过600 mg,每次滴注时间为30~60分钟。也可用0.2%氟康唑100 mg静脉滴注。抗真菌药物起效慢,因此需仔细观察临床体征评估疗效,药物起效体征包括疼痛减轻,浸润范围缩小,卫星灶消失,溃疡边缘圆钝等。治疗过程中注意药物的眼表毒性,包括结膜充血水肿,点状上皮脱落等,药物治疗应至少持续6周。

近年研究表明免疫抑制剂环孢素A(CsA)和FK506对真菌有抑制作用,体外实验证实CsA和FK506明显阻碍茄病镰刀菌、尖孢镰刀菌及烟曲霉的生长,对白色念珠菌则无效,但和氟康唑联用时可增强抗念珠菌效果。利福平是大环内酯类药物,可以和FK结合蛋白形成复合物抑制其靶激酶活性,对酵母菌和新型隐球菌感染有治疗作用。此外,动物模型中证实0.02%聚六亚甲基双胍可显著抑制镰刀菌的生长,氯己定也被证实有一定的抗真菌作用。在另一项前瞻性,随机双盲试验中发现1%碘胺嘧啶银眼膏对曲霉和镰孢菌引起的角膜炎有良好的治疗作用,效果优于1%咪康唑眼膏。特异性破坏真菌细胞壁的药物FK463,已进入临床试验,具有良好的应用前景。

并发虹膜睫状体炎者,应使用1%阿托品滴眼液或眼膏散瞳。不宜使用糖皮质激素。

即使诊断明确,用药及时,但仍有15%~27%患者病情不能控制,这可能和致病真菌侵袭性、毒性、耐药性以及患者伴发的炎症反应强烈有关,此时需考虑手术治疗,包括清创术、结膜瓣遮盖术和角膜移植术。早期施行病灶清创术可促进药物进入角膜基质,提高病灶中的药物浓度和清除病原体。结膜瓣遮盖术可清除角膜真菌，同时利用结膜瓣供血充分的特点，提高药物的渗透性，使角膜局部的药物浓度增高，达到杀灭真菌的目的，但为病理性愈合，遗留明显的角膜瘢痕。角膜溃疡接近或已经穿孔者，可考虑行治疗性角膜移植术。以穿透性角膜移植术为宜，术时应尽量切除感染的角膜组织，角膜环钻的范围，除病灶外，还应包括病灶周围 0.5 mm 的透明组织。板层角膜移植只适用于病灶可以板层切除干净的病例。术后选用敏感的、毒性较低的抗真菌药物治疗，以防止术后感染复发。

本病在病变局限时已得到控制者，可获得较好的预后；若出现角膜穿孔或真菌已侵入前房引起真菌性眼内炎，预后则非常差，甚至导致摘除眼球。

三、单纯疱疹病毒性角膜炎

单纯疱疹病毒(herpes simplex virus，HSV)引起的角膜感染称为单纯疱疹病毒性角膜炎(herpes simplex keratitis，HSK)简称单纯疱疹角膜炎。此病为最常见的角膜溃疡，而且在角膜病中致盲率占第一位，全球可能有超过 1 千万的 HSK 患者。本病的临床特点为反复发作，由于目前尚无有效控制复发的药物，多次发作后角膜混浊逐次加重，常最终导致失明。

(一)病原学及发病机制

HSV 是一种感染人的 DNA 病毒，分为两个血清型：HSV-1 和 HSV-2。眼部感染多数为 HSV-1 型(口唇疱疹也是该型感染)。少数人为 HSV-2 致病。HSV 引起角膜感染的严重程度和致病病毒株类型相关。

HSV 引起感染分为原发和复发两种类型。绝大多数成年人都接触过 HSV，人群中 HSV-1 的血清抗体阳性率为 50%～90%，大部分没有引起任何临床症状。原发感染后，HSV 潜伏在三叉神经节，三叉神经任何一支所支配区的皮肤、黏膜等靶组织的原发感染均可导致三叉神经节感觉神经元的潜伏感染。近来，已测出了 HSV 特异性核苷酸序列，并且从无复发感染征象的慢性 HSK 患者切除的角膜移植片中培养出 HSV，提示人角膜亦是 HSV 潜伏的场所。

复发性 HSV 感染是由潜伏病毒的再活化所致。当机体抵抗力下降，如患感冒等发热性疾病后，全身或局部使用类固醇皮质激素，免疫抑制剂等时，活化的病毒，沿神经轴突逆行到眼表或角膜的上皮细胞，引起 HSV 复发性、溶细胞性感染。

免疫功能强的个体感染 HSV 后有自限性，而免疫能力低下包括局部使用激素者、HSV感染呈慢性迁延不愈、损害程度增加。机体针对病毒颗粒或病毒改变性状的细胞发起的免疫反应引起角膜基质和内皮病变。现在有证据表明，活化的HSV还可感染眼前节组，织如虹膜、小梁网。

(二)临床表现

1.原发HSV感染

原发HSV感染常见于幼儿，有全身发热，耳前淋巴结肿大，唇部或皮肤疱疹，有自限性。眼部受累表现为急性滤泡性结膜炎，假膜性结膜炎，眼睑皮肤疱疹，点状或树枝状角膜炎。其特点为树枝短，出现时间晚，持续时间短。不到10%的患者发生角膜基质炎和葡萄膜炎。

2.复发HSV感染

发热、疲劳、紫外线照射、外伤、精神压力，月经以及一些免疫缺陷病，可使单纯疱疹病毒感染复发。多为单侧，也有4%～6%的患者为双侧发病。其包括树枝状和地图状角膜炎，非坏死性和坏死性角膜基质炎和葡萄膜炎等。常见症状有畏光、流泪、眼睑痉挛等，中央角膜受累时视力下降明显。因角膜敏感性下降，患者早期自觉症状轻微，可能贻误就诊时机。

(1)树枝状和地图状角膜炎：HSV引起角膜上皮的病变形式多样，早期可表现为点状角膜炎、卫星灶角膜炎、丝状角膜炎，但都为一过性，多在1～2天内发展为树枝状角膜溃疡。树枝状角膜溃疡是HSV角膜炎最常见的形式，溃疡形态似树枝状线性走行，边缘羽毛状，末端球样膨大，荧光素染色后，溃疡形态更易观察。进展期病例，HSV沿树枝状病灶呈离心性向周边部及基质浅层扩展，形成地图状溃疡，溃疡边缘失去羽毛状形态，角膜敏感性下降。大多数患者的HSV角膜上皮炎通常3个星期左右自行消退。HSV感染引起上皮下混浊，位于原发上皮缺损区下方，范围稍大，位置表浅，多在1年左右消失。

(2)角膜基质炎和葡萄膜炎：角膜基质炎是引起视力障碍的一种复发性HSK。几乎所有角膜基质炎患者同时或以前患过角膜上皮炎。HSV眼病的复发次数与角膜基质炎的发生与否密切相关。角膜基质炎有非坏死性和坏死性两种临床类型。

非坏死性角膜基质炎：最常见的类型是盘状角膜炎。角膜中央基质盘状水肿，不伴炎症细胞浸润和新生血管。后弹力层可有皱褶。伴发前葡萄膜炎时，在水肿区域角膜内皮面出现沉积物。盘状角膜炎是基质和内皮对病毒的抗原体反应引起，免疫功能好的患者病情有自限性，持续数周至数月后消退。慢性或复发性HSV盘状角膜炎偶可出现持续性大疱性角膜病变。

坏死性角膜基质炎：表现为角膜基质内单个或多个黄白色坏死浸润灶。坏死性角膜基质炎常诱发基质层新生血管，表现为一条或多条中、深层基质新生血管，从周边角膜伸向中央基质的浸润区。坏死性基质炎可使角膜出现溃疡、变薄甚至穿孔。

HSV在眼前节组织内复制，引起前葡萄膜炎、小梁网炎时，可波及角膜内皮，诱发角膜内皮炎。

近年来有学者提出对HSK进行重新分类，根据角膜病变累及部位和病理生理特点分为4类：上皮型角膜炎（角膜水疱型、树枝状角膜炎、地图状角膜炎、边缘性角膜炎）、神经营养性角膜病变（点状角膜上皮缺损、神经营养性角膜溃疡）、基质型角膜炎（坏死性基质型角膜炎、免疫性基质型角膜炎）、内皮型角膜炎（盘状角膜内皮炎、弥漫性角膜内皮炎、线状角膜内皮炎）。此种分类方法有助于更好地理解HSK不同类型的病变特点，从而进行针对性的治疗。

（三）诊断

根据病史、角膜树枝状、地图状溃疡灶或盘状角膜基质炎等体征可以诊断。实验室检查有助于诊断，如角膜上皮刮片发现多核巨细胞，角膜病灶分离到单纯疱疹病毒，单克隆抗体组织化学染色发现病毒抗原。PCR技术可检测角膜、房水、玻璃体内及泪液中的病毒DNA，是印证临床诊断的一项快速和敏感的检测方法。近年发展的原位PCR技术敏感性和特异性更高。

（四）治疗

治疗原则为抑制病毒在角膜内的复制，减轻炎症反应引起的角膜损害。

1.树枝状角膜炎

树枝状角膜炎可以行清创性刮除病灶区上皮的治疗，以减少病毒向角膜基质蔓延。感染HSV后角膜上皮连接疏松，易于刮除。碘剂烧灼无益，还可能导致化学损伤，不主张采用。上皮去除后，加压包扎，上皮缺损通常在72小时内修复，联合抗病毒药使用可加速上皮愈合，但要注意药物的毒性。

2.药物治疗

常用抗病毒药物有阿昔洛韦（简称ACV），滴眼液为0.1%，眼膏为3%；1%三氟胸腺嘧啶核苷；安西他滨，滴眼液为0.05%，眼膏为0.1%；碘苷（简称IDU），滴眼液为0.1%，眼膏为0.5%；利巴韦林，滴眼液为0.1%及0.5%，眼膏0.5%。急性期每1～2小时点眼1次，晚上涂抗病毒药物眼膏。

ACV局部滴用角膜穿透性不好，房水浓度低，因此对基质型和内皮型角膜炎治疗效果欠佳。眼膏剂型部分程度上可以弥补这种缺陷，使用3%ACV眼膏5次/天，持续使用14天，可获得较理想的HSK治疗效果。有报道认为阿昔洛韦合并高浓度干扰素滴眼有较佳疗效。严重的HSV感染，需口服阿昔洛韦。近年来一些旨在改善ACV双相溶解性，提高药物生物利用度的研究成为热点，VACV(伐昔洛韦)和val-val-ACV是阿昔洛韦的前体药，组织穿透性提高了5～6倍，具有较好的临床应用前景。针对病毒复制环节中的关键酶和需要的特殊原料，许多学者研发了大量拮抗病毒活性的药物如谷氨酰胺类似物L-DON、视黄原酸盐复合物D609、乳铁蛋白等，但上述药物仍处于实验室研究阶段，短期内难以在临床使用。

完全由免疫反应引起的盘状角膜基质炎，一般临床上可使用激素治疗。但也有观点认为免疫功能正常者，通常有自限性，不需使用激素，以免引起细菌/真菌的超级感染、角膜溶解、青光眼等严重并发症。只有存在强烈炎症反应的病灶，才使用激素冲击治疗，而且必须联合抗病毒药物控制病毒复制。

有虹膜睫状体炎时，要及时使用阿托品滴眼液或眼膏散瞳。

3.手术治疗

已穿孔的病例可行治疗性穿透性角膜移植。HSV角膜溃疡形成严重的角膜瘢痕，影响视力，穿透性角膜移植是复明的有效手段，但手术宜在静止期进行为佳。术后局部使用激素同时应全身使用抗病毒药物。

4.单纯疱疹病毒角膜炎

单纯疱疹病毒角膜炎容易复发，1/3患者在原发感染2年内出现复发。口服阿昔洛韦400 mg，2次/天，持续1年，可减少HSK复发率。此外应用基因工程制取无毒力活疫苗包括复制缺陷的HSV-1突变株或重组HSV基因亚单位疫苗(HSVgD)，以及表达HSV糖蛋白的质粒DNA疫苗，进行机体的主动免疫显示了一定的应用前景，但尚无前瞻性多中心临床研究。控制诱发因素对于降低复发率也很重要。

四、蚕食性角膜溃疡

蚕食性角膜溃疡(Mooren角膜溃疡)是一种自发性、慢性、边缘性、进行性、疼痛性角膜溃疡。确切病因不清，可能的因素包括外伤、手术或感染(寄生虫感染、带状疱疹、梅毒、结核、丙型肝炎)等。

(一)病理及免疫学特点

蚕食性角膜溃疡患者切除的结膜显示大量的浆细胞、淋巴细胞和组织细胞浸润。另外，邻近角膜溃疡灶的结膜有胶原溶酶产生。患者血清中有角膜、结膜上皮抗体，而且血清的免疫复合物水平比正常人群高。可能为某些炎症或感染因素诱导改变了角膜上皮及结膜的抗原性，从而使机体产生自身抗体，进一步导致补体激活、中性粒细胞浸润、胶原酶释放的免疫反应。角膜开始坏死，释放更多的已改变的角膜抗原，病程进展直至角膜基质破坏。最近的研究表明，蚕食性角膜溃疡角膜基质出现的异常可溶性蛋白，以及病变角膜 *IL*-4 和 *IFN*-*r* 的表达，都提示该病可能是体液免疫为主、细胞免疫为辅的自身免疫性疾病。

(二)临床表现

本病多发于成年人，单眼 Mooren 溃疡常见于老年人。男女比例相似，病情进展缓慢。双眼发病者，进展迅速，治疗效果差，常伴有寄生虫血症。患者症状有剧烈眼痛、畏光、流泪及视力下降。病变初期，周边部角膜浅基质层浸润，几周内浸润区出现角膜上皮缺损，形成溃疡。缺损区与角膜缘之间无正常角膜组织分隔。溃疡沿角膜缘环行发展，浸润缘呈潜掘状，略为隆起，最终累及全角膜。溃疡向深层发展，引起角膜穿孔。溃疡向中央进展时，周边溃疡区上皮逐渐修复，伴新生血管长入，导致角膜瘢痕化、血管化。应排除其他可引起周边部角膜溃疡、角膜溶解性病变的胶原血管性疾病如类风湿关节炎、Wegener 肉芽肿等疾病，方能诊断此病。

(三)治疗

此病治疗相当棘手。局部可用皮质类固醇点眼或胶原酶抑制剂，如 2%半胱氨酸滴眼液。近年来发现，用 1%～2%环孢素 A 油剂滴眼液或 FK506 滴眼剂点眼，有一定疗效。为防止混合感染，局部应合并使用抗生素滴眼液及眼膏。适当补充维生素类药物，全身应用免疫抑制剂如环磷酰胺、甲氨蝶呤和环孢素 A 有一定疗效。

病灶局限于周边部且较为表浅，可行相邻的结膜切除，联合病灶区角巩膜病灶浅层清除术，可望控制病变。如病变已侵犯瞳孔区、或溃疡深有穿破危险者，可根据病变范围，采用新月形、指环形或全板层角膜移植。如角膜已穿破，可行双板层角膜移植或部分穿透性角膜移植。移植片均应带有角膜缘(干细胞)组织。术后继用环孢素 A 或 FK506 对于预防角膜病变复发有一定疗效。

五、角膜基质炎

角膜基质炎是一种以细胞浸润和血管化为特点的角膜基质非化脓性炎症，

通常不累及角膜上皮和内皮。血液循环抗体与抗原在角膜基质内发生的剧烈免疫反应和发病有关。先天性梅毒为最常见的原因,结核、单纯疱疹、带状疱疹、麻风、腮腺炎等也可引起本病。

(一)临床表现

先天性梅毒性角膜基质炎是先天性梅毒最常见的迟发表现,多在青少年时期(5～20岁)发病。发病初期为单侧,数周至数月后常累及双眼。女性发病多于男性。起病时可有眼痛、流泪、畏光等刺激症状,视力明显下降。早期可见典型的扇形角膜炎症浸润和角膜后沉着物(keratic precipitates,KP)。随着病情进展,出现角膜基质深层的新生血管,在角膜板层间呈红色毛刷状,最终炎症扩展至角膜中央,角膜混浊水肿。炎症消退后,水肿消失,少数患者遗留厚薄不同的瘢痕,萎缩的血管在基质内表现为灰白色纤细丝状物,称为幻影血管。先天性梅毒除角膜基质炎外,还常合并 Hutchinson 齿、马鞍鼻、口角皲裂、马刀胫骨等先天性梅毒体征。快速梅毒血清学检查和特异性密螺旋体抗体试验(FTA-ABS 和 MHA-TP)有助于诊断。

后天性梅毒所致的角膜基质炎,临床少见,多单眼受累,炎症反应比先天性梅毒引起的角膜基质炎要轻,常侵犯角膜某一象限,伴有前葡萄膜炎。

结核性角膜基质炎较少见,多单眼发病,侵犯部分角膜,在基质的中、深层出现灰黄色斑块状或结节状浸润灶,有分支状新生血管侵入。病程缓慢,可反复发作,晚期角膜遗留浓厚瘢痕。

其他的角膜基质炎见于 Cogan 综合征(眩晕、耳鸣、听力丧失和角膜基质炎)、水痘-带状疱疹病毒感染、EB 病毒感染以及腮腺炎、风疹、莱姆病、性病淋巴肉芽肿、盘尾丝虫病等疾病。

(二)治疗

全身给予抗梅毒、抗结核治疗。在炎症急性期,应局部使用睫状肌麻痹剂和类固醇皮质激素,以减轻角膜基质的炎症以及防止并发症如虹膜后粘连,继发性青光眼等。患者畏光强烈,可戴深色眼镜减少光线刺激。角膜瘢痕形成造成视力障碍者,可行角膜移植。

六、神经麻痹性角膜炎

神经麻痹性角膜炎为三叉神经遭受外伤、手术、炎症或肿瘤等破坏时,失去神经支配的角膜敏感性下降以及营养障碍,对外界有害因素的防御能力减弱,因而角膜上皮出现干燥及易受机械性损伤。遗传性原因包括遗传性感觉神经缺失和家族性自主神经异常。

(一)临床表现

因角膜敏感性下降,即使严重的角膜炎患者仍主观症状轻微,只有出现肉眼可见的眼红、视力下降,分泌物增加等症状方来就诊。神经营养性角膜病变通常发生在中央或旁中央下方的角膜,最初体征为荧光素染色见浅层点状角膜上皮着染,继而片状上皮缺损,甚至大片无上皮区域出现。反射性瞬目减少,如果继发感染则演变为化脓性角膜溃疡,极易穿孔。

在遗传性感觉神经病变患者由于有髓鞘神经纤维的减少,导致出现大范围、持续性的角膜上皮缺损。家族性自主神经异常的患者通常具有情绪不稳定、高血压、皮肤色斑、多汗、痛觉不敏感、反复呼吸道感染等特点。眼部表现为哭泣时无泪和角膜知觉减退,角膜炎随个体而不同,轻者点状上皮缺损,严重的发展为神经营养性溃疡。

(二)治疗

治疗措施包括使用不含防腐剂的人工泪液和眼膏保持眼表的湿润,用抗生素滴眼液及眼膏等预防感染,羊膜遮盖、佩戴软性接触镜或包扎患眼等促进角膜缺损灶的愈合。最近的研究发现局部应用神经生长因子可以促进慢性上皮溃疡的愈合。但这一治疗方法尚需进一步临床验证。药物治疗无效可行睑缘缝合术或用肉毒杆菌毒素 A 造成暂时性上睑下垂保护角膜,另外睑缘缝合可以减少泪液蒸发,防止眼表干燥。如已演变成化脓性角膜溃疡,则按角膜溃疡病原则处理。另要积极治疗导致三叉神经损害的原发疾病。

七、暴露性角膜炎

暴露性角膜炎是角膜失去眼睑保护而暴露在空气中,引起干燥、上皮脱落进而继发感染的角膜炎症。角膜暴露的常见原因:眼睑缺损、眼球突出、睑外翻、手术源性上睑滞留或闭合不全。此外面神经麻痹、深麻醉或昏迷也可导致此病。

(一)临床表现

病变多位于下 1/3 角膜。初期角膜、结膜上皮干燥、粗糙,暴露部位的结膜充血、肥厚,角膜上皮逐渐由点状糜烂融合成大片的上皮缺损,新生血管形成。继发感染时则出现化脓性角膜溃疡症状及体征。

(二)治疗

治疗目的是去除暴露因素、保护和维持角膜的湿润状态。具体措施为根据角膜暴露原因做眼睑缺损修补术或睑植皮术等。上睑下垂矫正术所造成的严重睑闭合不全,应立即手术处理恢复闭睑功能。夜间使用眼膏预防感染,或形成人工湿房保护角膜,其他措施同神经麻痹性角膜炎。

八、角膜软化症

角膜软化症由维生素 A 缺乏引起,如治疗不及时,则发生角膜干燥、溶解、坏死、穿破,最后形成粘连性角膜白斑或角膜葡萄肿。维生素 A 缺乏引起的眼部干燥症每年至少使全球 20 000～100 000 位婴幼儿盲目。主要病因为伴有麻疹、肺炎、中毒性消化不良等病程迁延的疾病或慢性消耗性疾病程中未及时补充维生素 A 等情况。也见于消化道脂类吸收障碍导致维生素 A 吸收率低。

(一)临床表现

双眼缓慢起病,夜盲症往往是早期表现,暗适应功能下降。泪液明显减少。结膜失去正常光泽和弹性,色调污暗,眼球转动时,球结膜产生许多与角膜缘平行皱褶,睑裂区内外侧结膜上见到典型基底朝向角膜缘的三角形泡沫状上皮角化斑,称 Bitot 斑。角膜上皮干燥、无光泽、感觉迟钝,出现灰白混浊,随后上皮脱落,基质迅速变薄、坏死,合并继发感染、前房积脓。如不及时发现处理,整个角膜软化、坏死、穿破,甚至眼内容物脱出。世界卫生组织将眼表改变分为 3 个阶段:①结膜干燥,无或有 Bitot 斑;②角膜干燥,点状上皮脱失角膜干凹斑;③角膜溃疡,伴有不同程度角膜软化。

维生素 A 缺乏还可致全身多处黏膜上皮角质化如皮肤呈棘皮状,消化道及呼吸道的上皮角化,患儿可能伴有腹泻或咳嗽。维生素 A 缺乏的幼儿还伴有骨骼发育异常。

(二)治疗

角膜软化症的治疗原则是改善营养,补充维生素 A,防止严重并发症。病因治疗是最关键的措施,纠正营养不良,请儿科或内科医师会诊,加强原发全身病的治疗。大量补充维生素 A,每天肌内注射 2.5 万～5 万 U,治疗 7～10 天,同时注意补充维生素 B_1。眼部滴用鱼肝油滴剂,每天 6 次。适当选用抗生素滴眼液及眼膏,以防止和治疗角膜继发感染。检查欠合作的幼儿患眼,应滴用表面麻醉剂后,用眼钩拉开眼睑后再滴眼,以免加压使已变薄的角膜穿破。

第四节　角膜肿瘤

一、角结膜皮样瘤

角结膜皮样瘤是一种类似肿瘤的先天性异常，肿物由纤维组织和脂肪组织构成，来自胚胎性皮肤，属典型的迷芽瘤。

(一)临床表现

出生就存在的肿物，随年龄增长和眼球发育略有增大。肿物多位于角巩膜颞下方，少数侵犯全角膜。外表色如皮肤，边界清楚，可有纤细的毛发存在。较大皮样瘤常可造成角膜散光，视力下降。中央部位的皮样瘤可造成患眼的弱视。Goldenhar 综合征伴有上睑缺损、副耳或眼部其他异常。

(二)治疗

角结膜皮样瘤治疗以手术切除为主，肿物切除联合板层角巩膜移植是最理想的手术方式。手术前后应及时验光配镜，对矫正视力不良者应配合弱视治疗，以期达到功能治愈。

二、上皮内上皮瘤

上皮内上皮癌又称角膜原位癌或 Bowen 病，是一种单眼发病，病程缓慢的上皮样良性肿瘤。

(一)临床表现

本病多见于老年，单眼发病，病程缓慢。病变多好发于角膜结膜交界处，为缓慢生长的半透明或胶冻样新生物，微隆起呈粉红色或霜白色，表面布满“松针”样新生血管，界限清楚，可局限生长。活检及组织病理学检查可确诊。

(二)治疗

可行肿瘤切除联合板层角膜移植术。博来霉素结膜下注射亦有较好的疗效。

三、角结膜鳞癌

角结膜鳞癌是一种原发性上皮恶性肿瘤，也可由上皮内上皮癌迁延多年，恶变而来。

(一)临床表现

本病多发于中老年男性。通常睑裂区角膜缘为好发部位,尤以颞侧常见。肿瘤呈胶样隆起,基底宽富有血管。肿瘤可向球结膜一侧深部发展,或在角膜面扁平生长蔓延。少数向眼内蔓延甚至侵犯眼眶组织。亦可沿淋巴向全身其他部位转移。继发感染时,可有浆液脓性分泌物,淋巴引流区淋巴结肿大压痛。组织病理学检查可以确诊。

(二)治疗

病变早期未突破前弹力层时,行广泛的结膜和角膜板层切除。施行“非接触”的病灶切除即在肿瘤侵犯区域边缘外 1～2 mm 的正常结膜及角膜处划界,然后开始剥离使肿瘤完全游离后去除,可达到根治目的。眼内组织或眼眶组织被肿瘤侵犯者需行眼球摘除或眶内容剜除术。

第七章 视网膜疾病

第一节 视网膜血管病

视网膜的血管系统是全身循环系统的组成部分之一，视网膜血管性疾病与全身状态特别是循环系统的状态紧密相关，因此，在视网膜血管性疾病的诊断、治疗和预防等多个重要环节均需要保持系统观念。

一、视网膜动脉阻塞

视网膜动脉阻塞是急性发作、严重损害视力的眼底病。依据累及血管的来源和级别不同，可分为视网膜中央动脉阻塞（central retinal artery occlusion，CRAO）、视网膜动脉分枝阻塞（branch retinal artery occlusion，BRAO）、视网膜睫状动脉和视网膜毛细血管前小动脉阻塞。

（一）病因及发病机制

视网膜动脉阻塞多见于患动脉硬化、高血压者，亦可见于手术中或术后的高眼压、眶内高压等情况。患者多为患心血管病的老年人，较少见于年轻患者。Hayreh 等观察患缺血型心脏病、血管意外者和男性吸烟者视网膜动脉阻塞的发病率与对照人群相比有非常显著的升高。导致血管阻塞的原因大多数为各种类型的栓子，尽管并非检眼镜下均能观察到。栓子的来源最常见于颈动脉硬化斑块，其次为心脏瓣膜。视网膜动脉内血栓形成也是 CRAO 的发病的重要原因，视网膜动脉发生硬化或炎症，使动脉内皮受损，血管内壁粗糙、狭窄，导致血栓易于形成。部分眼科手术中或术后的并发症，如视网膜玻璃体手术、眼眶手术中及术后高眼压，使视网膜动脉受压，以及手术直接损伤或刺激产生的应激反应持续较长时间，也可使视网膜动脉痉挛而阻塞。筛板是视网膜中央动脉阻塞的好发部位。

(二)临床表现

因发生阻塞的部位不同,症状各异。视网膜中央动脉阻塞(CRAO)发病突然,表现为单眼无痛性急剧视力下降至数指甚至无光感,发病前可以有一过性视力丧失并自行恢复的病史。如为视网膜动脉分枝阻塞(BRAO),则相应区域呈暗区。

CRAO 患眼瞳孔中等散大,直接对光反射明显迟钝或消失,间接对光反射灵敏。眼底典型表现为后极部视网膜灰白、水肿,黄斑相对呈红色,即"樱桃红点",这是由于黄斑中心神经上皮薄,视网膜水肿较轻,可以透见脉络膜而形成。视盘颜色较淡,动脉明显变细且管径不均匀,偶见红细胞在狭窄的管腔内滚动。如有栓子,在视盘表面或在动脉分叉处可见管腔内有白色斑块。一般视网膜动脉阻塞较少出血。

视网膜分支动脉阻塞者,沿该支血管分布区视网膜水肿。睫状支视网膜动脉阻塞单独发生者少见,后极部呈舌形视网膜水肿,中心视力严重受损。数周后,视网膜水肿消退,逐渐恢复透明,呈正常色泽,但血管仍细,黄斑区可见色素沉着或色素紊乱,视盘颜色明显变淡或苍白。

毛细血管前小动脉阻塞则表现为小片状灰白斑,即棉絮状斑,发生于全身疾病如糖尿病、高血压动脉硬化等情况下,可以不影响视力,数周或数月后可以消退。

荧光眼底血管造影(fluorescence fundus angiography,FFA)在视网膜动脉阻塞的急性期显示阻塞的视网膜动脉和静脉充盈时间均延长,动脉、静脉血流变细,视网膜循环时间亦延长。在疾病的恢复期,视网膜的功能可能已经明显损害,但血液灌注可以恢复,此时,在 FFA 中可无明显的异常发现。

(三)诊断与鉴别诊断

典型的病史和眼底改变诊断并不困难。分支动脉阻塞需与前节缺血性视神经病变相鉴别。一般前节缺血性视神经病变视力损害较轻,眼底无黄斑樱桃红改变,多数视盘水肿,部分视野缺损,且缺损区与生理盲点相连。FFA 视盘充盈不均匀,早期视盘节段性弱荧光,可资鉴别。

(四)治疗

因视网膜耐受缺血的时间短,较短时间内光感受器细胞即可死亡且不能逆转,故视网膜动脉阻塞需要急诊处理。立即给予球后注射阿托品或山莨菪碱,舌下含硝酸甘油或吸入亚硝酸异戊酯，静脉滴注血管扩张剂。发病数小时以内就诊者，可行前房穿刺术，迅速降低眼压，有可能将栓子冲向血管远端；亦可反复压迫眼球和突然放松压迫，改善灌注。疑血管炎者可给予糖皮质激素。同时，注意检查和治疗内科病，如高血压病、动脉粥样硬化，并给予神经营养药物。视网膜动脉阻塞的预后与阻塞的部位、程度、血管的状况关系密切，特别重要的是开始治疗的时间，发病后 1 小时以内阻塞得到缓解者，有可能恢复部分视力，发病时间长则很难恢复。

对于已经发生 CRAO 的患者应积极查找病因，高龄者应进行颈动脉多普勒超声检查，了解是否存在颈动脉硬化斑块，相对年轻的患者应注意排查心脏瓣膜病变，另外，还需注意进行系统性血管炎的问询和检查。

(五)预防

视网膜动脉阻塞的发病与全身血管疾病有关，特别是老年人应控制血压、防止动脉粥样硬化，避免紧张、情绪波动等。眼科手术中和术后应提高警惕，随时监测，防止发生高眼压。

二、视网膜静脉阻塞

视网膜静脉阻塞(retinal vein occlusion，RVO)是仅次于糖尿病性视网膜病变的常见视网膜血管疾病。患眼视力易于受损甚至因并发症而致盲。多见于年龄较大的患者，但亦有年轻患者发病。根据静脉阻塞发生的部位分为视网膜中央静脉阻塞、半侧中央静脉阻塞、分支静脉阻塞。

(一)病因及发病机制

各种原因所致血管壁内皮受损，血液流变学、血流动力学的改变，以及眼压和眼局部受压等多种因素均可致静脉阻塞。年龄较大者发病较多，与心脑血管疾病、动脉硬化、高血压、糖尿病等危险因素关系密切，局部因素与开角型青光眼有关。有学者对 913 例视网膜静脉阻塞患者发病的危险因素进行统计显示：患高血压占 57.8%，动脉硬化占 67.49%，血液黏稠度增高占 24.6%，糖尿病占 6.2%，原发性青光眼占 1.5%。Hayreh 检查 674 例 CRVO 和半侧 RVO 病例，患青光眼为 9.9%，高眼压为 16.2%，明显高于普通人群。低于 50 岁者多与局部或全身炎症、血液流变学改变等有关。根据阻塞部位的不同，发病原因也有差异，总干阻塞多与高血压、动脉硬化、血黏度增高、眼压增高等因素有关；而分枝阻塞多与血脂高、视网膜动脉硬化有关。高血压患者视网膜动脉管径细，静脉血流变缓，易于淤滞或阻塞。由于解剖原因，在筛板处视网膜中央动、静脉紧邻，且视网膜动脉和静脉交叉处有共同的鞘膜，在动脉硬化时，邻近或交叉的动脉压迫管壁较薄弱的静脉，使静脉管腔变窄，内皮受压细胞水肿、增生，管腔进一步变窄，发生阻塞。同样，血管炎症时管壁水肿、内壁粗糙、管腔变窄、血流受阻，易形成血栓而发病。关于 RVO 的发病机制尚未完全明了，已有大量关于血栓形成相关因子的研究，如缺乏 C 蛋白、S 蛋白及抗凝血酶Ⅲ等，倾向于血栓形成。但对于上述因子是否确定为致病的病因仍存在争议，特别是在无高危因素的患者中，目前较一致的观点是高同型半胱氨酸血症和抗磷脂综合征有可能是视网膜静脉阻塞的病因。

（二）临床表现

发病初期患者的症状多为突然出现的不同程度的视力障碍，但轻者可无自觉症状或仅有少许黑影。

1.视网膜中央静脉阻塞

视网膜中央静脉阻塞（central retinal vein occlusion，CRVO）有不同的分型法，多分为两型，即非缺血型和缺血型，此外，尚有青年型 CRVO 和半侧型 CRVO。缺血型 CRVO 临床表现、并发症和预后均较非缺血型严重。

（1）非缺血型 CRVO：病变较轻，未累及黄斑时患者无视力下降或有轻度视力下降，眼底静脉充盈、迂曲，沿血管散在出血，多为浅层线状或片状，直至周边部（图 7-1）。但病程较长者可出现黄斑水肿或黄白色星芒状硬性渗出，近中心凹可见暗红色花瓣状的黄斑囊样水肿，此时，视力明显下降、视物变形。非缺血型病例出血多在数月吸收，血管逐渐恢复，但可遗留黄斑囊样水肿或轻的色素沉着，视力常不能复原。且约 1/3 的非缺血型患者可能发展为缺血型，故仍应随诊观察。

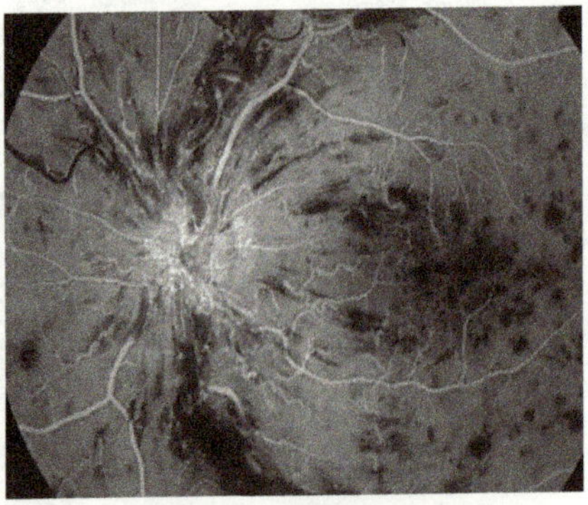

图 7-1 非缺血型 CRVO

FFA 示静脉未充盈，多处荧光遮蔽（出血）

(2)缺血型 CRVO:患眼视力下降,严重者患眼可表现相对性传入性瞳孔反应缺陷(relative afferent pupillary defect,RAPD),视网膜大量浅层出血,多呈火焰状或片状浓厚出血,后极部较多,常累及黄斑,周边部出血较少且小;大血管旁有多少不等的棉绒斑,后极部的视网膜水肿,视盘边界不清,视网膜静脉显著迂曲、扩张,呈腊肠状,血柱色暗,部分视网膜及血管被出血掩蔽,甚至出血进入视网膜前或玻璃体。青年型 CRVO 一般症状较轻,预后较好,但亦有症状严重的个案,多与免疫学病变有关。半侧型 RVO 被认为是由视网膜中央静脉本身即分为两支所致,故其一支阻塞仍属于 CRVO,以上半侧或下半侧多见(图 7-2)。

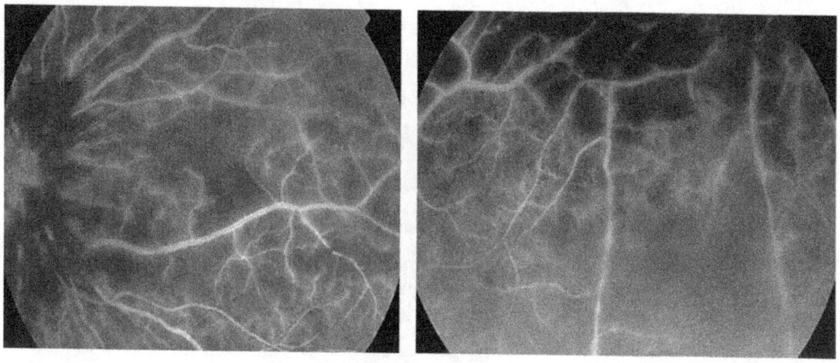

图 7-2 缺血型 CRVO

FFA 示各方向大片无灌注区

2.视网膜静脉分枝阻塞

视网膜静脉分枝阻塞(branch retinal vein occlusion,BRVO)多见于患动脉硬化的患者,常见于颞侧分支特别是颞上分支,鼻侧支少见。阻塞处动脉多位于静脉前,发生于静脉第一分支至第三分支的动静脉交叉处,亦有少数其他小分枝阻塞,如向黄斑阻塞。沿阻塞血管分布区视网膜呈火焰状出血,该支静脉较其他支明显扩张、迂曲,亦可见棉绒斑(图 7-3)。

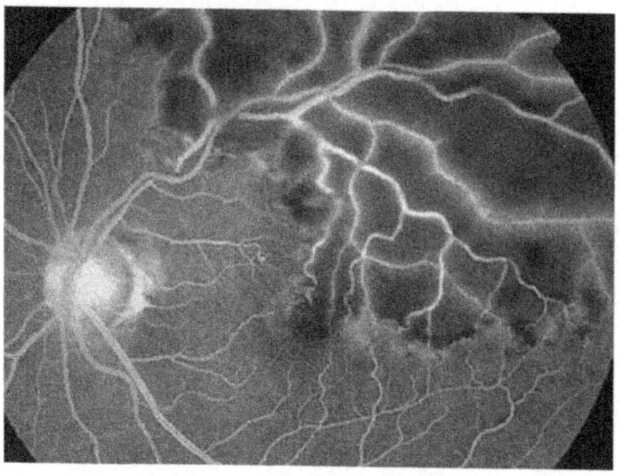

图 7-3 缺血型 BRVO

FFA 示该支静脉未充盈,病变区大片无灌注区

并发症：随着病程发展，黄斑持续缺血导致黄斑水肿，视力下降，久之可出现黄白色星芒状硬性渗出，或暗红色花瓣状的黄斑囊样水肿，患眼视物变形、视力明显下降。晚期，阻塞的血管可呈白线状，但荧光眼底血管造影显示仍有血流通过。

存在广泛视网膜毛细血管无灌注区的视网膜静脉阻塞并发症多、视力预后差。视网膜毛细血管无灌注区可以产生大量的血管生长因子，导致眼内新生血管形成。CRVO 患者的眼内新生血管多出现在虹膜上和房角处；而分支静脉阻塞引发的眼内新生血管多见于视网膜和视盘处。尽管，严重的病例也可发生虹膜新生血管。

一旦前房角和虹膜出现新生血管，可呈现虹膜红变，房角的新生血管收缩时会引起继发房角关闭，最终演变为难治的新生血管性青光眼(图 7-4)。一般最早可于原发病发作后 3 个月发生，但年轻患者倾向于更早出现，甚至在 1 个月内出现。

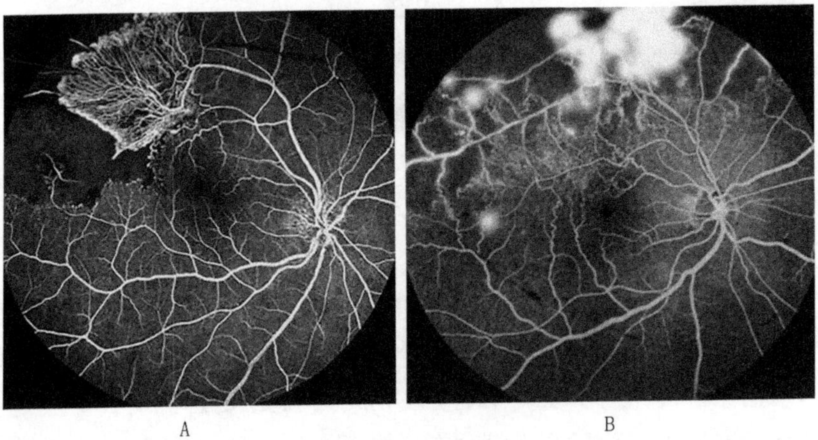

图 7-4 视网膜新生血管

A.FFA 造影早期像；B.晚期像

另外，眼内的任何部位的新生血管均结构不成熟、易于反复出血，当大量出血进入玻璃体时，则形成玻璃体积血、混浊。继而可以形成机化牵拉视网膜，最终可造成牵拉性视网膜脱离。牵拉性视网膜脱离和新生血管性青光眼均为视网膜静脉阻塞患者的致盲的重要原因。另外。长期的黄斑水肿和(或)黄斑缺血也是 CRVO 患者视力损害的重要原因。

不同型的视网膜静脉阻塞预后有较明显的差别，应行荧光眼底血管造影(FFA)检查，以便发现视网膜毛细血管无灌注区，有助于分型和指导治疗。荧光眼底血管造影显示静脉充盈时间延迟，血管管壁渗漏，毛细血管扩张、迂曲，部分病例出现大片毛细血管无灌注区，并可见由于缺血、缺氧而发生的微动脉瘤，视盘荧光素渗漏。晚期可见视网膜或视盘有侧支循环建立。视盘和(或)视网膜新生血管形成时，可见明显荧光渗漏。

(三)诊断

对于年龄较大的患者，有或无视力障碍，眼底中央或分支静脉扩张、迂曲，沿血管浅层出血，特别是患有高血压、动脉硬化和心脑血管病者，临床即可做出视网膜静脉阻塞的诊断。对于突然出现高度视力障碍、玻璃体内大量积血的具有高危因素的患者，特别是曾有视力减退并反复加重时，亦应考虑有缺血性视网膜静脉阻塞的可能。

(四)鉴别诊断

1.视网膜静脉周围炎

患者多为年轻健康人，视网膜浅层出血，需与 RVO 进行鉴别。视网膜静脉周围炎的眼底出血及血管伴白鞘或血管白线多位于周边部。大多数患者双眼受累，先一眼有症状，检查另一眼周边视网膜可见血管伴白鞘或呈白线状及出血表现。

2.糖尿病性视网膜病变

因糖尿病亦是静脉阻塞的好发因素，应予鉴别。糖尿病性视网膜病变一般双眼眼底病变，程度可不同，多以深层出血点和微血管瘤为特点。

(五)治疗

目前，尚无具有确定疗效的药物用于治疗血管内的血栓，系统性抗凝药物治疗存在加重视网膜出血的风险，不推荐使用。所有 CRVO 的患者应查找病因，如高血压病、动脉粥样硬化或炎症等，针对病因进行治疗。对于疑为血管炎症者，可给予皮质类固醇治疗。目前，眼科临床上常用的一些治疗方法主要用于预防和治疗并发症。

1.激光光凝术

对于 CRVO 的患者，发现虹膜或房角新生血管者必须及时进行全视网膜光凝；确定为缺血型，但未查及新生血管者应密切随访，如无随访条件可行全视网膜光凝。

对于 BRVO 的患者，应在发现眼内新生血管(包括前后节)后进行病变区播散式光凝，如视网膜静脉阻塞区存在广泛的毛细血管无灌注，且患者无随访条件，可以依据具体病情决定是否行激光光凝。不伴有黄斑出血和缺血的黄斑水肿病例，若视力低于0.5，可考虑行黄斑水肿区散在激光光凝。

2.玻璃体切割术

玻璃体积血持续不吸收，视网膜脱离影响或威胁黄斑区，以及牵拉合并孔源性视网膜等情况是玻璃体切割术的适应证。

3.药物治疗

近年的研究显示玻璃体腔内注射长效激素或留置缓释皮质激素对CRVO患者的黄斑水肿有效。多种抗-VEGF药物（如雷珠单抗，贝伐单抗）玻璃体内注射，不仅可以用于治疗CRVO患者的黄斑水肿，提高视力、促进解剖复位，而且，还可用于抑制眼内新生血管。

以上治疗方法有时需要联合应用。

（六）预防

治疗心脑血管疾病，控制血压、血脂、血糖等危险因素。

三、视网膜静脉周围炎

视网膜静脉周围炎，主要因为静脉病变而得名，首先由Eales描述，又名Eales病。其他学者观察到病变可累及邻近小动脉，故称其为视网膜血管炎。但在临床实践中，视网膜血管炎为一大类病因迥异的疾病，视网膜静脉周围炎仅为其中的一个特别类型。静脉周围炎的患者多为健康男性青年，常双眼患病，但两眼病变的发病时间和严重程度可不一致。

本病的特点是反复发生视网膜玻璃体积血。现认为是一种特发性闭塞性血管病变。主要累及视网膜周边部，形成血管旁白鞘，广泛周边部无灌注区，以及新生血管。病因不明，曾有学者认为与结核病史有关，部分患者结核菌素皮肤试验阳性。也有学者认为与自身免疫反应增强有关。

（一）临床表现

双眼多先后发病，或一轻一重。突然发病，患眼无痛性急剧视力减退，可因发生大量玻璃体积血仅见光感或数指。透照法检查眼底时可无红光反射，或仅有微弱红光，但数日后大部分出血戏剧性地被吸收，甚至可恢复正常视力，此时检查眼底除玻璃体混浊外，视网膜静脉较充盈，病变主要位于周边部，受累的视网膜小静脉扩张、迂曲，甚至扭曲，血管旁伴白鞘。该区视网膜有浅层出血，如出血进入玻璃体内致玻璃体混浊。若缺血区累及黄斑则可形成黄斑囊样水肿（CME），视力明显减退。大量或反复多次出血，形成机化条索或片状机化膜，可发生牵拉性视网膜脱离，或牵拉视网膜裂孔，终致视网膜脱离。病程久后可发生并发性白内障，亦可出现虹膜新生血管，继发新生血管性青光眼，这些并发症均可致盲。

荧光眼底血管造影示受累的视网膜小静脉管壁染色，荧光素渗漏，毛细血管扩张，可见微血管瘤，周边可见大片状毛细血管无灌注区和严重渗漏荧光素的新生血管。

(二)诊断与鉴别诊断

患者为健康青年人，突然单眼或双眼先后发生眼底出血，出血量大则玻璃体混浊，眼底不能窥入。应同时散大另一眼瞳孔，仔细检查周边部视网膜，可能存在周边视网膜血管旁白鞘或呈白线状，伴有浅层出血，则可确诊。双眼严重玻璃体混浊的年轻患者，也应拟诊本病，行眼部B型超声波检查，了解有无牵拉性视网膜脱离。病程短的病例，经过休息数日有可能查见眼底，有利于诊断。应注意排除全身病所致眼内出血，如糖尿病。特别需要与视网膜静脉阻塞相鉴别。

(三)治疗

无确切疗效的药物。首先行病因检查，患结核病或有结核病史者，应行抗结核或结核菌素脱敏治疗，有其他免疫学异常者应予以治疗。新鲜出血时需安静休息。活血化瘀的中药可能有助于积血吸收。

1.激光治疗

在玻璃体混浊基本吸收后，行FFA检查的基础上，早期行光凝治疗无灌注病变区，对于减少产生新生血管和复发性出血，具有一定的疗效。

2.玻璃体手术

屈光质混浊的患者应行B超检查，了解视网膜情况。若超过3个月仍不吸收，或一旦发生牵拉性视网膜脱离，则行玻璃体切割术，清除混浊的玻璃体，行视网膜复位以及病变区光凝术。

四、高血压和动脉硬化的眼底改变

(一)动脉硬化性视网膜病变

动脉粥样硬化的主要病变是血管内膜硬化斑形成和中层肌纤维和弹力层被破坏，其病变主要累及主动脉、冠状动脉和脑动脉，而眼部动脉较少受累。少数情况下，在视盘附近可以观察到粥样硬化的白色斑块。视网膜中央动脉存在动脉粥样硬化斑块可以引发视网膜中央动脉和静脉阻塞。

视网膜中央动脉在视盘边缘发出分支后，直径$<100\ \mu m$，属于小动脉的范

畴，因此，眼底所见的动脉改变主要反映系统的小动脉硬化状态。正常的视网膜小动脉管壁无肌层，透明而不可见，仅见其血柱。动脉硬化时，动脉变细，走行变直，分支呈锐角，血管壁变厚、变硬，透明度降低，血柱欠清晰，动脉中心反光增强、变宽，呈铜丝状，进一步发展呈银丝状。不透明的动脉与静脉相交叉处出现"交叉压迫现象"，即当动脉位于静脉前，静脉受压部分变细，远端呈锥形扩张。而动脉位于静脉后时，则可见交叉部静脉呈"驼背"状。严重的动脉硬化眼底亦可出现出血、渗出等病变，与高血压视网膜病变相似。

(二)高血压性视网膜病变

高血压分为原发性高血压和继发性高血压，大约 90% 的患者为原发性高血压，继发性高血压仅是其疾病的一个症状，如肾病性高血压、妊娠高血压等，均因血压升高，随病程动脉发生改变，伴有其原发病的特点。依据国际统一的高血压标准，我国确定的高血压标准：收缩压≥18.7 kPa，舒张压≥12.0 kPa。高血压患者全身小动脉持续收缩、张力增加，长期的高血压即可引起动脉管腔狭窄，进而形成高血压小动脉硬化。高血压临床多为缓慢进行，但少数呈急进型发展。高血压早期患者眼底可正常，当全身动脉压升高时，眼底的改变如下。

(1)视网膜动脉管径的改变：正常视网膜血管对应的动脉、静脉管径比为 2∶3，高血压时视网膜动脉收缩，因动脉痉挛而狭窄变细的管径比可达到 1∶2 或 1∶3，管径粗细不均匀，血管扭曲，特别是黄斑区小血管更加明显。

(2)长期高血压导致高血压性视网膜动脉硬化，眼底可见视网膜动脉反光增宽、血柱颜色变浅、动静脉交叉压迫症等动脉硬化征。

(3)视网膜的内屏障受到破坏，液体和有形成分自血管内溢出，出现视网膜水肿、出血，黄斑区可见脂质性硬性渗出，呈星芒状排列，末梢小动脉痉挛性收缩，产生棉绒斑。

(4)急性高血压或称恶性高血压主要出现在突发的急性高血压情况下，如先兆子痫、子痫、嗜络细胞瘤，也可见于慢性高血压的突然急性升高。除视网膜出血、水肿、渗出外，出现视盘水肿对恶性高血压具有诊断意义。严重时脉络膜血管亦受损，大量血浆漏出，发生渗出性视网膜脱离。

以上眼底变化有助于全身疾病诊断和治疗参考。

(三)治疗

内科治疗全身疾病。

五、糖尿病性视网膜病变

糖尿病性视网膜病变(DR)是与持续高血糖及其他与糖尿病联系的状态(如高血压)相关的一种慢性、进行性、潜在危害视力的视网膜微血管疾病。在西方，DR是工作年龄阶段(20～64岁)首位的致盲原因。国内一组调查显示:病程在10年以上者无论年龄大小，眼底改变发生率均高。国内另一组调查显示:由于社会经济条件改善，人们的寿命显著延长，我国糖尿病患者日渐增多，1997年我国糖尿病患病率为2.51%，糖尿病患病率是1980年的3倍，糖尿病患者总数每年至少增加100万。病程10～14年者26%发生DR，病程15年以上为63%。我国糖尿病患者中DR的患病率达44%～51.3%。

DR发生的确切原因不详，可能与多元醇代谢通路的异常、蛋白质非酶糖基化产物的堆积、蛋白激酶C(PKC)的活化、血管紧张素转换酶系统的作用等有关。DR发生时的病理改变主要为视网膜毛细血管内皮损害包括选择性周细胞丧失、基底膜增厚、毛细血管闭塞和因内皮屏障功能失代偿发生的血浆成分渗漏。晚期的病例则出现新生血管及增殖。

在糖尿病患者群中，影响DR发生、发展的主要因素为病程和血糖控制水平。另外，高血压是重要的危险因素，很多血液学的和生物化学的异常与视网膜病变的患病率及严重程度相关，包括血小板的黏附性、红细胞的集聚性和血脂水平等。需要注意妊娠期DR可快速进展。

(一)临床表现

早期可无自觉症状，病变累及黄斑后有不同程度的视力减退。按病变严重程度将糖尿病性视网膜病变分为非增生期糖尿病性视网膜病变(NPDR或BDR)和增生期糖尿病性视网膜病变(PDR)，有利于了解该患者的预后和确定治疗方案。

1.非增生期糖尿病性视网膜病变的眼底表现

主要表现为视网膜微血管瘤、点状和斑状视网膜出血、硬性渗出、棉绒斑、视网膜水肿、毛细血管闭塞、视网膜小动脉异常、视网膜静脉扩张呈串珠、视网膜内异常血管。黄斑区水肿可引起视力下降。特别是形成黄斑囊样水肿(CME)后视力可明显下降。

2.增生期糖尿病性视网膜病变的眼底表现

增生期视网膜病变最核心的、与非增生期相区别的是视网膜新生血管的形成，即视网膜内的新生血管突破内界膜。临床表现包括在非增生性视网膜病变的基础上，可见视网膜新生血管、玻璃体积血、增生性新生血管膜、牵拉性视网膜脱离。缺血严重的病例可发生虹膜、房角新生血管形成，最终演变为新生血管性青光眼。

为准确反映眼底病变的严重程度及便于采取相应治疗，DR 多进行分期诊断。我国眼科界于 1983 年制定了自己的分期标准，目前多仍沿用。国际上比较通用的分期公布于 2002 年，该分期标准相对简单易记，且有黄斑水肿的分级使得分级与视力关系密切，见表 7-1、表 7-2。

表 7-1 糖尿病性视网膜病变分期标准

疾病严重程度	散瞳眼底检查所见
无明显视网膜病变	无异常
轻度 NPDR	仅有微动脉瘤
中度 NPDR	有微动脉瘤，轻于重度 NPDR 表现
重度 NPDR	无 PDR 表现，出现下列任一表现
	1.任意象限有多于 20 处的视网膜出血
	2.>2 个象限静脉串珠样表现
	3.>1 个象限显著的视网膜微血管异常
增生期糖尿病性视网膜病变	出现以下任一改变：新生血管形成、玻璃体积血或视网膜前出血

表 7-2 黄斑水肿的临床分级

轻度糖尿病性黄斑水肿	远离黄斑中心的后极部视网膜增厚和硬性渗出
中度糖尿病性黄斑水肿	视网膜增厚和硬性渗出接近黄斑但未涉及黄斑中心
重度糖尿病性黄斑水肿	视网膜增厚和硬性渗出累及黄斑中心

(二)治疗

严格控制血糖，治疗高血压病、高脂血症，定期检查眼底及必要时行荧光眼底血管造影。

1.激光光凝术治疗

激光光凝术治疗用于增生期。做全视网膜光凝(PRP)术，破坏缺血区视网膜，减少需氧量，以防止新生血管形成，并使已形成的新生血管退化，阻止病变继续恶化。对黄斑水肿和黄斑囊样水肿可行氪黄激光局灶术，减轻水肿。

2.玻璃体切割术

玻璃体积血长时间不吸收、牵拉性视网膜脱离，特别是即将或新发生的黄斑部脱离，应行玻璃体切割术。术中同时行全视网膜光凝术，防止复发出血。

3.全身使用改善微循环药物

可作为辅助治疗。

4.抗 VEG 下药物

近年采用玻璃体内注射抗 VEGF 药物治疗糖尿病性黄斑水肿和眼内新生血管取得了较好的疗效。

（三）预防

由于糖尿病性视网膜病变晚期会严重损害视力，以致不可恢复的盲，所以及时防治十分重要。发现糖尿病后，在内科医师指导下严格控制血糖、血压、血脂，定期检查眼底。一旦出现增生性病变，及时行激光光凝术，防止进一步发生新生血管的一系列并发症，保存残留的视力。鉴于糖尿病性视网膜病变患者及由此致盲者与日俱增，因此，加强科普宣传，早期诊断、早期治疗已成为防盲工作中的重要任务。

六、Coats 病

Coats 病以视网膜血管异常扩张和视网膜内层及外层渗出为特征，又称为外层渗出性视网膜病变，或视网膜毛细血管扩张症。好发于健康的男童，男性明显多于女性，2/3 的患者于 10 岁前发病。多单眼受累，病因不明。但其他年龄段的患者亦可发生成年型 Coats 病。

（一）临床表现

婴幼儿患者常在家长发现患眼斜视或学龄儿体格检查时发现一只眼视力低下方来就诊。因此，眼底改变常为晚期。病变区视网膜的毛细血管异常是本病的特点。多在视网膜血管第二分支后，呈现扭曲、囊样扩张或串珠样，新生血管少见。视网膜血管下可见深层黄白色渗出，间有发亮的胆固醇结晶、点状或片状出血，因渗出使视网膜略隆起不平，累及黄斑可见星状或环形硬性渗出，时间久者黄斑区形成致密的机化斑块，并参有黑色素。血浆渗出量多则可致视网膜隆起，大量渗出造成广泛渗出性视网膜脱离，严重者可呈球形隆起贴近晶状体，并可继发虹膜睫状体炎、新生血管性青光眼、并发性白内障，最终导致眼球萎缩。荧光眼底血管造影有助于发现血管的异常扩张、扭曲、视网膜无灌注区和新生血管。

（二）诊断与鉴别诊断

根据出现原因不明的异常血管扩张、扭曲、微血管瘤或血管呈串珠样改变，

FFA 显示异常血管明显渗漏，即可诊断为 Coats 病。需要与白瞳征和其他血管病相鉴别。

1.视网膜母细胞瘤

视网膜母细胞瘤是常见的白瞳征。在间接检眼镜下视网膜母细胞瘤呈实性隆起，B 超显示其内为弱回声或中强回声，60%～80%有强光斑回声（钙化斑），彩色多普勒超声成像（CDI）于实性隆起强光斑内，可见与视网膜血管相延续的、红蓝相伴行的血流。而 Coats 病在间接检眼镜下隆起的视网膜多无实性肿块，B 超检查脱离的视网膜下有细弱、均匀、可移动的点状回声，是与本病重要的鉴别点。

2.其他血管病

成人型患者需与 Eales 病、视网膜分支静脉阻塞、糖尿病性视网膜病变等血管性病变相鉴别。

（三）治疗

早期行血管病变区和无灌注区的光凝术或冷凝术治疗，防止渗出性视网膜脱离和新生血管形成。已发生广泛渗出性视网膜脱离的患眼，可结合放视网膜下液及冷冻，严重的病例可以试行玻璃体切割术，可能挽救部分患眼免于致盲。

七、早产儿视网膜病变

（一）概述

早产儿视网膜病变（retinopathy of prematurity，ROP），曾称为晶状体后纤维增生症。患儿多为胎龄 32 周以下，出生体重不足 1 500 g，有吸入高浓度氧史的早产儿或发育迟缓的低体重儿。随着低体重新生儿的成活率提高，ROP 的患儿亦日益增多。ROP 是婴儿致盲的重要原因，也是导致白瞳征的重要眼病之一。早产、出生低体重和吸高浓度氧为已知的发病因素。

人胚视网膜的血管的发育在胚胎 6～7 个月时血管增生显著，约 36 周时到达鼻侧锯齿缘，颞侧边缘完成需要到 40 周左右。所以早产儿的视网膜血管尚未发育完全，需要在出生后继续发育。若吸入高浓度氧，则抑制了视网膜毛细血管的生长，停止供氧后，进入较低氧分压的空气中，无血管区纤维血管组织迅速增生，产生不同程度的眼底病变。妊娠期越短、体重越轻，ROP 发生率越高。

(二)临床表现

因不同病程表现各异。1984 年国际 ROP 会议制定的分类标准,简要介绍如下(图 7-5)。

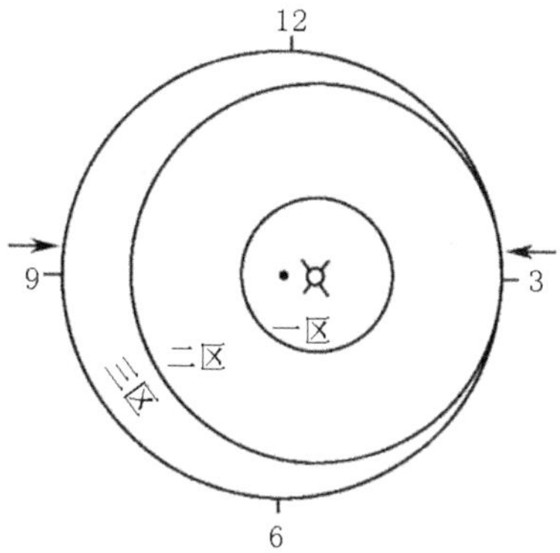

图 7-5 ROP **的分区示意图**

1.分区

(1)Ⅰ区以视盘为中心,以视盘至黄斑的 2 倍长度为半径,约 60°圆周内。

(2)Ⅱ区以视盘为中心,至鼻侧锯齿缘为半径的圆周内。

(3)Ⅲ区其余颞侧部分。

2.范围

以累及眼底的钟点数计。

3.严重程度

(1)1 期有和无血管区之间出现分界线。

(2)2 期分界线处嵴样隆起。

(3)3 期嵴处纤维血管膜增生伸向玻璃体。

(4)4 期纤维血管膜牵拉部分视网膜脱离,以累及黄斑与否分别称 4A 期及 4B 期。

(5)5 期全视网膜脱离,呈不同程度的漏斗状。

如存在后极部视网膜血管扩张、扭曲,称为"附加"病变,在 2 期、3 期出现,预示病变在进展。

(三)治疗和预防

1 期、2 期可自然退行,故密切观察即可,3 期采用冷凝术或光凝术,以防止新生血管形成,已发生部分视网膜脱离者采用巩膜扣带术,全视网膜脱离须行玻璃体切割术。晚期病例疗效有限,很难达到有用视力。故重要的是早期发现、早期治疗,避免严重后果,需要眼科医师与产科、新生儿科医师密切协作,追踪观察,发现 3 期病变立即采取相应治疗。

第二节 视网膜脱离

视网膜脱离是指视网膜神经上皮与色素上皮分离。由于发生的原因不同分为孔源性视网膜脱离(原发性视网膜脱离)和非孔源性视网膜脱离(继发性视网膜脱离)。非孔源性视网膜脱离(nonrhegmatogenous retinal detachment,NRRD)又按其病因分为牵拉性视网膜脱离和渗出性视网膜脱离。各类的临床表现、转归和治疗迥异。

一、孔源性视网膜脱离

(一)病因及发病机制

孔源性视网膜脱离(rhegmatogenous retinal detachment,RRD)是玻璃体和视网膜共同参与的病理过程。由于视网膜萎缩变性或玻璃体牵引形成视网膜神经上皮全层裂孔,因变性而液化的玻璃体经裂孔进入视网膜下形成视网膜脱离。仅有视网膜裂孔而无玻璃体牵引,并不发生视网膜脱离,称为干孔。

(二)临床表现

高度近视、无晶状体眼、视网膜格子样变性以及有眼外伤史等易患视网膜脱离。患者发病初期眼前多有漂浮物、闪光感或幕样遮挡等症状,随着脱离范围扩大波及黄斑部,则视力不同程度地下降,直至仅存光感。脱离的范围由局限性脱离至视网膜全脱离不等,脱离的视网膜呈灰白色隆起,起伏不平,均有视网膜裂孔存在。格子样变性区两端和玻璃体基底部受后脱离的玻璃体牵拉影响可形成马蹄形裂孔;格子样变性区内则好发生圆形萎缩孔,曾受钝伤的眼易于出现锯齿缘断离。应用双目间接检眼镜做眼底检查,是最为便捷的检查方法。用压迫巩膜法观察有利于充分检查眼底远周边部。仔细检查找出全部裂孔,并通过手术封闭,是视网膜脱离手术成功的关键。如未及时手术或手术失败,可发生程度不等的增生性玻璃体视网膜病变。

(三)诊断与鉴别诊断

根据患者主诉、眼底视网膜灰白色隆起、脱离区存在视网膜裂孔,诊断孔源性视网膜脱离并不困难。经反复检查未能查到裂孔的病例,应注意与各种原因引起的渗出性视网膜脱离相鉴别。眼底荧光血管造影或超声波等影像检查方法有助于查找渗出性视网膜脱离的原因。

(四)治疗

应尽早施行视网膜复位术,部分病例可选择巩膜扣带术。直视下行定位、冷凝或光凝封闭全部裂孔,做巩膜外扣带促进视网膜神经上皮与色素上皮的贴附,是最简便、最有效的手术方法。部分病例适于行玻璃体切割术。手术成功率均可达 90%以上。视力预后与术前黄斑是否脱离、脱离时间的长短密切相关。黄斑未脱离或脱离 1 周以内,术后有望恢复较好的视力;黄斑脱离超过 1 个月,术后视力不易完全恢复。已形成严重增生性玻璃体视网膜病变者或特殊类型的病例,通常选用玻璃体切割术,而且常需要合并眼内长效气体或硅油填充。

二、牵拉性视网膜脱离

眼外伤、视网膜血管病致玻璃体积血,眼内手术、葡萄膜炎等均可发生玻璃体混浊致形成视网膜前或视网膜下机化条带,造成牵拉性视网膜脱离,也可能在机化牵拉处造成牵拉性视网膜裂孔,形成牵拉合并孔源性视网膜脱离。患者有外伤、炎症、反复发生玻璃体积血或眼内手术的病史,眼底可见玻璃体增殖,视网膜脱离最高点与玻璃体牵拉有关,呈帐篷状外观,多数无视网膜裂孔。大部分眼底可见其原发病变,如血管炎症、视网膜血管阻塞、糖尿病性视网膜病变等。常因玻璃体严重混浊需借助超声波进行诊断。

治疗:无有效药物,需行玻璃体切割术联合视网膜复位术。

三、渗出性视网膜脱离

渗出性视网膜脱离又分为浆液性视网膜脱离和出血性视网膜脱离,是由病变累及视网膜或脉络膜血液循环,引起液体集聚在视网膜神经上皮下造成的。可以因眼组织炎症如原田病、交感性眼炎、后葡萄膜炎、葡萄膜渗漏综合征,眼内寄生虫如视网膜下囊尾蚴,以及视网膜脉络膜肿瘤等病变而引起,也可以因全身疾病如严重的恶性高血压、妊娠期高血压疾病等而发生渗出性视网膜脱离。眼底检查可见表面光滑的视网膜隆起、飘动,无视网膜裂孔。根据原发病的不同还可出现其他原发病的改变。

治疗：主要是针对原发病进行治疗。

第三节　黄斑病变

一、中心性浆液性脉络膜视网膜病变

中心性浆液性脉络膜视网膜病变（CSC）的特点：后极部类圆形区视网膜神经上皮下透明液体积聚。好发于中青年人，男性多于女性。本病为自限性疾病，预后良好，但可复发。

（一）病因及发病机制

原因不明。近来研究表明，除血清中儿茶酚胺浓度升高外，还与外源性和内源性糖皮质激素等有关。常在有诱发因素如睡眠不足、压力大、情绪波动等时发病。有作者发现患者尿中儿茶酚胺排泄量增加。中心性浆液性脉络膜视网膜病变系色素上皮的紧密连接即视网膜外屏障的病变，即外屏障被破坏，而并非色素上皮细胞死亡。脉络膜毛细血管内的液体通过 CSC 病变处渗漏，造成局限性视网膜神经上皮脱离。近来通过吲哚青绿血管造影进一步提示可能原发病变部位在脉络膜毛细血管，CSC 可能是继发于脉络膜病变的结果。

（二）临床表现

患者突然出现单眼视力轻度下降、视物变暗或色调发黄、变形或小视，并有中央相对暗区。眼部无炎症表现，眼底黄斑部可见圆形或类圆形 1～3 PD 大小、颜色稍灰、微隆起的病变，边缘可见弧形光晕，中央凹反光消失。有时在裂隙灯间接检眼镜下可见该处视网膜神经上皮存在很浅的脱离。日久，其间视网膜下可有多数细小黄白点。恢复期逐渐出现轻度色素不均匀。预后视力恢复，但仍可遗留视物变形和小视现象。大多数病例经 3～6 个月自愈。有复发的可能。

FFA 检查：活动病变时荧光眼底血管造影可见病变区内强荧光点随造影时间的延长而渗漏，强荧光点逐渐扩大（墨渍弥散型）或炊烟状（图 7-6）。

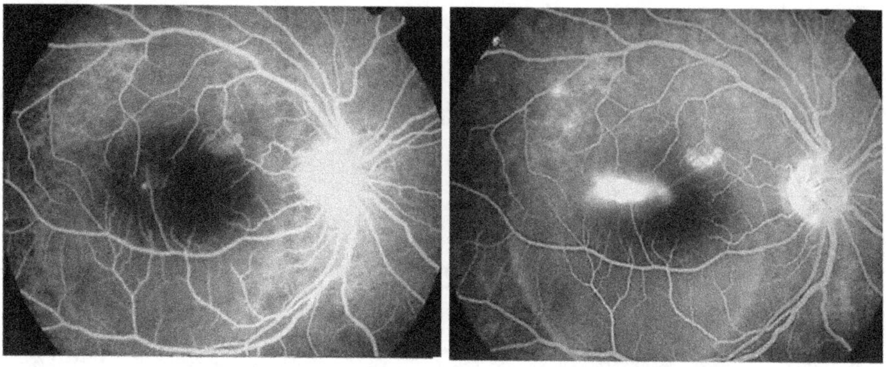

A B

图 7-6 中心性浆液性脉络膜视网膜病变

A.荧光造影早期,中心凹颞侧强荧光点;B.造影晚期,荧光渗漏呈墨渍样扩大

光学相干断层成像术(OCT)检查显示:黄斑神经上皮与色素上皮间出现液腔,即视网膜浅脱离,而非视网膜水肿。

(三)诊断与鉴别诊断

中青年患者,典型的病史和眼底变化,即可诊断。应注意与浅的孔源性视网膜脱离相鉴别,重要的环节是充分散大瞳孔,详细检查周边部视网膜,孔源性视网膜脱离的神经上皮脱离达到周边部,常可发现远周边小裂孔。而中心性浆液性脉络膜视网膜病变则多局限于后极部,无视网膜裂孔。

(四)治疗

无有效药物。向初次发病者说明本病为自限性,强调应消除可能的诱因,等待其自行恢复。糖皮质激素可加重脉络膜、视网膜损害,增加液体漏出,演变为后极部色素上皮病变,或称泡状视网膜脱离,故禁用。长时期未愈或多次复发者,中心渗漏点可行光动力疗法封闭渗漏点,有助于液体吸收,缩短神经上皮脱离的时间,促进视力提高。正确掌握激光治疗技术,距中心凹 500 μm 以外的旁中心渗漏点方行光凝术治疗,可作为处理本病的首选。

二、年龄相关性黄斑变性

年龄相关性黄斑变性(age related macular degeneration,AMD)又称为老年性黄斑变性(senile macular degeneration,SMD),患者多为 50 岁以上,双眼先后发病或同时发病,并且进行性损害视力,严重影响老年人的生存质量,是发达国家老年人致盲最主要的原因,美、英学者统计 75 岁以上患病率达 40%以上。除年龄外,与患者的种族(白种人多)、性别、家族史等有关。由于人口日趋老龄化,我国老年性黄斑变性患者日益增多，成为眼科防盲研究的重点课题之一。根据临床表现和病理改变的不同分为两型：①萎缩型老年性黄斑变性，或称为非渗出型老年性黄斑变性，或干性型老年性黄斑变性；②渗出型老年性黄斑变性或称为湿性型老年性黄斑变性。临床上，两型病变的病程、眼底表现、预后和治疗各异。

（一）病因及发病机制

确切的病因尚不明，可能与遗传因素、环境影响、视网膜慢性光损伤、营养失调、代谢障碍等有关。老年性黄斑变性累及视网膜色素上皮、感光细胞层和脉络膜多层组织。随着年龄增长，脉络膜、视网膜功能障碍，细胞内物质积聚，细胞外基质异常地聚集于基底膜，在脉络膜、视网膜与 Bruch 膜之间许多嗜伊红物质集聚形成玻璃膜疣。玻璃膜疣处的色素上皮、Bruch 膜及视细胞发生不同程度的变性、增生或萎缩。Bruch 膜对营养物的通透能力改变，从而使脉络膜、视网膜对代谢障碍做出反应，导致脉络膜、视网膜、Bruch 膜和脉络膜毛细血管的萎缩，缓慢发展为萎缩型 SMD（或干性型 SMD）；亦可以引起 Bruch 膜内胶原增厚，以及后弹力层断裂，致使脉络膜毛细血管通过 Bruch 膜的裂隙进入色素上皮下或神经上皮下，形成脉络膜新生血管。新生血管的结构特点决定其必然发生渗漏和出血，形成渗出型 SMD 或湿性型 SMD。继而结缔组织增生，晚期形成瘢痕组织，正常的视网膜和脉络膜组织被破坏。对于 CNV 的形成近年有许多研究，目前已发现多种与新生血管形成相关的物质，主要为细胞生长因子和作用于细胞基质的物质两大类。细胞生长因子主要有：血管内皮生长因子（VEGF）、血管生成素（Ang）、成纤维细胞生长因子（FGF）、表皮生长因子（EGF）、血小板源血管内皮生长因子（PD-VEGF）、转化生长因子（TGF）等，均能在体外调节内皮细胞反应。但只有 VEGF 和 Ang 几乎完全特异地存在于血管内皮细胞。同时，近期从眼内分离出几种能抑制血管生成的蛋白质，其中色素上皮细胞衍生因子（PEDF）是关键的血管生成抑制因子。当血管生成因子和血管生成抑制因子在眼内的平衡受到破坏时，促进了许多血管性疾病和肿瘤的发生。

（二）临床表现

1.萎缩型年龄相关性黄斑变性

萎缩型年龄相关性黄斑变性多发生于 50 岁以上的老年人，起病缓慢，患者视力不知不觉地减退，可有视物变形，双眼程度相近，易被误认为眼睛“老化”。由于视网膜外层、色素上皮层、Bruch 膜、脉络膜毛细血管等各层逐步萎缩、变性，病程早期眼底后极部可见大小不一的黄白色类圆形的玻璃膜疣，可以融合，色素上皮增生或萎缩，中心凹光反射消失，后极部色素紊乱，进一步出现边界清晰的地图样萎缩区。发展至晚期，该区内脉络膜毛细血管萎缩，即可见到裸露的脉络膜大血管。

2.渗出型年龄相关性黄斑变性

渗出型年龄相关性黄斑变性的临床表现为突然单眼视力下降、视物变形或出现中央暗点，另一眼可能在较长时间后出现症状。眼底后极部视网膜下出血、渗出，其中有时可见灰黄色病灶，即可能为新生血管。出血位于神经上皮下或色素上皮下，后者颜色暗红甚至呈黑色，边缘略红，同时可有浅层鲜红色出血，附近有时可见玻璃膜疣，病变区可隆起。荧光眼底血管造影在早期出现边界清楚的强荧光新生血管形态，称为典型的新生血管（CNV）部分病例则没有清晰的新生血管境界，称为隐匿型新生血管，逐渐渗漏荧光素，其边界不清，造影期仍呈相对的强荧光（图 7-7）。吲哚青绿血管造影更有利于显示脉络膜新生血管的形态。如大量浅层出血进入玻璃体，致使玻璃体积血，眼底不能窥入。时间久了，黄斑区出血机化，形成盘状瘢痕，中心视功能完全丧失。

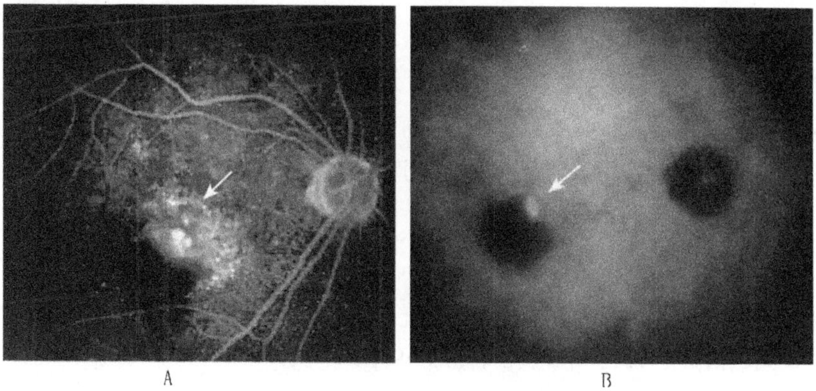

图 7-7　渗出型年龄相关性黄斑变性

A.FFA；B.吲哚青绿血管造影（ICGA）

（三）诊断与鉴别诊断

45 岁以上患者双眼渐进性视力减退，眼底散在玻璃膜疣，或后极部视网膜脉络膜萎缩病灶，可诊断为萎缩型老年性黄斑变性。突然严重视力障碍，后极部深、浅层出血伴有新生血管和玻璃膜疣或黄斑区盘状瘢痕者，即可诊断为渗出型老年性黄斑变性。应与中心性渗出性脉络膜视网膜病变、高度近视性黄斑 CNV 出血、外伤性脉络膜视网膜病变、脉络膜黑色素瘤和特发性息肉状脉络膜血管病变相鉴别。中心性渗出性脉络膜视网膜病变多发生于年轻女性，单眼发病，病变范围小，为 1/3～1/2 的视盘直径大小；高度近视性黄斑 CNV 发生在高度近视眼，可同时观察到豹纹状眼底，后巩膜葡萄肿等眼底改变；当出现大量深层出血致视网膜隆起时，需要与脉络膜黑色素瘤相鉴别，应用 B 型超声波及荧光眼底血管造影、吲哚青绿血管造影检查可协助鉴别诊断。特发性息肉状脉络膜血管病变在吲哚青绿血管造影中表现出异常的脉络膜血管网和血管网末端血管瘤样扩张是该病的影像特征，特别是根据后者可做出诊断。

（四）治疗

1.萎缩型年龄相关性黄斑变性

大型的、人群为基础的流行病学研究提示：叶黄素和玉米黄素及 omega-3 长链不饱和多脂肪酸可能有助于减低 AMD 的进展。

2.渗出型老年龄相关性黄斑变性治疗

随着新型抗新生血管药物的不断涌现及多项前瞻性、随机、对照、双盲临床试验的结果得以公布，渗出性年龄相关性黄斑变性的治疗理念也不断更新。

3.激光光凝（热激光）

2000 年以前，激光光凝封闭视网膜下的 CNV 是一种重要的渗出型 AMD 的治疗手段。由于这种热激光光凝不能用于治疗中心凹下的 CNV，且在治疗中心凹旁病灶后随时间推移，激光斑存在不断扩展危害中心视力的风险，目前在已有有效抗新生血管药物的情况下已很少应用。但对于少数情况下中心凹外较远处的病灶仍可使用热激光光凝。

4.光动力学疗法

光动力学疗法（photodynamic therapy，PDT）于 2000 年后开始广泛用于渗出型 AMD 的治疗。基本原理在于：当机体内注射特定的光敏剂后，CNV 的内皮细胞可以特异结合的光敏剂，且在受一定波长光照射后激活光敏剂，产生光氧化反应，杀伤内皮细胞，从而达到破坏 CNV 的作用。多项大型的临床试验证实：与对照组相比，治疗组可以明显降低中等程度以上的视力下降。

5.抗-VEGF 药物治疗

目前，抗-VEGF 药物玻璃体腔注射治疗新生血管性 AMD 已逐渐成为主流的治疗手段。多项大型临床试验证实：连续的玻璃体腔内给予抗-VEGF 药物可使患者获得明显的视力提高。在我国，药物的价格昂贵是限制广泛应用的重要因素。经国家批准可以应用的药物主要为兰尼单抗。

6.其他治疗方法

经瞳孔温热疗法、放射治疗、玻璃体手术取视网膜下 CNV 等治疗方法均被尝试用于治疗渗出型 AMD,也各有成功的病例报道,但缺乏大样本的临床试验证实。

由于上述各种治疗方法各有所限之处,临床上,常需结合患者的具体情况综合治疗,如联合使用抗-VEGF 药物和 PDT,减少玻璃体腔注射次数,降低 PDT 引起的炎症反应。

(五)预防

AMD 的发生可能与光的毒性蓄积作用有关,故应避免光损伤,在强光下活动应佩戴遮光眼镜。近年有应用激光治疗玻璃膜疣防止进一步演变形成 AMD 的报道,尚需进一步观察疗效。

三、近视性黄斑病变

单纯性近视通常无眼底改变。屈光度＞－6 D 的近视称为高度近视,高度近视的眼底改变比率增加。屈光度＞－8 D 或眼轴轴长超过 26.5 mm 的近视称为病理性近视,病理性近视的眼底常出现多种异常改变。这些改变出现的根本原因在于:病理性近视眼的眼轴进行性伸长,眼底出现退行性变化。眼底表现包括:视盘斜入、视盘颞侧萎缩弧或视盘周围萎缩环、后巩膜葡萄肿、豹纹状眼底等。当视网膜色素上皮和脉络膜毛细血管层萎缩明显加重时,后极部特别是黄斑区可出现斑块状脉络膜大血管裸露区,严重影响患者的视力;另外,眼球向后扩张明显时,Bruch 可出现多条线样破裂形成黄白色条纹称之为漆裂纹,跨越黄斑中心的漆裂纹可致黄斑中心凹出血影响视力;黄斑中心凹下的漆裂纹还为 CNV 的生长创造了条件,中心凹下的 CNV 引起患者出现突然的视力下降、视物变形,这种 CNV 可诱发视网膜色素上皮增生,形成黑色近圆形微隆起斑(Fuchs 斑)。病理性近视的黄斑区还可因视网膜劈裂和视网膜裂孔等原因引起视力障碍。荧光眼底血管造影有助于诊断视网膜下 CNV 的存在,并在一定程度上反映其活跃性。OCT 检查特别有助于发现黄斑区视网膜劈裂、裂孔、出血和 CNV 等改变。由病理性近视的眼常发生玻璃体液化、玻璃体后脱离、视网膜周边格子样变性,因此,容易发生视网膜裂孔和视网膜脱离,若未及时治疗或治疗失败均可导致失明。

典型的病史和眼底表现即可诊断。新发生的黄斑区新生血管可进行玻璃体腔内抗-VEGF 治疗。出现严重影响患者视觉质量的视网膜劈裂或发生视网膜脱离可选择玻璃体切割术。后巩膜加固术治疗病理性近视尚待大样本的临床研究结果。

四、黄斑囊样水肿

黄斑囊样水肿并非独立的一种眼病，而是较常见于许多眼病中，是严重损害视力的病变。常见于视网膜静脉阻塞、糖尿病性视网膜病变、慢性葡萄膜炎、眼外伤以及眼内手术后等。其发病机制主要是由于黄斑区毛细血管受损，白内障术后的病例可能因玻璃体向前移位对视网膜有牵引，累及毛细血管，使管壁受损发生渗漏。视网膜渗漏液积聚于外丛状层，黄斑区该层 Henle 纤维呈放射状排列，将积液分隔成数个小的液化腔。患者自觉视力下降、视物变形，但眼底检查时仅见黄斑组织模糊不清，只有少数典型病例在检眼镜或三面镜下可查见分叶状的 CME，如行荧光眼底血管造影，于造影晚期（10～30 分钟）可显示花瓣状的强荧光，可以与其他黄斑病变鉴别。采用光学相干断层成像术，可以更为敏感和准确地被检出。

黄斑囊样水肿的治疗因其发生的病因不同而异。由炎症所致者应进行抗感染治疗；如因白内障术后的玻璃体牵引而发生，有可能自行恢复，亦有主张行玻璃体切割术，切除玻璃体后皮质分离牵引；糖尿病性视网膜病变（DR）和 BRVO 黄斑水肿可行氪黄或氩绿格栅样或局灶光凝黄斑区，光凝的能量要小，以减少对神经纤维层的损伤。

自 21 世纪以来黄斑水肿的治疗得到广泛的关注，成为临床研究的热点，多种病因所致的黄斑水肿采取玻璃体内注射长效的类固醇皮质激素均得到较好的效果，但有高眼压并发白内障等并发症和易于复发的问题，使其应用受到限制；亦有学者实施玻璃体手术撕除视网膜内界膜，对糖尿病性视网膜病变和 RVO 等的黄斑囊样水肿取得较好的疗效，但尚需较长时间观察它们的并发症和疗效。近年抗-VEGF 药物玻璃体腔内注射治疗各种原因的黄斑水肿取得了非常好的视力和解剖复位效果，为减少注射次数，常需结合其他治疗手段。

五、黄斑裂孔

黄斑裂孔是指黄斑中心全层神经上皮缺失。较常见于老年女性，称为特发性黄斑裂孔，其发病原因尚不明。此外，还可见到继发于眼挫伤、长期黄斑囊样变性破裂等的黄斑裂孔，称为继发性黄斑裂孔。继发性黄斑裂孔的临床改变与其原发病有关。

患者视力不同程度地下降，视物变形，其中央注视点为暗点。眼底表现为黄斑区中心呈圆形或椭圆形的红斑，为 1/4～1/2 视盘直径（PD）大小。在裂隙灯联合接触镜或前置间接检眼镜下可见视网膜窄光带中断现象，孔区裸露视网膜色素上皮，孔周有淡灰色的环，系浅的神经上皮水肿或脱离所致，孔内可有黄色颗粒，有时孔前可见漂浮的盖膜。长期随访很少发生视网膜脱离。

对于特发性黄斑裂孔以往曾主张行激光光凝封闭，预防视网膜脱离，但未经处理并长期随访的患者，很少发生视网膜脱离，多数患者保持旁中心视力。1988 年Gass 在临床观察大量病例的基础上，提出设想：玻璃体切线方向的牵引力是发生特发性黄斑裂孔的原因，提出裂孔形成过程分为 4 期，并推测采用玻璃体切割术除去玻璃体后皮质，可能有益于裂孔封闭。1993 年手术医师的实践证实了他的假说。OCT 以活体扫描图像更进一步证实了 Gass 的预见完全正确。近年，又有主张行黄斑区内界膜撕除术，因其可获得较好的封闭裂孔和改善视力的效果。目前，对于近期发生的特发性黄斑裂孔推荐进行玻璃体手术治疗，而对于手术中是否应用生物黏附剂或撕除内界膜尚存争议，需临床长期验证。

第八章 晶状体疾病

第一节 先天性晶状体异常

先天性晶状体异形包括晶状体形成异常、形态异常、透明度异常和位置异常，它可发生于胚胎晶状体泡形成至出生的不同阶段。本节只简要介绍晶状体形成异常和形态异常。

一、晶状体形成异常

晶状体形成异常包括先天性无晶状体、晶状体形成不全和双晶状体等。

(一)先天性无晶状体

胚胎早期未形成晶状体板，为原发性无晶状体，临床上较为罕见。晶状体形成后发生退行性变致晶状体消失仅留其痕迹者，称为继发性无晶状体，多合并小眼球以及眼部其他结构发育不良。

(二)晶状体形成不全

胚胎期晶状体泡未与表面外胚叶分离或分离延迟所致。晶状体纤维发育不全可导致晶状体双核、无核或晶状体内异常裂隙。

二、晶状体形态异常

(一)球形晶状体

晶状体呈球形，体积较小而前后径较长。充分散瞳后晶状体赤道部和悬韧带可完全暴露。由于悬韧带松弛使晶状体变凸，致使瞳孔阻滞而发生青光眼。缩瞳剂使睫状肌收缩而使悬韧带更松弛，可加重瞳孔阻滞。由于晶状体曲折力增高,患者常有高度近视。

(二)圆锥形晶状体

晶状体前极或后极突出呈圆锥形,为皮质突出,多在胎儿后期或出生后。常伴白内障和高度近视。

(三)晶状体缺损

晶状体下方偏内赤道部切迹样缺损,缺损处悬韧带减少或缺如。因晶状体各向屈光力不等而产生散光。晶状体表面脐状缺损较少见。

三、治疗

无症状的晶状体异形可随访。球形晶状体者忌用缩瞳剂,以免导致瞳孔阻滞而发生急性闭角型青光眼。合并晶状体脱位、白内障者可手术治疗,无晶状体眼可进行矫正,有弱视者积极治疗弱视。

第二节 晶状体位置异常

正常情况下,晶状体由悬韧带悬挂于瞳孔区正后方,其轴与视轴几乎一致。由于先天性、外伤性或其他病变使悬韧带发育异常或断裂,可使晶状体位置异常,产生异位或脱位。若出生后即有晶状体位置异常,称为异位,若在出生后因先天或后天因素造成晶状体位置异常,称为脱位。事实上,先天性晶状体位置异常往往很难确定晶状体位置异常发生的时间,因此,晶状体异位和脱位两术语常通用。

一、病因

(一)先天性晶状体异位或脱位

先天性晶状体异位或脱位多为双眼发病,有遗传倾向。

1.单纯性晶状体异位

单纯性晶状体异位为悬韧带发育不良所致,可能与中胚叶发育紊乱有关。

2.伴晶状体或眼部异常

合并晶状体异位的眼部先天性异常包括小球形晶状体、晶状体缺损和无虹膜等。

3.全身性综合征

常见的综合征包括如下几种。

(1)Marfan综合征:为常染色体显性遗传病,系中胚叶发育异常所致,患者四肢细长,身材高,以眼、心血管和全身骨骼的异常为特征。50%～80%的Marfan综合征患者眼部表现主要为晶状体脱位,多见于向上方和颞侧移位,易发生视网膜脱离。

(2)同型胱氨酸尿症:为常染色体隐性遗传病。晶状体多向鼻下移位,多为双侧对称性,30%出现在婴儿期,80%出现在15岁以前。实验室检查可检出血、尿中含同型胱氨酸,易发生视网膜脱离。

(3)马切山尼综合征:为常染色体隐性遗传病。患者四肢粗短,身材矮小,晶状体呈球形,小于正常,常向鼻下方脱位。可伴有高度近视和瞳孔阻滞性青光眼。

(4)全身弹力纤维发育异常综合征:眼部主要表现为晶状体不全脱位,可伴有因眼睑皮肤弹性纤维增加所致的睑外翻等。全身尚有皮肤变薄、关节松弛而易脱臼等表现。

(二)外伤性晶状体脱位

眼外伤是晶状体脱位的最常见原因,常伴外伤性白内障形成。

(三)自发性晶状体脱位

由于眼内病变引起悬韧带机械性伸长,如牛眼、葡萄肿、玻璃体条索牵引或眼内肿瘤推挤等;或由眼内炎症或变性所致。

二、临床表现

(一)晶状体不全脱位

晶状体不全脱位亦称晶状体半脱位,瞳孔区仍可见到部分晶状体,散瞳后可见到部分晶状体的赤道部,这一区域的晶状体悬韧带已断裂,可伴局部前房加深、虹膜震颤和玻璃体疝。检眼镜下可见到双影,系部分光线通过晶状体、部分未通过晶状体所致。患者可出现高度近视和单眼复视,也可继发青光眼。

(二)晶状体全脱位

晶状体完全离开了瞳孔区,可脱位到以下部位。

(1)瞳孔嵌顿:晶状体一部分进入前房。

(2)晶状体脱入前房:多沉在前房下方,呈油滴状。

（3）晶状体脱入玻璃体腔：早期可在下方玻璃体腔见到可活动的透明晶状体，后期晶状体变混浊，并与视网膜粘连而固定。

（4）严重外伤可使晶状体脱位于球结膜下，甚至眼外。

（三）晶状体脱位的并发症

晶状体脱位不仅产生严重的屈光不正，尚可引起下述并发症。

（1）葡萄膜炎：葡萄膜组织受脱位晶状体的机械刺激可引起炎症反应；若晶状体皮质溢出，则引起顽固的晶状体过敏性葡萄膜炎。

（2）继发性青光眼：晶状体瞳孔嵌顿影响房水循环而致急性眼压升高；晶状体溶解、破裂可致晶状体溶解性青光眼。

（3）视网膜脱离：是最常见的并发症，尤其见于先天性异常如 Marfan 综合征以及外伤所致的晶状体脱位。

（4）角膜混浊：脱位的晶状体损伤角膜内皮，或引起继发性青光眼而致角膜混浊。

三、治疗

（一）非手术治疗

对晶状体尚透明、未引起严重并发症的晶状体不全脱位或玻璃体腔脱位者，可做密切随访。部分患者用凸透镜或角膜接触镜矫正以获得部分有用视力。

（二）手术治疗

随着现代玻璃体视网膜显微手术技术的发展，晶状体脱位手术治疗的适应证范围日益扩大。脱位的晶状体发生溶解、混浊者，引起严重并发症者，以及脱位于前房和瞳孔嵌顿的晶状体均需及时手术治疗。

（1）脱入前房的晶状体可从角巩膜缘做切口摘出。

（2）瞳孔嵌顿晶状体可经睫状体平坦部以玻璃体切割仪切除。

（3）晶状体半脱位可经睫状体平坦部切除，或在晶状体囊袋内植入张力环并固定后行囊外摘出或超声乳化吸除。

（4）脱入玻璃体腔的晶状体，可经睫状体平坦部切除；核较硬者可以应用超声粉碎吸除，或者以器械或过氟化碳液体将晶状体浮至瞳孔区而从角巩膜缘切口取出。

第三节　无晶状体眼

一、定义

无晶状体眼在屈光学上是指瞳孔区无晶状体者，多数为手术或创伤所致，如手术摘除晶状体、外伤性晶状体脱位等。

二、屈光状态

无晶状体的眼球由于缺少了一个重要的屈光成分，因此，其屈光能力大大降低，原为正视眼者可变为高度远视眼。

三、临床表现

(1)假如为单眼无晶状体眼，则双眼屈光参差很大，可产生严重的成像差异，假如不及时矫正，则难以建立双眼单视。

(2)无调节作用，看近及看远必须有两副镜片。

(3)因外伤所致者，多伴有角膜瘢痕及不规则散光。

(4)单眼无晶状体眼不易接受普通高度远视镜片，因为成像放大且镜片的外周可发生三棱镜效应，影响视野。

四、矫正

目前，无论单眼或是双眼无晶状体眼，均很少使用普通镜片矫正，可使用角膜接触镜或植入人工晶体。

(一)角膜接触镜

角膜接触镜因更靠近节点，故光学矫正无晶状体眼较之眼镜有更多优点。首先是放大作用明显减少，一般不超过10%；其次是周边视野扩大，周边视力亦得以改善，消除了由于周边放大作用引起的物像畸变；像差和色差明显改善以至消失，从而明显减少了单眼无晶状体眼的双眼不等视。如佩戴得当，对大多数患者来说都可获得双眼立体视。

角膜接触镜基本上可分为两类：硬质镜片和软质镜片。硬质镜片由聚甲基丙烯酸甲酯(PMMA)或醋酸纤维素丁酯(CAB)制成；软质镜片由羟乙基丙烯酸甲酯(HEMA)与其他种类塑料混合成形。硅胶作为半硬性材料也可做成透气性良好的接触镜。

硬质角膜接触镜提供了高质量的光学特性，特别适放有角膜散光的患者，老年人也容易掌握配戴方法；而戴软质镜片更为舒适，且较少引起角膜病变，更少出现脱落或偏心现象。

硬质CAB接触镜有较好的透氧和二氧化碳性能，热传导能力强，质轻，保湿性好。硅胶-丙烯酸硬质镜片是由PMMA和硅胶按一定比例聚合而成，光学直径达8.6 mm，完全覆盖瞳孔区，特别适于高度散光患者。硅胶镜片由100%硅胶多聚体制成，透明性好，有较强抗张强度，透氧及热传导性能亦满意，其表面的亲水性可维持一年。长戴型水凝胶接触镜有各种类型。Permalens镜片含71%水分和29%多聚体，切削而成，光学直径7.9～6.3mm。Hydrocurve Ⅱ镜片含55%水分和45%其他化学成分。有更好的耐受性和较高含水量，可作为日戴接触镜使用。

毋庸置疑，佩戴角膜接触镜也存在一定问题，临床上，由于佩戴接触镜引起并发症的报道并不少见，足以引起人们的高度重视。其主要问题及并发症如下。

1.适应性差

装配不当的日戴或周戴接触镜常因过松或过紧引起一系列问题，如脱落、偏心移位、视力不稳定及不适感等。如合并眼部病变，如干眼症，则因镜片亲水障碍而不得不放弃佩戴。当镜片与角膜贴附过紧，以至不随瞬目动作有任何移动，会产生紧缩综合征：不适、红眼、刺激症状等，此时应改配较合适的镜片。

2.表面沉淀物

常可发现接触镜表面有颗粒样物沉积，引起异物感、不适等症状，严重者可因不能忍受而终止佩戴。沉淀物为矿类物质、脂质、蛋白性沉淀。多为使用低质清洗液、消毒液或操作污染所致。如合并结膜及泪腺异常，这种情况更易发生。目前尚无有效方法防止沉淀物形成，一旦形成很难将其除去。高质量的某种类型的清洗剂只能对其中一种或两种类型沉淀物有效，需要在实际应用中积累经验。

3.眼睑及泪腺疾病的影响

在佩戴接触镜前应彻底治疗有关的外眼疾患。如佩戴期间出现睑缘炎、睑板腺炎等，应立刻进行彻底有效地治疗，包括中止戴镜、局部应用抗生素等。一旦出现结膜炎症，应毫不犹豫地中止戴镜，进行有效治疗，同时对取下的接触镜进行严格消毒。如经培养证实为真菌感染，则镜片应被摒弃。干眼病患者更易发生眼部感染，对此应做细菌培养和药物敏感试验，以行针对性抗生素预防或治疗。

4.过敏

部分佩戴角膜接触镜者可出现变态反应，表现为上睑结膜形成密集的巨大乳头，弥漫性充血。确切机制尚不清楚，可能与致敏原附着镜片有关。发病时可出现明显的刺激症状，包括畏光、流泪、视力障碍。此时，应取下镜片用清洗剂反复冲洗、吸除可能存留的物质，而后重新佩戴。

5.角膜病变

这是最为常见和最为严重的并发症，包括角膜水肿、角膜炎，角膜溃疡、新生血管及角膜浸润。急性角膜水肿可以发生在最初几天甚至24小时以内，此时常需重新佩戴更为宽松的镜片。角膜内皮细胞计数处于边界值的患者，也不太容易耐受低氧环境，而出现角膜水肿。如并发虹膜炎，除中止佩戴外，应采用睫状肌麻痹剂和激素治疗。晚期角膜水肿则与角膜持续缺氧有关，表现为实质浸润，角膜增厚，后弹力膜皱褶等。长期角膜水肿可导致新生血管形成，此时应停止使用接触镜。由于装配不合适或持续低氧亦可使角膜产生无菌性浸润，虽不影响视力，也应更换透氧性更好的镜片。如果怀疑细菌感染，应即行细菌培养同时做药物敏感试验，选用高效广谱抗生素。角膜一旦形成溃疡，应毫不迟疑地按常规进行彻底治疗。最近，有关使用角膜接触镜引发角膜溃疡，特别是像绿脓杆菌感染而急骤发病者屡见不鲜，已引起临床医学家的高度注意。

(二)人工晶体

到目前为止，人工晶体是矫正无晶状体眼最有效的方法，这一结论已得到绝大多数临床学家的赞同。同以上两种矫正方法相比，人工晶体矫正无晶状体眼有如下主要优点。

1.基本无放大作用

如前所述，放大作用主要与镜片前移距离有关，因此越靠近晶状体生理位置，放大作用越不显著。经推算，前房型人工晶体放大作用为4%；虹膜平面型仅为3%；而后房型人工晶体的放大作用，理论上不超过1%。从而为恢复双眼单视并形成立体视提供了最佳条件。特别对于单眼无晶体眼患者，术后恢复双眼单视可达98%。

2.无球面差烦扰

由于人工晶体置放在原晶状体位置，最大限度地接近生理状态，其中心厚度不足1 mm，绝不产生可感知的像差问题；也由于不存在周边放大作用，故无环形暗点，也没有所谓的“Jack-in-the-box”现象。

3.一次性植入

一次成功的手术，可使人工晶体在眼内永久存留，从而解除了像角膜接触镜那样每天取戴、清洗消毒等繁杂操作。这一点对老年人尤为重要，“一次成功的手术，可以给老人带来巨大的欢乐和精神解脱”的评价毫不夸张。

4.术后矫正视力比较理想

随着人工晶体植入技术的不断提高和手术条件的改善，人工晶体植入术的成功率和质量也不断提高。临床观察结果表明，术后矫正视力在 0.5 和0.5 以上者可达到 92%～97%；在 1.0 或 1.0 以上者可达到 63%～75%。

第九章

玻璃体疾病

第一节　玻璃体炎症

玻璃体是细菌等微生物极好的生长基，细菌等微生物进入玻璃体可导致玻璃体炎，又称眼内炎。

一、病因

(一)内源性

病原微生物由血流或淋巴进入眼内或由于免疫功能抑制、免疫功能缺损而感染。如细菌性心内膜炎、肾盂肾炎等可引起玻璃体的细菌性感染。器官移植或肿瘤患者化疗后或大量使用广谱抗生素后常发生真菌性感染，常见的致病菌为白色念珠菌。

(二)外源性

(1)手术后眼内炎：手术后眼内炎可发生在任何内眼手术以后，如白内障、青光眼、角膜移植、玻璃体切割和眼穿通伤修复等。最常见的致病菌为表皮葡萄球菌。病原菌可存在于眼睑、睫毛、泪道内，手术缝线、人工晶体等也可以成为感染源。

(2)眼球破裂伤和眼内异物。

二、临床特点

(1)内源性眼内炎症状为视力模糊；手术后细菌性眼内炎通常发生在术后1～7天，突然眼痛和视力丧失；真菌性感染常发生在手术3周后。

(2)体征：内源性感染通常从眼后部开始，可同时存在视网膜炎症性疾患。病灶发白，边界清楚。开始是分散的，以后变大、蔓延到视网膜前产生玻璃体混浊，也可发生前房积脓。手术后细菌感染常有眼睑红肿。球结膜混合充血。伤口有脓性渗出，前房积脓或玻璃体积脓，虹膜充血。不治疗视力会很快丧失。手术后真菌感染常侵犯前部玻璃体，前部玻璃体表面积脓或形成膜，治疗不及时感染可向后部玻璃体腔和前房蔓延。

三、治疗

(一)抗生素或抗真菌药

抗生素或抗真菌药取决于细菌培养和药物敏感测定的结果，但最初的给药可基于房水和玻璃体革兰染色结果。给药途径如下述。

1.玻璃体腔内注药

万古霉素 1.0 mg 溶于 0.1 mL 生理盐水内；或阿米卡星 0.4 mg 溶于 0.1 mL 生理盐水内；或头孢他啶 0.25 mg 溶于 0.1 mL 生理盐水内。上述药联合地塞米松 0.4 mg 溶于 0.1 mL 生理盐水内。

2.结膜下注射

万古霉素 25 mg 溶于 0.5 mL 生理盐水内；或阿米卡星 25 mg 溶于 0.5 mL 生理盐水内；或头孢他啶 100 mg 溶于 0.5 mL 生理盐水内。上述药联合地塞米松 6 mg 溶于 0.25 mL 生理盐水内。

3.结膜囊点药

可以不同抗生素滴眼液联合使用，并增加一些糖皮质激素类滴眼液。

4.静脉给药

内源性眼内炎的治疗主要通过静脉给药和玻璃体腔注药。

(二)玻璃体切割术

能排除玻璃体腔脓肿，清除致病菌，迅速恢复透明度，并且有利于前房内感染物质的排出，目前广泛用于眼内炎的治疗。手术开始时可先抽取玻璃体液进行染色和细菌培养染色包括革兰染色、吉姆萨染色和特殊真菌染色，以便确定致病菌。

第二节　玻璃体积血

玻璃体本身无血管，不发生出血。玻璃体积血多因内眼血管性疾患和损伤引起，也可由玻璃体后脱离、视网膜裂孔以及全身性疾患引起。

一、病因

(1)糖尿病视网膜病变导致的玻璃体积血占玻璃体积血的 39%～54%。

(2)视网膜裂孔和视网膜脱离占玻璃体积血的 12%～17%。

(3)玻璃体后脱离一般出血量较小。

(4)眼外伤睫状体损伤可以导致大量玻璃体积血。

(5)视网膜血管性疾患伴缺血性改变：视网膜中央静脉阻塞(CRVO)或分支静脉阻塞(BRVO)引起的玻璃体积血发生率仅次于糖尿病视网膜病变，此外还有视网膜静脉周围炎(Eales 病)、镰状细胞病、早产儿视网膜病变。

(6)视网膜血管瘤。

(7)炎性疾患伴可能的缺血性改变：①视网膜血管炎；②葡萄膜炎。

(8)黄斑部视网膜下出血出血量大时，可以穿透视网膜进入玻璃体。

(9)其他引起周边视网膜产生新生血管疾患：①家族渗出性玻璃体视网膜病变(FEVR)；②视网膜劈裂症；③视网膜毛细血管扩张症。

(10)Terson 综合征：蛛网膜下腔出血合并玻璃体积血。

二、临床特点

玻璃体出血量少时患者眼前飘动红色烟雾，眼底检查可以看到视盘或部分视网膜；出血量大时患者视物发黑，整个眼底不能窥见。时间较长的玻璃体积血变为白色混浊。

三、诊断

依据症状和眼底检查进行诊断。患者应进行双眼眼底检查，以寻找病因。眼底不能窥见时应进行超声波检查，排除视网膜脱离和眼内肿瘤。也可令患者头高位卧床休息 2 天以后，再行眼底检查。

四、治疗原则

(一)出血量少

不需特殊处理,可等待其自行吸收。

(二)怀疑存在视网膜裂孔时

令患者卧床休息,待血下沉后及时给予激光封孔或视网膜冷冻封孔。

(三)大量出血者

吸收困难,未合并视网膜脱离和纤维血管膜时的可以等候2～3个月,如玻璃体血仍不吸收时可进行玻璃体切割术,合并视网膜脱离或牵拉性视网膜脱离时,应及时进行玻璃体切割术。

第三节　玻璃体变性

一、星状玻璃体病变

星状玻璃体病变常发生在老年人。发病率为1/200,单眼患病者占75%。糖尿病患者的该病发生率高于非糖尿病患者。混浊物的主要成分是脂肪酸和磷酸钙盐。

(一)临床特点

无明显症状,视力不受影响,眼底检查:玻璃体内散在白色、大小不等的卵圆形小体。

(二)鉴别诊断

星状玻璃体病变不同于闪光性玻璃体液化症,星状玻璃体病变多为单眼发病;无玻璃体液化。当眼球突然停止转动时,白色小点轻微移动回到原位,而不沉于玻璃体下方。

(三)治疗

一般无须治疗。

二、眼胆固醇沉着症

眼胆固醇沉着症又名闪辉性玻璃体液化,比星状玻璃体病变少见。多为双侧。显微镜和化学检查玻璃体内混浊物为胆固醇结晶，病因不清，多发生在40岁以前，与玻璃体外伤性损害或炎症损害有关。

(一)临床特点

无明显症状，视力无明显改变。眼部检查：裂隙灯或检眼镜检查，混浊物为金黄色的结晶小体。眼球转动时，混浊物自由漂动在液化的玻璃体腔内；眼球静止时，混浊物沉于玻璃体下方。眼胆固醇沉着症常合并玻璃体后脱离。

(二)鉴别诊断

星状玻璃体病变。

(三)治疗

无须特殊治疗。

第十章
青光眼

第一节　原发性青光眼

原发性青光眼是主要的青光眼类型，见于18岁及以上人群，一般系双侧性，但两眼的发病可有先后，严重程度也常不相同。依据引流房水的前房角解剖结构是否被周边虹膜堵塞，将原发性青光眼分为闭角型和开角型青光眼两大类，虽然最终都表现为典型的青光眼性视神经病变和视功能损害，但其易感因素、发病机制、临床表现过程、早期筛查及治疗原则均明显不同。

一、原发性闭角型青光眼

（一）定义与概况

原发性闭角型青光眼是因原先就存在的虹膜构型而发生的前房角被周边虹膜组织机械性阻塞，导致房水流出受阻，造成眼压升高的一类青光眼。原发性闭角型青光眼的发病有地域、种族、性别、年龄上的差异：主要分布在亚洲地区，尤其是在我国（占47.5%）最多见，印度（占23.7%）次之，东南亚（占13.6%）及欧美（占8.7%）较少，非洲（占1.6%）和中东地区（占1.1%）最少；女性多见，约占69.5%，与正常女性的前房角偏窄的解剖结构有关；多发生在40岁以上，50～70岁者最多，30岁以下很少发病。我国目前原发性闭角型青光眼的患病率约为1.79%，40岁以上人群中约为2.5%，与原发性开角型青光眼的比例约为3∶1，是我国最常见的青光眼类型。

西方国家对原发性闭角型青光眼的认识与我国现有的概念不同，主要在于青光眼的诊断标准有差异。他们认为诊断青光眼必须有视神经和（或）视野的损害，将原发性闭角型青光眼分为3个阶段。①原发性房角关闭可疑状态：即周边虹膜与小梁网接触范围至少180°而眼压正常，没有形成周边虹膜前粘连，也没有视神经结构或视野的改变。②原发性房角关闭：即在上述基础上出现这三种情况之一：眼压升高、周边虹膜前粘连、有急性眼压升高的提示征（虹膜萎缩、瞳孔变形或晶状体的青光眼斑），且没有视神经结构或视野的损害。③原发性闭角型青光眼：即同时具有至少180°的房角关闭和视神经结构或视野的损害，但不一定要有眼压升高或周边虹膜前粘连的表现。因此，从他们的流行病学资料中所得到的我国原发性闭角型青光眼患病率与我们自己的就有差异。这个定义将急性大发作但通过药物、激光或手术及时控制而无视神经和视野损害的患眼称为急性房角关闭，并将临床前期眼也完全排除在外了。所谓的没有视神经和（或）视野损害就不归属于青光眼范畴，此定义有待商榷。目前我国原发性青光眼诊断和治疗专家共识对其定义仍然是：原发性房角关闭所导致的急性或慢性眼压升高，伴有或不伴有青光眼性视盘改变和视野损害。

目前，我国尚未有青光眼的发病率资料，亟待开展这方面的流行病学研究。自20世纪60年代起我国就已对原发性闭角型青光眼临床表现进行了系统的观察，总结了其临床病程的演变规律，归纳出原发性闭角型青光眼的临床分期，并提出根据不同分期进行不同方式的干预治疗。国内大量临床文献报道了遵照这些原则对临床前期和间歇缓解期，甚至急性发作的原发性急性闭角型青光眼进行的预防性、治疗性周边虹膜切除（开）术，能有效地阻止青光眼的发作、发生和发展。由此可见，与原发性开角型青光眼不同的是，原发性闭角型青光眼是可以预防视神经视野损害发生的一类青光眼。当然我们需要按照国际规则进行全国多中心、随机对照的前瞻性临床研究来获取更深入的科学评价。

（二）病理生理与发病机制

房水生成进入后房，同时前房内的房水经由前房角处的小梁网向眼外引流，造成前后房之间出现压力差，生理情况下就会顶推虹膜的瞳孔缘离开晶状体表面使得房水流入前房，压差得到平衡，瞳孔与晶状体的这种相对位置关系被称为生理性瞳孔阻滞。如果虹膜括约肌与晶状体前囊膜密切接触就有可能形成病理性瞳孔阻滞，使得生理状况下生成的房水从后房经由瞳孔流向前房的阻力增加，造成虹膜后面压力异常增高，在易感个体就会顶推相对组织薄弱的周边虹膜向前膨隆关闭房角，阻塞小梁网，造成房水外流的阻断，导致眼压升高。原发性闭角型青光眼的发生须具备两个因素：眼球解剖结构的异常以及促发机制的存在。

1.眼球解剖结构的异常

原发性闭角型青光眼的眼球有着其特征性的解剖结构，即前房较浅（尤其周边前房),角膜(相对)较小,晶状体相对较大较厚(随着年龄的增长尤其明显),房角入口狭窄;加之眼球轴长较短,形成晶状体位置相对偏前,使得相对狭小的眼前段更为拥挤。晶状体的前表面与虹膜紧贴的面积增大,增加了瞳孔阻滞力,因此容易使已狭窄的房角发生关闭堵塞。

此外,少数病例存在高褶虹膜、睫状突肥厚前旋、晶状体韧带松弛等因素。

2.促发机制的存在

原发性闭角型青光眼的发生往往有内在的或外在的促发因素,包括眼局部的、全身性的;生理性的或病理性的。临床上最多见的是情绪波动,亦见于过度疲劳、近距离用眼过度、暗室环境、全身疾病等。可能机制是这些刺激直接或通过内分泌系统引起眼部自主神经功能的紊乱,交感-副交感神经系统失去平衡,使得瞳孔扩大并加重瞳孔阻滞;或睫状肌调节痉挛,顶推根部虹膜向前;或因瞳孔大小变化使周边虹膜末卷不断触碰摩擦小梁组织,加之眼局部血管舒缩功能失调,共同导致了狭窄的前房角关闭、粘连堵塞,促使青光眼发病。

原发性闭角型青光眼的解剖结构因素已被越来越精确的众多研究手段如眼球的光学(前节 OCT)、超声波乃至超声生物显微镜(UBM)等生物测量所证实;在促发因素方面,也见有越来越多的关于神经血管调节功能、内分泌因子乃至精神心理因素的定量分析等研究。随着更广泛深入的探索,其分子生物学的发病机制也在逐步被揭示。

(三)临床表现

原发性闭角型青光眼的临床表现比较复杂,随着认识的不断深入,更多地将临床发展规律与其病理发展过程相结合,分为急性和慢性两种临床表现型。

1.急性闭角型青光眼

临床上大多见于虹膜膨隆型的明显窄房角眼,相对性瞳孔阻滞较重,也见于少数完全性的高褶虹膜眼。房角呈“全”或“无”的方式关闭,可伴有程度上的不同。由于房角关闭的突然且范围较大,因此,一般有眼压升高的明显症状表现。根据其临床发展规律,可分为四个阶段。

(1)临床前期:指具有闭角型青光眼的解剖结构特征,浅前房,窄房角,短眼轴等,但尚未发生青光眼的患眼。这里有两种情况:一类是具有明确的另一眼急性闭角型青光眼发作病史,而该眼却从来未发作过。临床资料表明两眼发作间隔多在 1~2 年,最长者可达数十年。另一类是没有闭角型青光眼发作史,但眼部检查显示具备一定的急性闭角型青光眼的解剖特征,暗室激发试验可呈阳性表现,部分患者有明确的急性闭角型青光眼家族史。这些眼均被认为是处于临床前期，存在着急性发作的潜在危险。

(2)发作期：一旦周边虹膜堵塞了房角，房水不能外引流，眼压就立即上升，随之出现一系列临床症状，即为闭角型青光眼的发作。开始时，患者感到有些轻微的眼胀和头痛，或有恶心感，白天视物呈蒙雾状，夜晚看灯光则有虹视。根据发作的临床表现，可分为 2 类。

先兆期：亦称小发作、不典型发作。临床特点是患者自觉症状轻微，仅有轻度眼部酸胀、头痛。视力影响不明显，但有雾视、虹视现象。眼前部没有明显充血，角膜透明度稍有减退，只有在裂隙灯检查下才可能看到轻度角膜上皮水肿。瞳孔形态正常，反应略显迟钝，虹膜则大多呈膨隆现象，前房较浅。眼底可见视盘正常，偶可见到视网膜中央动脉搏动。眼压一般在 4.0～6.7 kPa。发作时间短暂，经休息后可能自行缓解。

由于眼内组织，特别是虹膜没有因这种发作而发生明显的充血水肿，虹膜与小梁网组织虽然紧贴，但不会很快形成永久性的粘连，只要及时缩小瞳孔，房角仍可重新开放，眼压比较容易控制。但如不解除瞳孔阻滞因素，则再度发作仍难避免，而每次发作都可产生部分房角损伤和(或)永久性粘连。在大部分房角形成粘连以后，就进入了慢性进展期。

急性大发作：即所谓典型的大发作。起病急和明显的眼部体征表现是其特征。大多为一眼，亦可双眼同时发作。由于房角突然大部分或全部关闭，眼压急剧上升，出现明显的眼痛、头痛，甚至恶心、呕吐等症状；视力高度减退，可仅存光感。眼部检查可见球结膜水肿，睫状充血或混合充血，角膜水肿呈雾状混浊，瞳孔扩大，多呈竖椭圆形或偏向一侧，对光反应消失，前房很浅，以及眼部刺激征等，眼底则常因角膜水肿混浊而难以窥见。眼球坚硬如石，测量眼压多在 6.7 kPa以上，可超过 10.7 kPa。进一步裂隙灯检查见到角膜水肿，角膜后可有虹膜色素颗粒沉着，房水闪辉，虹膜水肿、隐窝消失。发病略久的青光眼，尚可见虹膜色素脱落及(或)扇形萎缩。晶状体前囊下可呈现灰白色斑点状、粥斑样的混浊，称为青光眼斑。虹膜萎缩、瞳孔变形和晶状体的青光眼斑这些征象一般出现在眼压急剧升高且持续时间较长的情况下，即使眼压下降后也不会消失，作为急性大发作的标志而遗留下来。

在控制眼压、角膜恢复透明后，应行房角检查。房角有可能重新开放，或有局部粘连，小梁网上有色素黏着，甚或纤维素性渗出等。如房角大部分已经粘连，则眼压必将回升。角膜水肿消退后的眼底检查可见到静脉轻度充盈，视网膜上偶可见到出血点。如高眼压持续时间较短，视盘可正常或略充血；如高眼压持续较长，则可见视盘充血、视网膜轻度水肿（回流障碍）；如高眼压持续过久，则可出现视盘苍白（缺血），甚或视网膜中央静脉阻塞性出血。

急性发作如持续时间短，眼压控制及时，一般视力可以逐渐恢复，视野也能保持正常。如未能及时得到控制，眼压水平过高，可在短期甚至数日内导致完全失明。但多数患者可得到不同程度的缓解，从而转入慢性进展期。

上述 2 种不同的临床表现与房角关闭的速度和范围、眼压升高的程度和持续时间，以及可能的个体易感性、血管神经反应性等因素有关。

（3）间歇缓解期：闭角型青光眼的发作，特别是小发作，如果通过及时治疗（亦有自行缓解的）使关闭的房角又重新开放，眼压下降，则病情可得到暂时的缓解或稳定一个相当长的时期，这阶段称为间歇缓解期。此期的时间可长可短，长者可达 1～2 年或更长，短者 1～2 月即可再次发作，个别甚至数日内再发作。反复的小发作，可以形成局部小范围的房角粘连，但并不影响其余大部分重新开放的房角房水引流功能，因而临床上眼压仍正常，房水流畅系数（C 值）亦正常。只是当这种粘连的范围逐渐扩展到一定程度时，才表现出渐进性的眼压升高，从而进入慢性进展期。如果是药物控制的眼压下降而房水 C 值未改善，房角大部分仍粘连关闭，不能算是间歇缓解期。

（4）慢性进展期：房角关闭过久，周边部虹膜与小梁网组织产生了永久性粘连，眼压就会逐渐持续升高，病程乃转入慢性期而继续发展，这种状况称为慢性进展期。

如果是发生在急性发作未能控制的基础上，则在早期仍保留着急性期的症状和体征，但程度减轻。到后期则仅留下虹膜、瞳孔以及晶状体方面的体征。如果是通过小发作而来，则除了房角大部分或全部粘连外，亦可无其他症状或体征。另一种情况也可进入慢性进展期，即在一些间歇缓解期、甚至临床前期的患者，因不愿手术治疗而长期滴用缩瞳剂，虽然避免了急性发作，但房角粘连却在逐步缓慢地进行着，当达到一定范围（往往超过 180°圆周）时则表现出眼压的持续升高。

慢性进展期的早期，眼压虽然持续升高，但视盘和视野尚正常。如不干预，到一定阶段时，视盘就逐渐凹陷和萎缩，视野也开始受损并逐渐缩小，最后完全失明（即绝对期）。确定病程已进入慢性进展期的主要依据是眼压升高，相应范围的房角粘连，房水 C 值低于正常。如果视盘已有凹陷扩大，慢性进展期的诊断更可确定。

急性闭角型青光眼的慢性进展期与慢性闭角型青光眼是两个不同的概念，

虽然在处理原则上基本相同，但有必要对其有所认识和区别。

2.慢性闭角型青光眼

这类青光眼的眼压升高，同样也是由周边虹膜与小梁网发生粘连所致。但其房角粘连是由点到面逐步发展的，眼压水平也随着房角粘连范围的缓慢扩展而逐步上升。所以临床上没有眼压急剧升高的相应症状，眼前段组织也没有虹膜萎缩、瞳孔变形等急性发作的表现，而视盘则在高眼压的持续作用下，逐渐形成凹陷性萎缩，视野也随之发生进行性损害。这种状况往往不易引起患者的警觉，只是在做常规眼科检查时或于病程晚期患者感觉到有视野缺损时才被发现，因此更具有潜在的危害性。慢性闭角型青光眼多见于50岁左右的男性，临床表现像原发性开角型青光眼，但其周边前房浅，中央前房深度可以正常或接近正常，虹膜膨隆现象不明显，房角为中等狭窄，可呈多中心地发生点状周边虹膜前粘连。由于其病程的慢性特征，临床难以做出像急性闭角型青光眼那样的明确分期，通常分为早期、进展期和晚期。在病程的早期，尽管眼压、眼底和视野均正常，但存在房角狭窄，或可见到局限性的周边虹膜前粘连。随着房角粘连的扩展，眼压升高多为中等程度，可达5.3～6.5 kPa。处于进展期、晚期的病例眼底有典型的青光眼性视盘损害征象，相应地伴有程度不等的青光眼性视野损害。

为什么慢性闭角型青光眼的表现与急性闭角型青光眼的不同？这是因为慢性闭角型青光眼的眼球虽然亦有前房较浅，房角较窄，晶状体较厚等解剖变异，但其眼轴不短，而且眼前段的解剖变异程度也较急性闭角型青光眼的要轻，所以瞳孔阻滞因素不明显。临床观察到其房角的粘连最早出现在虹膜周边部的表面突起处(称嵴突)，慢性闭角型青光眼的虹膜根部常可见到较多的嵴突，可能与该处较靠近小梁网，更容易与小梁网接触有关。粘连以点状开始，逐渐向两侧延伸扩展，随着房角关闭范围的增加，眼压也就逐步升高。在这样一个漫长的过程中，患者可以逐渐适应高眼压的病理状况，因此临床表现得非常“安静”而无自觉症状。导致周边虹膜逐步与小梁网发生粘连的因素可能是多方面的，但房角狭窄是最基本的条件。

(四)诊断与鉴别诊断

对急性闭角型青光眼发作时所表现出的典型症状，一般诊断并不困难。但如果症状不够典型，检查又不仔细，有时亦会将急性青光眼发作误诊为急性虹膜睫状体炎，尤其是伴有前房纤维素性渗出并且眼压已降低时，通过相反的扩瞳治疗而使病情恶化。这时的诊断检查有几点很重要：闭角型青光眼发作后瞳孔常常扩大，前房浅，房角窄，还可以从另一未发作眼也存在的闭角型青光眼解剖结构特征来协助诊断;如原发病为急性虹膜睫状体炎,则瞳孔常是缩小的,前房深度和房角均正常,对侧眼的正常解剖结构也有利于鉴别诊断。此外,急性发作患者因剧烈的头痛、恶心、呕吐等全身症状而忽视了眼部的表现和检查,以至于将青光眼误诊为脑血管意外、偏头痛、急性胃肠炎等疾病的,甚至给予解痉药如山莨菪碱、阿托品等治疗反而加剧病情的情况,也偶有发生。

慢性闭角型青光眼除了视物模糊、视野缺损外,常缺乏自觉症状,如果检查不细致,可被漏诊或误诊为老年性白内障、开角型青光眼等而贻误有效的治疗。强调细致认真的眼部检查,尤其前房角的检查非常必要。

处在间歇缓解期的闭角型青光眼,一切似乎都"正常",诊断也较困难,主要依靠病史。凡是年龄在 40 岁以上,特别是女性患者具有浅前房、房角窄的解剖特点,并有发作性的虹视、雾视、头痛或鼻根部酸胀不适等病史,均应怀疑其可能,进行细致检查和严密随访,必要时可考虑激发试验以明确诊断。临床前期眼主要根据另一眼的发作史和房角狭窄的特征,以及激发试验的阳性来诊断。推荐临床应用暗室激发试验,该试验比较安全,阳性率约为 30%。方法是测量眼压后嘱患者在暗室内保持清醒不入睡且睁眼 1 小时,然后在暗室内弱光下再测眼压一次。若前后眼压相差 1.2 kPa 以上则为阳性。眼压升高的机制与瞳孔扩大,加重瞳孔阻滞,引起房角关闭有关。改良的暗室俯卧或反坐在椅子上将头低俯在椅背上 1 个小时,利用体位加重瞳孔阻滞等促发房角关闭,可提高阳性率到 90%。2014 年我国原发性青光眼共识建议改良的闭角型青光眼激发试验,即监测短期房角闭合状态(采用明暗光 UBM 或 3 分钟暗适应对房角进行评估),随后以 1 小时的暗室试验判断眼压水平。激发试验是协助诊断的手段,但试验阴性结果并不一定就能排除闭角型青光眼的诊断。

对闭角型青光眼应详细询问病史,并进行全面细致的检查,尤其强调房角检查,才能做出准确的诊断和分期,以利于治疗。前房角的检查方法有坐位的前房角镜、前节 OCT 以及仰卧位的 UBM。前房角镜检查是最基本的也是最直观的,可以观察到房角内的各种细节如功能小梁网、小梁网色素沉着、Schlemm 管充血、周边虹膜前粘的程度等,但技术要求高。前节 OCT 是非接触式光学扫描,患者易于配合,能够观察到扫描层面房角的宽窄和虹膜的形态轮廓,但分辨不清小梁网等细节。UBM 具有前节 OCT 同样的功用,而且还能够观察到虹膜后的后房、睫状体、晶状体甚至前部玻璃体,以及它们相互之间的关系,但操作要求较高且较麻烦。

(五)治疗

闭角型青光眼一旦确诊，就应根据其所处的不同阶段及时给予相应的治疗。

1.临床前期眼

治疗目的是预防发作，主张及时做周边虹膜切除术或激光周边虹膜切开术解除瞳孔阻滞(图 10-1)。对于暂时不愿手术者应给予预防性滴用缩瞳剂，常用的是 1%的毛果芸香碱 2～3 次/天，并定期随访。

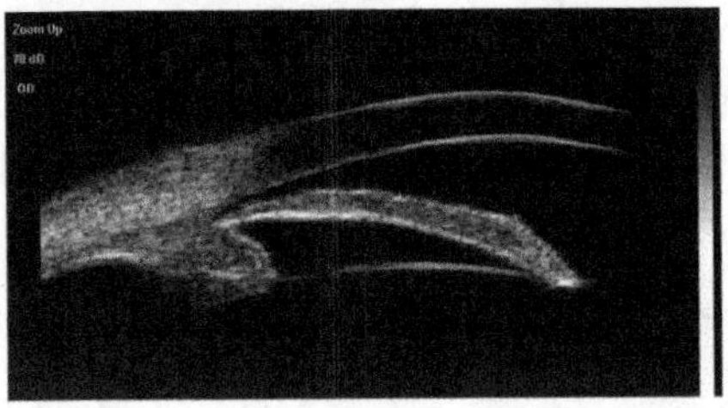

A

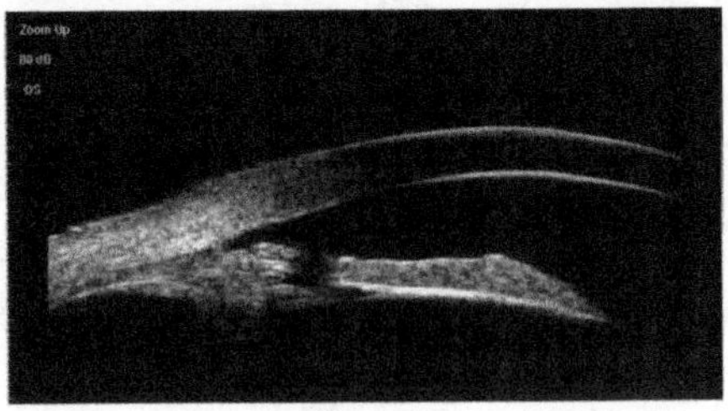

B

图 10-1 UBM **显示周边虹膜切除术解除瞳孔阻滞**

A.术前；B.术后

2.急性发作眼

挽救视功能和保护房角功能是治疗的两个主要目的。应做急诊全力抢救，以期在最短时间内控制高眼压，减少对视功能的损害并防止房角形成永久性粘连。挽救视功能方面，首先是降低眼压，常常是促进房水引流、减少房水生成和高渗脱水三种手段联合应用；其次是及时应用保护视神经的药物。保护房角方面，常用缩瞳剂和抗炎药物。对急性发作患者的处理，首先眼局部频滴缩瞳剂，常用 1%毛果芸香碱，可每 15 分钟 1 次，眼压下降后或瞳孔恢复正常大小时逐步减少用药次数，最后维持在 3 次/天。缩瞳剂能够拉离根部虹膜，开放房角，既促进了房水引流又保护了房角免于粘连损坏。如果发作，眼充血明显，甚至有前房纤维素性渗出，可局部或全身应用皮质类固醇制剂，一则有利于患眼反应性炎症消退，二则减轻房角组织的炎症水肿有利于房水引流和减少永久性粘连的发生。对于急性高眼压状况，同时合并应用高渗脱水剂和抑制房水生成的药物，一是有利于眼压的快速控制，二是也利于缩瞳剂更好发挥收缩瞳孔的作用。高渗脱水剂有甘油、山梨醇、甘露醇等，常用 20%甘露醇溶液，1.0～1.5 g/(kg・d)，快速静脉滴注。临床使用时应注意老年患者，尤其是有高血压和心功能、肾功能不全，以及电解质紊乱的患者的全身状况，以免发生意外。有时脱水太多可加重头痛症状，应引起注意。房水生成抑制剂有眼局部用和全身两类。全身应用的主要是碳酸酐酶抑制剂，常用的有乙酰唑胺（醋氮酰胺），每次 250 mg，或醋甲唑胺，每次 25～50 mg，2 次/天，口服，眼压控制后可停用。眼局部用的主要有碳酸酐酶抑制剂和β-肾上腺素受体阻滞剂，前者为 2%杜塞酰胺、1%布林佐胺滴眼液，3 次/天，后者有 0.5%噻吗洛尔、0.25%倍他洛尔、2%卡替洛尔、0.3%美替洛尔及 0.5%左布诺洛尔等滴眼液，可选用一种，2 次/天，能有效地协助高眼压的控制。

急性发作的患眼，如果采取上述治疗措施后高眼压仍无法控制或无下降趋势，可急诊进行前房穿刺术以临时降低眼压。若 3 天内眼压仍持续在 6.7～8.0 kPa，则应考虑及时手术治疗，这时由于房角多已粘连，丧失引流房水的功能，只能做眼外引流（滤过）手术，但在眼部组织水肿，充血剧烈的情况下施行手术，组织炎症反应大，易发生手术并发症，滤过泡也容易纤维瘢痕化，往往效果较差。对于虹膜萎缩和瞳孔固定散大的急性发作眼，滤过性手术以虹膜嵌顿术为好。术前、术后加强皮质类固醇的应用，可减少手术并发症并提高手术的成功率。如果药物治疗能控制眼压，则可参照小发作控制后的处理原则，选做眼内或眼外引流手术。

对于眼压升高的青光眼，尤其是急性发作的青光眼，及时给予全身应用自由基清除剂、抗氧化剂如维生素 E、维生素 C 等，可对受损的视网膜视神经组织起到一定的保护作用。

闭角型青光眼的小发作，一般能较快控制，常常缩瞳剂、β-受体阻滞剂、碳酸酐酶抑制剂联合应用。眼压下降后，可逐步减少至停用β-受体阻滞剂和碳酸酐酶抑制剂。如眼压不再升高，房角大部分或完全开放，则说明具备眼内引流条件，可做周边虹膜切除/切开术。另一方面，如眼压再度回升，则表示房角的房水引流功能明显受损，只能选做眼外引流手术，如小梁切除术等滤过性手术。

3.间歇缓解期眼

治疗目的是阻止病程进展。因房角完全或大部分开放，眼压正常，施行周边虹膜切除/切开术，解除瞳孔阻滞，防止房角的再关闭。暂时不愿手术者，则应在滴用缩瞳剂的情况下加强随访。

4.慢性进展期眼

治疗目的是控制眼压。因房角已大部分粘连或全部粘连，引流房水功能严重受损或已丧失，眼压升高，只能选择眼外引流术，通常选做小梁切除术或巩膜咬切术。眼外引流术术前，眼压应尽可能用药物控制到正常范围，如果控制在 4.0 kPa以下施行青光眼手术也比较安全。

5.慢性闭角型青光眼

早期病例及相对“正常”的眼，处理原则上同急性闭角型青光眼的间歇缓解期和临床前期眼。根据其特殊的房角解剖特征——较多嵴突，对这些患眼施行周边虹膜切除/切开术的同时进行激光周边虹膜成形术可能效果更好，但其加宽和开放房角的作用会随时间减弱或消失，需要定期随访。对于进展期和晚期的病例，因房角大多数失去正常引流房水功能，眼压已升高，则只适于做小梁切除等滤过性手术；同时因已存在高眼压对视网膜视神经的损害，应给予神经保护治疗。

6.伴有白内障的闭角型青光眼

原发性闭角型青光眼常常存在晶状体较大造成的眼前部拥挤，如系伴有明显白内障且有手术指征的病例可行白内障摘除手术。在急性闭角型青光眼的临床前期眼、间歇缓解期眼以及慢性闭角型青光眼的早期眼仅仅只需做白内障摘除术和人工晶体植入术就可完全解除其病理解剖结构的异常，达到加深前房、开放房角的青光眼治疗效果。在慢性进展期的早期病例眼也可单独行白内障摘除术和人工晶体植入术，并在术中施行房角周边虹膜前粘连机械分离术，以期开放房角。部分病例可以获得较为满意的效果，但对于房角粘连已久的病例术后往往需要加用局部降眼压药，或联合青光眼滤过性手术才能较好地控制眼压。

7.绝对期的青光眼

治疗目的仅在于解除症状，多需手术治疗，可以施行眼外引流的滤过性手术或减少房水生成的睫状体破坏性手术来降低眼压，应尽量避免眼球摘除给患者带来的精神痛苦。如果仅仅是大疱性角膜病变引起的症状，只需佩戴软性角膜接触镜即可。

二、原发性开角型青光眼

(一)定义与概况

原发性开角型青光眼，以前又称慢性开角型青光眼、慢性单纯性青光眼等。这类青光眼的病程进展较为缓慢，而且多数没有明显症状，因此不易早期发现，具有更大的危险性。具有以下特征：①病理性高眼压，一般认为 24 小时眼压峰值超过 2.8 kPa；②眼压升高时房角始终保持开放，具有正常外观；③存在获得性青光眼特征性视网膜视神经损害和(或)视野损害；④没有与眼压升高相关的病因性眼部或全身其他异常。

目前，对原发性开角型青光眼的定义依然在发展之中。出于对病理性眼压的界定和发生视神经损害及视野缺损的考虑，原发性开角型青光眼包括了“正常眼压性青光眼”和“高眼压性青光眼”等，这一特定的疾病综合征群可能是多种未被区别开的，各自独立的病理生理过程的最后共同阶段。随着对遗传学和病理生理学的认识逐渐加深，预计最终将能区别那些有着相同特征性视神经和视野缺损的不同病症。

同样由于对原发性开角型青光眼的定义不同和检查方法不同，因此存在发病率估计的较大差异，大多数资料表明原发性开角型青光眼的患病率为 1.5%～3%，WHO 资料（2009 年）显示其全球平均患病率是（2.6±0.2）%，非洲裔的患病率（4.16%）最高，视神经损害较重；欧洲裔的患病人数最多，占全球的 23.9%。在我国的原发性青光眼中，虽然开角型少于闭角型，但近年来临床上所占的比例有所上升，可能与我国代谢性疾病、近视眼等的发病增加，以及卫生保健和诊断水平的提高有关。年龄多分布在 20～60 岁，随年龄增大，发病率增高。原发性开角型青光眼具有家族倾向性，一级亲属中的发病率要比普通人群高 10%。代谢性疾病如糖尿病、甲状腺功能低下，心血管疾病如血压异常、血液流变学异常、微血管调节异常、视网膜静脉阻塞，精神紧张和焦虑、抑郁，以及中高度近视眼等可能是原发性开角型青光眼的高危人群。

（二）病理生理与发病机制

不同于闭角型青光眼房水引流受阻部位是在瞳孔和（或）小梁前的房角处（机械性相贴和病理性粘连），开角型青光眼的前房角外观正常并且是开放的，其眼压升高是小梁途径的房水外流排出系统发生病变，房水流出阻力增加所致。主要学说有以下几个。①血管-神经-内分泌或大脑中枢对眼压的调节失控所引起。②小梁组织局部的病变：小梁内皮细胞活性改变，细胞密度降低，小梁束的胶原变性，小梁板片增厚融合，小梁内间隙尤其是近小管组织的细胞外基质异常积蓄，Schlemm 管壁的内皮细胞吞饮泡减少。③小梁后阻滞：即房水流经小梁组织后的 Schlemm 管到集液管和房水静脉部位的病变，包括巩膜内集液管周围细胞外基质异常和表层巩膜静脉压升高等。目前，大多数的临床和基础研究表明系小梁组织，尤其近 Schlemm 管区的组织（近小管部）是主要病变所在部位。分子生物学研究表明开角型青光眼具有多基因或多因素的基因致病倾向性，确切的发病机制尚未阐明。

（三）临床表现

1.症状

开角型青光眼在早期几乎没有症状。只有在病变进展到一定程度时，患者方有视力模糊、眼胀和头痛等感觉。当眼压波动较大或眼压水平较高时，也可出现眼胀、鼻根部疼痛，甚至类似闭角型青光眼那样的虹视和雾视。到了晚期双眼视野都缩小时，则可有行动不便和夜盲等现象出现。中心视力多数病例在短期内可不受影响，甚至在晚期管状视野病例也可保持良好。部分患者的病史回顾存在变性近视加深为早期主要表现，常有视疲劳。

2.眼部体征

早期病例眼前部可无任何改变。前房深度正常或较深，虹膜平坦，眼前部表现很"安静"，前房角开放，房角的形态并不会随眼压的升降而有所改变。房角镜检查一般看不到房角结构包括小梁网的明显异常，有时可见较多的虹膜突（梳状韧带）、虹膜根部附着偏前、小梁网色素偏多等，较少见 Schlemm 管血液充盈。眼压较高时可有角膜水肿，在患眼视神经损害较重时可有瞳孔轻度散大，对光反应迟钝（相对性传入性瞳孔障碍）。

眼底特征性视网膜视神经损害是诊断开角型青光眼必需的指标。典型表现为视盘凹陷的进行性扩大和加深，这是所有青光眼发展到一定阶段后的共同特征。在开角型青光眼的早期，眼底特征性的形态改变有眼底颞上、颞下象限的视网膜神经纤维层缺损（retinal nerver fiber layer defect，RNFLD，无赤光检眼镜检查或黑白眼底照相表现为尖端朝向或与视盘边缘接触的暗色楔形缺损）、视盘上下方局限性的盘沿变窄以及视盘杯凹的切迹（视杯内缘的局限性小缺损）。有些可表现为视盘表面或其附近小线状或片状的出血。病程的继续进展，视盘的杯凹逐步扩展，最终导致杯/盘比（cup/disc ratio，C/D 比）的增加。开角型青光眼的晚期，视神经盘呈盂状凹陷，整个乳头色泽淡白，凹陷直达乳头的边缘，视网膜中央血管在越过视盘边缘处呈屈膝或爬坡状，类似"中断"一样。

3.眼压

开角型青光眼的最早期表现为眼压的不稳定性升高，眼压波动幅度增大。眼压可有昼夜波动和季节波动，24 小时眼压监测显示其规律性可以不同于生理性的眼压波动，有一半以上患者的眼压峰值是在非上班时间段，甚至下半夜。季节中冬天的眼压较夏天的要高些。随着病程发展，眼压水平逐步稳定升高，多在中等度水平，少有超过 8.0 kPa 的。

（四）诊断与鉴别诊断

具有眼压升高、视盘的青光眼性特征改变和相应的视野损害，加之房角开放，则开角型青光眼的诊断明确。但在疾病的早期往往特征不明显，诊断要基于上述指标的综合分析判断。

1.眼压

开角型青光眼的早期眼压可呈波动性升高，随着病情的进展，眼压会逐渐地稳定上升。应根据具体情况进行细致的阶段性观察，必要时做 24 小时眼压测量。如果最高眼压水平在 4.0 kPa 以上，波动又在 1.3 kPa 以上，则基本可以做出诊断。如果波动在 0.8 kPa 以上，最高水平略超过正常，则青光眼可疑，要定期随访观察，并结合其他指标来分析判断。这里要区别高眼压症，即眼压超过正常水平，但长期随访观察并不出现视神经和视野的损害，通常眼压在 2.8～4.0 kPa 间。如果疑为高眼压症，应做中央角膜厚度测量，以明确是否为厚角膜造成的高眼压假象。当实际角膜厚度高于标准眼压测量的设定值 520 μm 时，最多可高估眼压 0.9～1.9 kPa。此外，如果角膜的曲率半径小、眼眶压力高等也会导致测量眼压的高估。对于没有原因可解释的正真高眼压症，也有将其视为可疑青光眼的，尤其是在同时伴存有青光眼高危因素时如青光眼家族史、高度近视眼、代谢性疾病等。长期随访（5～8 年）提示少部分（5％～10％）高眼压症最终发展为原发性开角型青光眼。

眼压的正常范围：95％的正常人群生理眼压为 1.5～2.8 kPa，但是，不能机械地将超出这一统计学正常值的眼压都视作病理值，要综合分析判断。此外，眼压测量方法上的差异，也会造成对实际眼压的偏差错误，压陷式 Schiotz 眼压计、非接触眼压计（NCT）都不如 Goldmann 压平式眼压计准确、可靠，但后者技术操作要求较高。诊断时，尤其对可疑病例的眼压判断应该做压平式眼压计测量。

过去比较强调眼压描记测定房水流畅系数（C 值）以及压畅比（眼压和房水流畅系数的比值，P_0/C）来分析判断小梁途径房水外流阻力变化，辅助开角型青光眼的诊断。目前不再强调其作为临床诊断的指标，多用于基础研究。临床上没有公认的，也不推荐开角型青光眼激发试验辅助诊断。

2.眼底

主要是视盘及其旁周的形态学改变。视盘的大小对于评价青光眼性视神经病变非常重要。视盘大小与视杯、盘沿大小相关：视盘越大，视杯和盘沿就越大。大的视杯伴有大视盘可以是正常的，而小的视杯伴有更小的视盘有可能是病理性的。正常眼底的杯/盘比值（C/D）大多不超过 0.4，两眼的 C/D 差值也多不超过 0.2。注意盘沿的形态改变，正常视盘的盘沿宽度一般遵循“ISNT”规律，即下方最宽，上方、鼻侧次之，颞侧最窄。定期随访，发现视盘盘沿选择性丢失更有早期诊断意义。在视盘凹陷明显改变之前，细致的检查如发现有视网膜神经纤维层缺损，相应处的视盘盘沿变窄，特别是颞上、颞下象限处，视杯凹陷也在相对应处出现切迹，均是青光眼性视神经损害的特征。这些形态学的改变可以早于比较敏感的阈值视野检测出异常之前，具有早期诊断价值。更早期的表现可以是视盘表面或其周围的小线状、片状出血灶。除了检眼镜下直接观察外，有条件者可以借助视神经盘体照相或计算机辅助的眼底视网膜视神经盘影像分析仪（目前主要是频域 OCT，其他如偏振光或激光共焦扫描等已较少应用）做定量分析，判断细微的形态结构变化，更早地做出正确诊断。

临床上，易于混淆的眼底体征是生理性大杯凹和近视眼性视盘改变。人群中视盘的生理性大杯凹比率为 5%～10%，约 50%的患者可以有家族性的生理性大杯凹倾向。通常是两眼对称的，盘沿宽窄符合“ISNT”规律，没有视盘出血、杯凹切迹和视网膜神经纤维层缺损改变，其眼压和视野均正常，随访也无进行性改变，均有助于鉴别诊断。近视眼性眼底改变，尤其在高度近视/病理性近视，其视盘形态由于眼球后极部病变与近视弧的扩大变异，色泽较淡，加之视盘周围的脉络膜萎缩斑，视野检查常伴有生理盲点扩大和（或）中心暗点（黄斑变性），易与青光眼相混淆。当高度近视眼伴有青光眼时，由于巩膜后葡萄肿的过度牵引，使得颞侧视网膜血管被拉直，视盘上的血管屈膝和移位不明显，杯凹浅而倾斜，也易于被这些征象所掩盖，误为仅仅是近视眼的改变。临床上对高度近视眼发生青光眼的病例常常难以在早期做出较明确的判断。

（五）治疗

治疗目的是尽可能地阻止青光眼的病程进展，最终目标是减少视网膜神经节细胞的丧失至正常年龄的相应水平，以保持有生之年视觉功能（视野）的生理需要。治疗策略的制订应以青光眼患者全面检查为基础，包括准确掌握眼压的高度和波动的规律，视野的定量阈值变化，视网膜视盘形态的细致改变以及视网膜视神经血供状况的异常与否，并且结合全身心血管系统、呼吸系统、代谢系统等有否疾病、患者的经济状况和期望寿命等因素来综合考虑。治疗的手段为降低眼压达到安全靶眼压、改善视网膜视神经血液循环以及直接的视网膜神经节细胞保护，主要方法有药物治疗、激光治疗和手术治疗，可以联合采用。对已有明显视神经和视野损害的病例多主张积极的手术治疗，并给予相应的神经保护治疗。

1.药物降眼压治疗

若局部滴用 1～2 种药物即可使眼压控制在安全水平，视野和眼底改变不再进展，患者能耐受，并配合定期复查，则可长期选用药物治疗。

(1)眼局部应用的降眼压药物：目前应用的相关药物作用机制有三方面，即增加小梁网途径、葡萄膜巩膜途径的房水引流以及减少睫状体的房水产生。

拟胆碱作用药物：常用毛果芸香碱，其降眼压机制是增加小梁途径的房水外流，多为β-受体阻滞剂不能较好控制眼压时的一种联合用药。

β-肾上腺素受体激动剂：常用肾上腺素及其前体药地匹福林，利用其β_2-肾上腺素受体兴奋作用，使小梁网房水流出阻力降低以及增加葡萄膜巩膜途径房水外流，可单独和联合用药。

β-肾上腺素受体阻滞剂：是最常用的降眼压滴眼液，有噻吗洛尔、倍他洛尔、美替洛尔、左布诺洛尔、卡替洛尔等滴眼液，通过阻断位于睫状体非色素上皮细胞上的β_2-肾上腺素受体来减少房水生成。主要有心血管系统和呼吸系统的不良反应，因此，对有较重心血管疾病如心力衰竭、窦性心动过缓、二度房室传导阻滞或三度房室传导阻滞，有较重呼吸系统疾病如支气管哮喘、严重阻塞性呼吸道疾病者，应避免使用。

碳酸酐酶抑制剂：通过抑制睫状体非色素上皮细胞内的碳酸酐酶来减少房水生成，有杜塞酰胺和布林佐胺，避免了全身应用碳酸酐酶抑制剂的众多不良反应。

α-肾上腺素受体激动剂：常用选择性α_2-受体激动剂溴莫尼定，其降眼压作用除了直接抑制房水生成外，还可能与其增强了葡萄膜巩膜途径房水外流有关。

前列腺素衍生物：主要是通过增加葡萄膜巩膜途径房水引流、也有证据表明增加小梁途经房水外流来降眼压，常用拉坦前列素、曲伏前列素、贝美前列素和他氟前列素，是目前最有效(降眼压幅度最大、作用维持时间最长)的眼局部降眼压药。

复方固定制剂：将两种或以上的降眼压药物混合制成一种滴眼液，加强了降眼压疗效，减少了防腐剂对眼表的损伤，提高了患者的用药依从性。可以是上述几类不同作用机制的降眼压药物之间的组合，目前主要有前列腺素衍生物＋β-肾上腺素受体阻滞剂，β-肾上腺素受体阻滞剂＋碳酸酐酶抑制剂，β-肾上腺素受体阻滞剂＋α-肾上腺素受体激动剂等。

应用于开角型青光眼降眼压治疗最早的是增加小梁网途径房水引流药物如拟胆碱作用药、肾上腺素受体激动剂等，最广泛的是减少房水生成的药物如β-肾上腺素受体阻滞剂，最新的是增加葡萄膜巩膜途径房水引流药物如前列腺素衍生物，最方便的联合用药是复方固定制剂。

(2)全身应用的降眼压药：多作为局部用药不能良好控制眼压时的补充，或手术治疗前的术前用药，剂量和时间均不宜过大或过长，以免引起全身更多的不良反应。目前主要有 2 大类。

碳酸酐酶抑制剂：通过抑制睫状上皮的碳酸酐酶来减少房水的生成，降低眼压。以乙酰唑胺为代表，口服，每次 125～250 g，每天 1～3 次。该药系磺胺类制剂，过敏者禁用。常见的不良反应有唇面部及手指、脚趾麻木感、胃肠道刺激症状、尿液混浊等，如果长期服用，有诱发尿路结石、肾绞痛、代谢性酸中毒、低血钾等不良反应。因此，临床上常在服用乙酰唑胺的同时，给予氯化钾和碳酸氢钠，以减少不良反应的发生。对肝、肾功能不全，呼吸性酸中毒者应谨慎使用，最好不用。个别病例服用该药后可产生再生障碍性贫血，认为是与剂量无关的特异性反应。醋甲唑胺，口服，每次 25～50 mg，每天 2 次。其不良反应同乙酰唑胺，相对较少，但临床上见到严重的剥脱性皮炎并发症。

高渗脱水剂：通过提高血浆渗透压使眼球内脱水来降低眼压。以甘露醇为代表，常用量为 1 g/(kg · d)，每天 20%甘露醇 250 mL（快速静脉滴注）为宜，降眼压作用起效快，但维持时间短（6 小时）。在高血压、心功能不全、肾功能不全患者，要注意全身状况，以防意外。过多的应用或应用较长时间易引起全身脱水、电解质紊乱，颅内脱水严重时引起头痛，血液脱水严重时可引起血栓形成，尤其在儿童和老年人更应注意。其他高渗脱水剂有高渗的山梨醇、葡萄糖、甘油（口服）等。

三、特殊类型青光眼

这类独特的青光眼仍属原发性的，但与前述的闭角型和开角型青光眼不同。

（一）正常眼压性青光眼

具有与其他类型青光眼类似的视盘凹陷扩大和视野缺损但缺乏明显眼压升高的证据，一般认为与高眼压性开角型青光眼是属同一类原发性青光眼的不同表现型，有称低压性青光眼，但眼压实际上是在统计学正常值范围内，所以用正常眼压性青光眼更为确切。据国外报道，其占开角型青光眼的 20%～50%，尤以亚洲，特别是日本、韩国最多。流行病学调查以 40～60 岁年龄组最多，女性患者明显多于男性患者。正常眼压性青光眼的致病因素不明，目前普遍认为与相关易感基因、眼局部血液循环障碍、自身免疫等可能有关。

临床特征：就诊主诉为视力减退和视野模糊、缺损，早期往往因无症状和中心视力尚好而延误，主要是眼底视盘的改变。与高眼压性青光眼比较，正常眼压性青光眼的杯凹较浅，颞侧和颞下象限的盘沿更窄，视盘周围的晕轮和萎缩征较多，视网膜视盘出血发生率较高。视盘杯凹与视野损害不成比例，即同样的视野缺损，正常眼压性青光眼的C/D比值较高眼压性青光眼的C/D比值要大。正常眼压性青光眼的视野损害具有以下特征：视野缺损靠近固视点的比例较大，上半缺损较多，局限性缺损较多，且损害较深，边界较陡。虽然这类青光眼的眼压在正常范围内，但部分患者存在较大的日夜波动，平均眼压偏于正常范围的高限一侧 2.4～2.7 kPa，说明这类青光眼的视神经损害阈值降低，不能承受相对“正常”的眼压。研究认为可能与视网膜和脉络膜血管自身调节异常所致缺血缺氧、视神经和视网膜神经节细胞的自身免疫损伤等有关。

正常眼压性青光眼的易患危险因素：近视眼，血压异常（低血压或高血压），血流动力学危象（如失血、休克），血液流变学改变（如高血黏度等），自身免疫疾病，心血管疾病尤其是周围血管痉挛（如雷诺征，偏头痛），低颅压等。

正常眼压性青光眼的诊断需综合眼部和全身检查以及完整细致的病史，一般认为峰值眼压不应超过 2.8 kPa，但要除外因角膜较薄、角膜曲率较大所致测得眼压较低的影响，可通过角膜厚度、角膜曲率测量来识别。需与下列情况鉴别：①具有较大日夜眼压波动的高眼压性开角型青光眼，可进行 24 小时眼压，尤其是夜间眼压的监测来明确。②已经缓解的高眼压性青光眼遗留有扩大的视盘杯凹和视野损害，如皮质激素性青光眼、青光眼睫状体炎综合征等，了解详细的既往相关病史很重要。③非青光眼性视神经病变，如各类视神经萎缩（尤其是视交叉处颅内占位性病变所致），缺血性视神经病变，先天性视盘小凹等，这些疾病均有各自的视神经损伤和视野损害特点。

正常眼压性青光眼一般进展较慢，视野损害常以年计，影响其预后的因素：在正常范围内相对较高的眼压，较薄的角膜厚度，较深的局部性视杯切迹，视网膜视盘的小出血；全身低血压和血液循环不足，血液流变学异常，微循环障碍，自身免疫疾病，吸烟等。治疗主要是持续、平稳地降低眼压，以达到病情不再继续进展的安全眼压范围，改善微循环，以及神经保护。通常以降低原先基础眼压峰值水平的 1/3 幅度为目标，并在随访过程中根据视神经损伤和视野损害是否得到稳定控制来动态调整。药物宜选择不影响血管收缩或降压幅度大的降眼压药如前列腺素类衍生物、碳酸酐酶抑制剂、α_2-肾上腺素受体激动剂和有扩张血管作用的倍他洛尔降眼压药。并依据 24 小时眼压曲线结合降眼压药物的药动学、药理学参数来制订个体化的用药方案。亦可采用 SLT 治疗，或与降眼压药物联合治疗。一般来说，当药物和激光治疗难以控制眼压达到目标要求或病情仍在继续进展时，才考虑手术治疗。可采用较薄(1/3～1/4 厚)巩膜瓣的小梁切除术等滤过性手术来获得较低的眼压。鉴于正常眼压性青光眼的致病多因素，建议在有效降眼压的基础上积极改善眼局部血供治疗，常选用钙离子通道阻滞剂、5-羟色胺拮抗剂和活血化瘀的中药等，有利于病情的控制和减缓病程进展。同时应用视神经保护剂(如抗自由基药物、阻断谷氨酸神经毒性药物)和神经营养药物等，是较为理想的治疗，但这方面的特效药物尚待临床评价。

(二)色素性青光眼

色素性青光眼是以色素颗粒沉积于房角为特征的一种青光眼。有色素播散综合征与色素性青光眼之分。色素播散综合征的发病机制是反向瞳孔阻滞：中周边部虹膜后凹，与晶状体悬韧带接触、摩擦，导致虹膜色素上皮内的色素颗粒释放。色素性青光眼的小梁网房水外流受阻并非色素颗粒的单纯性阻塞，还与小梁内皮细胞吞噬功能异常等有关。

临床特征：色素性青光眼常累及双眼，在西方国家占青光眼的 1%～1.5%，我国少见。不伴有眼压升高的色素播散综合征占人群的 2.45%，男女相同，而色素性青光眼多累及年轻男性，近视眼是危险因素。

裂隙灯下可见到 Krukenberg 梭，位于角膜后中下部的角膜内皮上，呈垂直向梭形色素沉着，下端稍宽。虹膜的前表面也可有色素沉着，多在轮沟内，中周部虹膜透光缺损征早期较少，随着病程进展可逐步增加，呈典型的环形轮辐状散在分布，有 80～90 条，与后面的晶状体悬韧带数目一致。整个前房角较宽，尤其是功能性小梁网有明显的深棕色、黑色色素沉着，小梁网呈现浓密的色素沉着带，程度通常为 3～4 级。色素播散过程有活动期(出现突发的大量色素颗粒播散，多与跑跳等震动性运动有关)和静止期(色素颗粒逐步吸收减少)。如果眼压正常，称色素播散综合征；如眼压超过 2.8 kPa，未发生视神经损伤时，称色素性高眼压；如伴有视神经损害改变时则诊断色素性青光眼，眼压多在 4.0～5.3 kPa，可有较大波动，整个色素播散综合征患者中有 1/3～1/2 发生了青光眼。

临床上根据其特征性表现，尤其是裂隙灯下观察到典型的虹膜虫蚀样透光体征和房角镜见到小梁网上大量的色素沉着，易于做出诊断。用 UBM 可提供纵切面观察周边虹膜后凹的形态及其与晶状体悬韧带的关系，有助诊断。需要与其他小梁网色素异常病理状况如剥脱综合征、眼内手术或钝挫伤所致色素脱落沉着、年龄相关的色素沉着等做鉴别。

色素性青光眼的治疗如下。

1.药物治疗

降眼压选用β-肾上腺素受体阻滞剂，碳酸酐酶抑制剂，α_2-肾上腺素受体激动剂，前列腺素衍生物等；缩瞳剂作用理论上可以拉紧虹膜来避免与晶状体悬韧带接触、解除瞳孔的反向阻滞和减少色素颗粒的释放，但临床实际应用效果并不理想。

2.激光治疗

激光治疗有两个方面的作用，周边虹膜切开术同时联合周边虹膜成形术可以解除其反向瞳孔阻滞；SLT 针对升高的眼压治疗，通常需要低能量、多次施行。

3.手术

周边虹膜切除术术后见到虹膜变得平坦，其效果需长期随访验证，但不能解除已经升高的眼压；滤过性手术适用于眼压不能控制且已有明显视神经或视功能损害的患眼。

（三）剥脱性青光眼

剥脱综合征为一类常伴发青光眼的系统性、特发性疾病。在剥脱性青光眼患眼内见到灰白色斑片样物质，曾有青光眼囊片和假性剥脱等名称。剥脱综合征多见于北欧、50 岁以上患者，我国一些地区多见，无明显遗传性，发病率 0.4%～38%，与白内障正相关。剥脱综合征患者中青光眼的发病率为 7%～63%。剥脱综合征男女比为 1∶3，但男性患者发生青光眼的概率约比女性多一倍。欧洲地区患者多累及双眼，美洲地区患者多累及单眼。虽有发现剥脱综合征相关的基因变异，但其发生机制目前尚未完全明了，普遍认为是一种与细胞表面相关物质过多产生或异常破损相关的细胞外间质疾病。

临床特征为灰白色物质沉积在晶状体前表面。典型分 3 个区带：相对匀质的中央盘区；周边的颗粒层带；分隔两者的洁净区。剥脱物质可呈现于虹膜、瞳孔缘、角膜内皮、前房角、晶状体悬韧带和睫状体，白内障摘除术后可见于晶状体后囊膜、人工晶体、玻璃体前界面以及玻璃体条索上。此外，剥脱物质也存在于眼球外的眼部组织以及眶外组织器官中，主要局限在结缔组织或筋膜部分。晶状体表面的剥脱物质也引起虹膜色素上皮的破损和释放色素颗粒。其房角小梁网上的色素沉着往往不均匀，同时可见有少量散在的碎屑样剥脱物质。

剥脱性青光眼典型地表现为开角型青光眼，系剥脱物质和色素颗粒共同阻塞小梁网，以及小梁网内皮细胞功能异常所致。25%可呈急性眼压升高，可超过

6.7 kPa,部分病例可伴发闭角型青光眼。

需鉴别的有色素播散综合征和囊膜剥离疾病(也称真性剥脱),后者见于高温作业者,伴白内障但少有青光眼,系热源性白内障中卷起的透明膜。另外虹膜睫状体炎或铜异物等引起的毒性剥脱,外伤所致的损伤性剥脱,依据有关病史和体征可资鉴别。

剥脱性青光眼平均眼压较高,视功能损害进展较快,对药物治疗的反应也差。药物治疗降眼压可选用β-肾上腺素受体阻滞剂、碳酸酐酶抑制剂、α_2-肾上腺素受体激动剂、前列腺素衍生物等。缩瞳剂虽然能减少瞳孔运动,减少剥脱物质和色素播散,又改善房水引流,但易于形成后粘连,有的病例会加重病情,甚至因晶状体悬韧带松弛而诱发闭角型青光眼。欧洲报道 SLT 治疗剥脱性开角型青光眼可获得较好眼压控制,延缓病情的发展。如上述治疗无效,则只能施行小梁切除等滤过性手术,要注意避免因晶状体悬韧带松弛导致的浅前房等相关并发症,并加强术后的抗感染治疗。

(四)恶性青光眼

闭角型青光眼药物或手术治疗后眼压不但未下降反而升高,病情更重,眼胀眼痛症状明显,视功能更差,临床上称为恶性青光眼,从发病机制上又称为睫状环阻滞性青光眼,房水引流错向性青光眼。这是一组多因素的难治性青光眼,可为原发性,也可是继发性的。多见于眼前段手术(青光眼、白内障等)后,亦见于缩瞳剂治疗以及自发性的。好发于小眼球、短眼轴、大晶状体的闭角型青光眼患眼。其病理机制是睫状体的肿胀或肥大、前转,晶状体悬韧带松弛,导致晶状体虹膜膈前移,瞳孔缘被晶状体前部紧紧顶住,并且将虹膜整个推向小梁网和角膜,关闭房角,前房极浅或消失(图 10-2)。房水在睫状突、晶状体赤道部和前玻璃体界面的附近向前流动受阻(睫状环阻滞),反流向后进入玻璃体腔或玻璃体后间隙积聚(房水引流错向),玻璃体内压力增高,又进一步顶推晶状体虹膜膈向前,产生恶性循环,形成其特殊的临床表现:前房消失,眼压不断升高。

需要与类似病理状况鉴别:①瞳孔阻滞性青光眼,可以通过周边虹膜切除(开)术后前房加深来加以区别。②脉络膜上腔出血,可发生在手术中(暴发性)或手术后数天内(迟发性),如量多可造成浅前房和高眼压,眼底和 B 超检查可明确。③脉络膜脱离,一般为伴有低眼压的浅前房,易于识别,但如果恢复较慢,时间较长,眼外引流的滤过泡消失,瘢痕化后眼压可升高,应注意分析辨别。

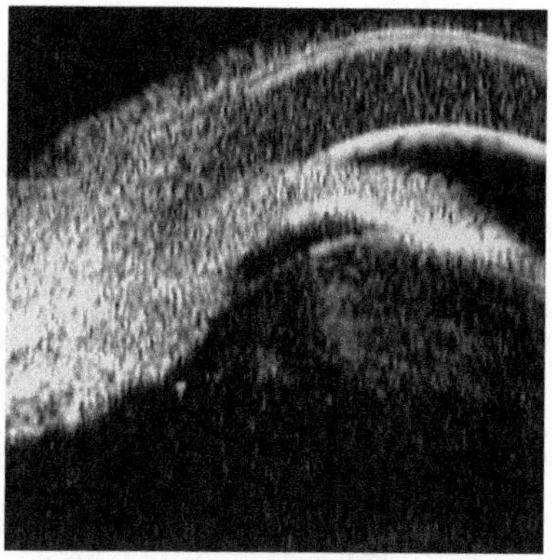

图 10-2 恶性青光眼(UBM)

恶性青光眼一旦确诊,应立即采取积极措施,以恢复前房,降低眼压。

(1)药物治疗:①睫状肌麻痹剂,松弛睫状肌,加强晶状体悬韧带的张力,使晶状体后移,常选用 1%～4%阿托品滴眼液,4～5 次/天,夜间加用阿托品眼膏。②降眼压药物,用高渗脱水剂和减少房水生成药物,可以使玻璃体脱水浓缩,降低眼压。③皮质类固醇,局部或全身应用,减少组织水肿和炎症反应,减轻组织细胞损伤,可以促进睫状环阻滞的解除。

(2)激光治疗:在无晶状体眼、人工晶体眼可用 Nd:YAG 激光做晶状体后囊膜及玻璃体前界膜的切开治疗,利于玻璃体内积液向前引流。也可直视或经房角镜或经眼内镜做睫状突的氩激光光凝,使其皱缩而解除睫状环阻滞。

(3)如上述治疗无效,则需施行切口性手术治疗:①简单的睫状体扁平部穿刺抽吸玻璃体积液手术;②彻底的晶状体玻璃体切割术,需将晶状体后囊膜、玻璃体前部皮质以及前界膜完全切除,这是根治的方法。单纯的晶状体囊外摘除手术往往无效。术后继续阿托品睫状肌麻痹、皮质类固醇抗炎等治疗。

(五)高褶虹膜性青光眼

高褶虹膜结构是指虹膜根部前插在睫状体上,虹膜周边部呈角状高褶向前再转向瞳孔区的解剖结构,其特征是形成的房角窄、浅,但虹膜平坦,前房并不浅(图 10-3)。较少见,女性患者较多,常有闭角型青光眼家族史,也较瞳孔阻滞性闭角型青光眼年轻,多在 30～50 岁。其房角可自发关闭,或瞳孔扩大后关闭,尤其是周边虹膜切除(开)术后瞳孔扩大仍会发生房角关闭,有时呈急性闭角型青光眼样发作。说明相对瞳孔阻滞因素在发病(房角关闭)机制中所起的作用远较在虹膜膨隆型的浅前房闭角型青光眼中的要小。依据虹膜褶的高度可分完全性和不完全性 2 种。完全性即虹膜褶较高并且整个房角 360°圆周均有,临床多为急性眼压升高的表现，同前述的急性闭角型青光眼发作；不完全性的则虹膜褶较低并且不完整，不至于造成整个房角的突然全部关闭，因此临床多为慢性过程，同前述的慢性闭角型青光眼表现。

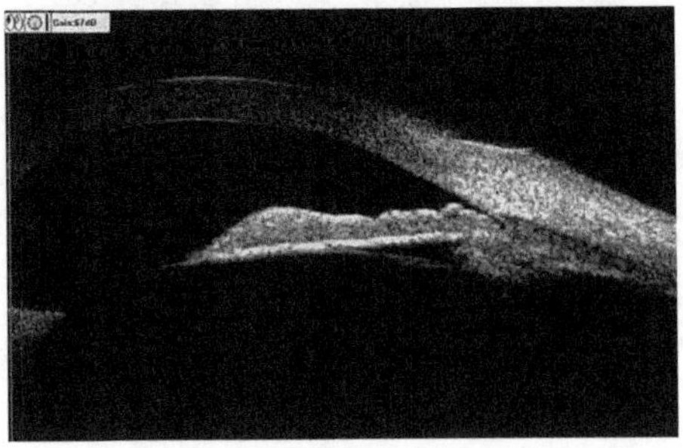

图 10-3 **高褶虹膜**(UBM)

高褶虹膜引起的眼压升高，可用虹膜周边切除术后的暗室试验阳性结果来明确诊断，房角检查在暗光下呈关闭状，亮光下呈开放状。UBM 检查对高褶虹膜的构型判断具有独特的诊断价值。

高褶虹膜性青光眼的治疗需用缩瞳剂，也可施行激光周边虹膜成形术来拉平高褶加宽房角。对于已有白内障手术指征的患者，单纯白内障摘除术可以解除这种高褶虹膜造成的窄房角危险状况。如果已发生周边虹膜前粘连，房角引流房水功能破坏，则只能进行滤过性手术治疗。

第二节 继发性青光眼

继发性青光眼是以眼压升高为特征的眼部综合征，其病理生理是某些眼部或全身疾病，或某些药物的不合理应用，干扰了正常的房水循环，或阻碍了房水外流，或增加房水生成。根据高眼压状态下房角的开放或关闭，继发性青光眼也可分为开角型和闭角型两类，但有些病例在病变过程中可由开角转为闭角，有些病例则可两种机制共存。继发性青光眼常见的原发病变主要有炎症、外伤、出血、血管疾病、相关综合征、相关药物、眼部手术以及眼部占位性病变等，使病情更为复杂和严重，预后往往也较差，其诊断和治疗要同时考虑眼压和原发病变。

一、炎症相关性青光眼

各种累及眼部(包括眼球内和眼眶)的炎症，都可以破坏正常的房水循环而引起眼压升高，可表现为暂时性或慢性顽固性。临床上往往多见于眼前部的炎症，尤其是虹膜和睫状体的炎症。葡萄膜炎导致眼压进行性升高，造成视神经损伤和(或)视野损害的继发性青光眼总体约18%。

(一)继发于虹膜睫状体炎的青光眼

眼前段葡萄膜炎(虹膜睫状体炎)可导致严重的急、慢性青光眼发生，慢性葡萄膜炎发生青光眼要比急性葡萄膜炎(少于3个月病程)至少高出一倍以上。其眼压升高可继发于活动性炎症、炎症后遗症，或过量的皮质类固醇治疗。

导致开角型青光眼的病理生理状况有炎性细胞、纤维素、血清蛋白及受损的组织细胞碎片等阻塞小梁网，炎性介质和毒性物质导致的小梁网炎症、水肿、内皮损害、硬化，房水外流障碍。还有炎症刺激造成的房水分泌过多，以及长期用皮质类固醇治疗诱导的眼压升高。

继发闭角型青光眼的病理状况可是非瞳孔阻滞性的周边虹膜前粘连，也可是瞳孔阻滞性的瞳孔后粘连(瞳孔闭锁或瞳孔膜闭)，阻断后房向前的房水交通，并引起虹膜膨隆，以及炎症造成的睫状体前旋，都可加重或促使周边虹膜前粘连。

1.临床表现

急性虹膜睫状体炎伴发青光眼时，前房的炎性渗出物多较浓厚，原有的急性炎症表现往往将继发青光眼的症状和体征掩盖起来，或混杂在一起，易被忽略。如果角膜上皮出现水肿现象，应该做眼压测量。慢性或陈旧性虹膜睫状体炎所引起的继发青光眼，如有完全的瞳孔后粘连和虹膜膨隆现象，多不难识别，但如果不伴虹膜膨隆体征(很可能是整个虹膜与晶状体发生了后粘连)，应做细致的前房角检查，多可见到广泛的周边虹膜前粘连。

2.治疗处理

急性虹膜睫状体炎合并高眼压时，以控制炎症为主，充分扩瞳和应用足量的皮质类固醇(局部和全身)，配合降眼压药(减少房水生成)治疗，多能较快控制高眼压状况。慢性虹膜睫状体炎尤其需要系统、规范的抗感染治疗，同时注意继发青光眼的随访。陈旧性虹膜睫状体炎合并青光眼时，多需手术治疗。如果形成虹膜膨隆的时间不长，可以试行激光中周部虹膜切开术，切开孔要大些，以免炎症反应又将其闭合。大多数继发青光眼需施行眼外引流手术加用适量的抗代谢药，手术前后应给予适量的皮质类固醇治疗，以防手术干扰引起虹膜睫状体炎症的活动。

(二)青光眼睫状体炎危象

青光眼睫状体炎危象又称 Posner-Schlossman 综合征，是前部葡萄膜炎伴青光眼的一种特殊形式，主要见于 20～50 岁的青壮年，以非肉芽肿性睫状体炎伴明显眼压升高为特征，发生机制不明。发作期内房水中前列腺素 E 的浓度较高，间歇期又恢复正常，曾认为是前列腺素介导的炎症反应。近年来活动期的房水检测发现与病毒感染密切相关，主要是疱疹类病毒感染，其中巨细胞病毒约占一半。可有发作性视力模糊、虹视、雾视等症状。起病甚急，单眼居多，可反复发作，似乎与劳累，尤其是脑力疲劳、精神紧张、工作生活压力大、作息规律紊乱、女性生理周期、感冒等身体免疫力下降有关。

1.临床表现

炎症轻微，局部充血轻，眼压升高可达 5.3～8.0 kPa，可引起角膜水肿，但通常对视力影响较小。房水闪辉轻微，一般在发作 3 天内出现 KP，多为粗大的羊脂状 KP，也可见细小灰白色 KP，通常数目不多，1～10 颗不等，大多沉积在角膜下方 1/3 区域，有些甚至隐藏在下方的房角内。房角开放，无周边虹膜前粘连，也不发生瞳孔后粘连。炎症发作和眼压升高可持续数小时到数周，多在 1～2 周内，也能自行缓解。临床上见到青壮年不明原因的单眼发作性视力模糊伴眼压升高而前房又不浅时，应考虑到青光眼睫状体炎危象的可能，找到典型的 KP 是诊断关键。

大多数预后较好，部分反复发作的顽固病例可呈开角型青光眼的表现，即使在间歇期眼压也持续升高，视神经盘可出现凹陷性萎缩，视野损害。反复发作的顽固性病例还可伴有后囊下的并发性白内障，对视力影响大。

2.治疗处理

青光眼睫状体炎危象大多是自限性，给予表面滴用皮质类固醇有利于控制炎症，但长用可升高眼压，应尽量缩短使用时间。也可使用非甾体抗炎药来控制炎症。反复发作的病例，还可加用睫状肌麻痹剂、干扰素和抗病毒药治疗。高眼压时需用降眼压药物治疗，如发生视神经和视功能损害，应考虑眼外引流手术治疗。临床观察到约一半的反复发作患者在施行青光眼滤过性手术眼压控制后不再发作。

二、晶状体相关性青光眼

晶状体相关性青光眼包括晶状体自身物质诱致的青光眼(主要是开角型)和晶状体位置异常所致的青光眼(主要是闭角型)。这里主要阐述晶状体自身物质诱致的青光眼。

(一)晶状体溶解性青光眼

晶状体溶解性青光眼为过熟或成熟的白内障中高分子量的可溶性晶状体蛋白大量逸出,阻塞了小梁网房水外流通道所致的继发性开角型青光眼。

1.临床表现

急性眼压升高,类似急性闭角型青光眼发作,眼红、痛,角膜水肿,视力变化因原先的完全性白内障而不明显。大多数病例的眼压呈进行性升高,病情严重。前房房水明显闪辉(以可溶性晶状体蛋白为主),中等量的较大透明细胞(巨噬细胞)现象,常见有小颗粒物在房水内循环,房水中有呈彩虹样或明显折射的胆固醇结晶颗粒。晶状体完全混浊,皮质液化,核漂浮,囊膜上有软性白色斑点。房角镜检查除见到房水中的小颗粒物沉积外常无明显异常,呈开角。

2.治疗处理

难以用药物治疗控制,需针对病因摘除白内障。在施行白内障手术前,尽量用药物控制高眼压以及应用皮质类固醇减轻炎症反应。根据不同状况可选择白内障囊内摘除术、囊外摘除术及人工晶体植入,并充分冲洗干净前后房及房角内的小颗粒物,一般在白内障手术后青光眼可得到缓解和控制,不需施行抗青光眼手术。

(二)晶状体残留皮质性青光眼

晶状体残留皮质性青光眼又称晶状体颗粒性青光眼,大多数见于白内障手术后,残留的晶状体皮质、囊膜碎片等阻塞房水外流通道,以及这些残留物诱发的眼内炎症反应所致。主要是由可以在房水中自由移动的颗粒状、碎屑状晶状体残留物质逐步阻塞较大范围的小梁网引起,但也可有以下因素的参与:手术后的炎症反应,手术中使用的粘弹剂残留,炎症所致虹膜周边前粘连或瞳孔后粘连,以及治疗使用的皮质类固醇药等,常在术后数天到数周发病。后发性膜性白内障 Nd:YAG 激光切开术后的眼压升高可能与晶状体囊膜碎片特别细小,易于完全填充阻塞小梁网间隙以及可能的玻璃体内物质进入前房角、损伤性炎症反应等相关。

1.临床表现

房水中有白色晶状体皮质和(或)透明、半透明的囊膜碎片循环,也可沉积在角膜内皮上,房水闪辉严重,细胞游动(巨噬细胞和白细胞)明显,严重的可伴前房积脓。房角开放,可见上述物质,炎症反应明显时或慢性迁延性炎症会有周边虹膜前粘连的形成。

2.治疗处理

首先是药物降眼压,同时给予睫状肌麻痹剂和皮质类固醇。如果药物治疗不能很快控制,或存在多量的晶状体残留物质,则应及时手术灌注冲洗出,一般能较快控制高眼压而无须施行抗青光眼手术。

(三)晶状体过敏性青光眼

晶状体过敏性青光眼系晶状体损伤后机体对晶状体物质(蛋白)产生过敏性反应所致。很少发生,可见于白内障手术(囊外或乳化术)后,晶状体外伤性或自发性囊膜破裂,成熟或过熟的白内障晶状体蛋白漏出等状况。目前认为晶状体过敏性反应是一种免疫复合性疾病,即当对晶状体蛋白的正常耐受丧失时才发生,而不是细胞介导的对异体组织的排斥反应。组织病理上,晶状体过敏以典型的带状、肉芽肿性炎症反应为特征。其青光眼的发生有多种机制:晶状体颗粒性物质、晶状体蛋白均能阻塞小梁网,导致眼压升高;炎症反应累及小梁网也可引起或加重青光眼;应用皮质类固醇治疗也可致眼压升高;虹膜周边前粘连和瞳孔后粘连可造成闭角型青光眼。

1.临床表现

临床表现多样化,炎症反应可在数小时内或数天内发生,也可迟至数月,葡萄膜炎可以轻微,也可很剧烈,大量前房积脓,前房内可见晶状体碎片。当临床征象怀疑是晶状体过敏性炎症或存在剧烈的葡萄膜炎时,诊断性前房穿刺可见到泡沫状的巨噬细胞,也可通过诊断性玻璃体晶状体切除术获得病理依据来明确。需要与下列主要病理状况鉴别,包括手术中带入眼内的或与人工晶体相关的异物毒性反应,由低毒的细菌或真菌所致的感染性眼内炎,晶状体溶解性青光眼,交感性眼炎,伴存的葡萄膜炎加剧等。

2.治疗处理

晶状体过敏性炎症通常对皮质类固醇治疗(局部或全身)的反应较差,需要手术彻底清除残余的晶状体包括囊膜,如有人工晶体也需取出,以经睫体扁平部玻璃体晶状体切除术为最佳。取出物应送病理检查以明确诊断。青光眼的处理依据正确诊断,针对不同原因分别治疗。

三、血管疾病相关性青光眼

血管疾病相关性青光眼是一组最终以虹膜和房角新生血管为特征表现的青光眼,主要与引起眼部缺氧(尤其眼后节缺氧为主)的血管性疾病相关,统称新生血管性青光眼,极其顽固。在组织病理学上眼内纤维血管膜是由增生的肌纤维母细胞(成纤维细胞平滑肌分化)和新生血管组成,膜的纤维部分透明,平滑肌成分可收缩;新生血管由内皮细胞组成,薄壁,血屏障功能不完整,易于漏出荧光素和其他物质。导致新生血管性青光眼的病因有多达40余种不同疾病,主要有视网膜静脉阻塞(中央静脉或分支静脉)、糖尿病性视网膜病变及其他疾病,各约占1/3。临床病理过程分为3期,即青光眼前期、开角型青光眼期和闭角型青光眼期。

(一)临床特征

最初可见瞳孔缘有细小的新生血管芽,随着病程进展,新生血管从瞳孔周围延伸开蜿蜒走行在虹膜的表面,晚期这些新生血管可以完全遮盖原来虹膜的表面结构。新生血管延及房角时,穿过睫状带和巩膜突呈树枝状布于小梁网上。房角新生血管伴有的纤维组织膜可阻塞小梁网引起开角型青光眼,最终纤维血管膜收缩,形成周边前粘连,房角黏闭。虹膜前表面的纤维血管膜收缩,造成瞳孔领的色素外翻,瞳孔固定扩大。眼压升高可达8.0 kPa以上,伴眼痛、畏光、角膜水肿、中到重度充血。

缺血型视网膜中央静脉阻塞中有18%～60%发生新生血管性青光眼,多在静脉阻塞后2～3个月时发现,80%的病例在6个月内发生。增殖性糖尿病性视网膜病变中约22%发生新生血管性青光眼,成人双眼新生血管性青光眼或虹膜新生血管化几乎均为糖尿病性视网膜病变所致。在糖尿病性视网膜病变患者,施行白内障手术、玻璃体视网膜手术后更易发生新生血管性青光眼。其他较多见的伴发新生血管性青光眼的眼部疾病有:视网膜中央动脉阻塞,眼内肿瘤如恶性黑色素瘤和视网膜母细胞瘤,视网膜脱离手术后。

(二)治疗处理

发生虹膜新生血管时,可采用全视网膜激光光凝术或冷凝术,药物治疗可选用血管内皮生长因子(VEGF)拮抗剂如贝伐单抗、雷珠单抗、VEGF-trap等眼内注射,新生血管很快消退,但如果原发病因未消除,新生血管则不久又会出现。1%阿托品滴眼液和皮质类固醇滴眼液能够减少眼部炎症反应。当发生新生血管性青光眼时,即使眼内注射抗VEGF类药物能够使新生血管消退,但其依附的肌纤维(血管)膜依然存在,房角仍无引流房水的功能,需加用减少房水生成的降眼压药治疗,只是为进一步的青光眼引流手术赢得宝贵的时间窗,但并不能治疗青光眼本身。手术以青光眼引流阀植入术为首选。临床上观察到47%的新生血管性青光眼患眼在眼压得到控制后(仅仅施行青光眼引流阀手术)虹膜表面的新生血管会完全消退,而部分患眼当眼压再次升高时,新生血管又复出现。对于眼压不能控制且已无有用视力的终末期或绝对期新生血管性青光眼,以减缓眼痛等症状为主要治疗目的,有疱性角膜病变时可选戴软性角膜接触镜治疗;亦可选用睫状体破坏如冷凝、热凝、光凝等手术,对不能或不愿接受这些手术的可行球后乙醇注射解痛,最终可行眼球摘除术。

四、眼钝挫伤相关性青光眼

眼球钝挫伤伴发的眼压升高可在损伤后立即发生,也可迟至数月、数年才表现出,眼压升高可以是暂时性的,也可是持续性的,可是轻度的,也可是显著的,依据钝挫伤的程度和引起眼压升高的原因而不同,常见的有以下几种情况。

(一)眼内出血

最常见的是前房积血,其次是玻璃体积血。引起眼压升高的原因主要如下。

1.前房积血

眼压升高多为暂时性的,与积血量的多少有关。最常见的原因是红细胞等血液成分机械性阻塞小梁网。大量出血者血凝块可引起瞳孔阻滞,造成眼压的升高。其继发青光眼的处理主要是通过限制活动以减少再出血,药物治疗促进积血吸收和降眼压。一般都能较快控制眼压,前房积血也完全吸收。如伤后眼压很高(常因多种原因导致),伴较多前房积血,或有角膜血染可能时,应行前房穿刺放血冲洗。如果眼压仍不能被控制,则应施行滤过性手术。

2.血影细胞性青光眼

眼内出血后红细胞变性形成影细胞,不能通过小梁网,阻碍了房水外流,引起眼压升高。其临床特征是多见于玻璃体积血后约 2 周,变性的红细胞通过破损的玻璃体前界面进入前房,前房内有许多小的土黄色的影细胞在慢慢地循环,后期可沉积于下方房角内如同前房积脓,房角是开放的。对这类病例应通过前房冲洗联合玻璃体陈旧积血的切除手术才能完全解除。

3.溶血性青光眼

溶血性青光眼为大量眼内出血后数天到数周内发生的一种开角型青光眼,系含血红蛋白的巨噬细胞、红细胞碎片阻塞小梁网,小梁细胞因吞噬过多的血细胞后发生暂时功能障碍,造成房水引流受阻。临床特征是前房内红棕色的血细胞,房角检查见红棕色色素,房水细胞学检查含棕色色素的巨噬细胞。这种继发的高眼压多为自限性,主要用药物控制眼压和伴发的炎症,待小梁细胞功能恢复后可逐渐清除这些阻塞物，使青光眼缓解。对于顽固性的病例，需前房冲洗术以及滤过性手术降眼压。

4.血黄素性青光眼

血黄素性青光眼少见，发生在长期眼内出血者，系血红蛋白从变性的红细胞内释放出，小梁细胞吞噬该血红蛋白，血红蛋白中的铁离子释出，过多的铁离子可造成小梁网组织的铁锈症，使小梁组织变性，失去房水引流作用。一旦发生这种青光眼，小梁网的功能已失代偿，需行滤过性手术治疗。一般也可见到眼部其他组织也存在程度不同的铁锈症。

（二）房角后退

钝挫伤常可致房角后退，伤后早期眼压升高发生的原因是小梁组织水肿、炎症介质释放和组织细胞碎片阻塞等，主要用皮质类固醇抗炎和减少房水生成的降眼压治疗。伤后数月到数年发生的慢性眼压升高，多见于房角后退范围≥180°的患眼。房角镜检查可见程度不同、宽窄不一的房角后退体征，也可伴有损伤后导致的局部周边虹膜前粘连。多认为是小梁组织损伤后瘢痕修复阻碍了房水外流。通常较难用药物控制，需滤过性手术治疗。

（三）其他原因

钝挫性眼外伤也可造成晶状体和玻璃体解剖位置异常，或葡萄膜炎症等引起继发青光眼。

钝挫伤所伴发的青光眼往往是上述多种因素共同作用所致，应注意分析观察，抓住主要的病因，施行治疗时有所侧重，但又要全面。对于钝挫伤后急性期的眼压升高，尽量应用抗炎药物和降眼压药物治疗，只要眼压能够逐步下降，就不要过早施行青光眼外引流手术，临床观察到在伤后1个月内施行青光眼滤过性手术的患眼，约90%都因伤后的炎症反应致使滤过通道瘢痕化而失败。

五、药物相关性青光眼

主要是皮质类固醇性青光眼，通常与眼局部应用皮质类固醇制剂有关，也可见于全身用药者如口服、肌内注射、吸入、静脉滴注及皮肤用药等，近年来有逐步增多的趋势。常见的用药途径有眼局部表面给药、眼周组织内给药（球后、球旁、结膜下注射）和眼内给药（玻璃体腔注射），药物剂型可以是水溶液、混悬液、霜、膏等。具有潜在升眼压效应的皮质类固醇是倍他米松、地塞米松、曲安奈德和泼尼松龙，而眼内穿透性相对较差的氟甲松龙和氯替泼诺较少有眼压升高危险。此外，同一药物的不同制剂如地塞米松乙酸盐（醋酸地塞米松）比其磷酸盐（磷酸地塞米松)的升高眼压反应要少。易感人群有原发性开角型青光眼及其一级亲属,高度近视,糖尿病,结缔组织病尤其是类风湿关节炎等。病理生理学研究表明,皮质类固醇诱致的眼压升高是小梁细胞功能和细胞外基质改变,房水外流通道阻力增加之故。

(一)临床表现

眼压升高可发生在开始治疗后数天到数年内,除个别患者有类似急性青光眼的症状外,大部分病例的眼压都是逐步上升的。临床征象在婴幼儿类似先天性青光眼表现,年纪较大的儿童类似少年儿童型青光眼,在成人类似原发性开角型青光眼。其发生时间及程度与所用药物的剂量、用法、给药途径、用药时间长短,以及药物导致眼压升高的潜在可能性等相关,也与个体反应、存在的其他眼病和全身性疾病有关。多数易感者常在表面滴用皮质类固醇后 2～6 周内表现出眼压升高。临床上多见于春季卡他性结膜炎和近视眼手术后的皮质类固醇滴眼液治疗。近年来,因玻璃体腔注射曲安奈德治疗黄斑水肿所导致的眼压升高较多见,因为聚集在玻璃体腔内的药物代谢缓慢,所以这类继发性青光眼往往很顽固。此外,也见于一些内眼手术后、非感染性眼部炎症的不合理长期使用皮质类固醇滴眼液治疗。

皮质类固醇性青光眼的诊断主要根据:①较长期使用皮质类固醇药物的病史,或近期有皮质类固醇药物眼周/眼内注射史。②没有其他继发青光眼的证据。③存在皮质类固醇性青光眼的高危因素。④停用或去除药物后,眼压可能逐步下降。⑤可伴有后皮质混浊的并发性白内障。但病情后期难以与原发性开角型青光眼鉴别,有些患者可能伴有潜在的原发性开角型青光眼,经皮质类固醇治疗后被诱发出来了。

(二)治疗处理

对于这类青光眼,以预防为主,尽量少用或不用皮质类固醇。如必须使用则选择低浓度和较少可能升高眼压的皮质类固醇,并加强随访,告知患者可能的并发症。已发生青光眼者,首先停用或去除皮质类固醇药物,多数病例眼压数周内会逐步下降,如小梁功能正常,则可完全恢复。如果小梁功能部分损害,则需用降眼压药维持治疗,一些患者在足够长的降眼压药物治疗过程中可逐步恢复(修复)小梁的房水引流功能。降眼压药物以促进房水引流的药物为主,SLT 对这类青光眼具有较好的降眼压效果。如果降眼压药物和激光治疗都难以控制高眼压,尤其是伴有严重视功能损害,以及原发疾病不能停用皮质类固醇药物治疗时，则需施行眼外引流手术。

六、综合征相关性青光眼

（一）虹膜角膜内皮综合征

虹膜角膜内皮综合征（ICE 综合征）是一组伴有继发性青光眼的疾病，包括 Chandler 综合征、原发性或进行性虹膜萎缩和 Cogan-Reese 虹膜痣综合征。虽为三个不同的眼病，实际上代表同一疾病的变异而表现出的不同类型。共同的特点是角膜内皮细胞的特征性异常，导致不同程度角膜水肿，前房角进行性关闭伴青光眼，以及一系列虹膜改变。确切病因不明，多认为可能是获得性的炎症或病毒感染所致。其组织病理显示角膜内皮细胞异常是最根本的改变，房角内见到一层细胞样膜，延续到虹膜前表面。活体共聚焦显微镜检查显示 ICE 综合征的角膜内皮细胞为多形性上皮样的内皮细胞。

1.临床特征

中青年女性多见，很少有家族史，最常见的主诉是虹膜异常、瞳孔形状和位置异常、视力减退和眼痛。临床上大多数为单眼性表现，对侧眼通常有亚临床的角膜内皮异常。病程早期，角膜水肿、视力模糊，常发生在早晨觉醒后，下午症状减轻或消失。前房角见周边前粘连，常延伸至或超过 Schwalbe 线。虹膜则表现为不同程度的萎缩，伴瞳孔移位和色素外翻，并形成虹膜裂洞。后期发生青光眼，约见于一半的 ICE 综合征患眼，原发性虹膜萎缩和 Cogan-Reese 虹膜痣综合征伴发的青光眼程度较重。

ICE 综合征中均以角膜内皮细胞退行性变为基本表现，三者间的区别主要是虹膜改变。各自的特征：Chandler 综合征的角膜水肿发生早且重，而虹膜改变轻微或缺乏；原发性虹膜萎缩以虹膜异常为主，有明显的瞳孔移位、虹膜萎缩和裂洞形成，常进行性发展；Cogan-Reese 虹膜痣综合征以虹膜结节或较弥漫、平坦的虹膜痣为主，伴不同程度的虹膜萎缩和角膜水肿。在 ICE 综合征中 Chandler 综合征约占 1/2，原发性虹膜萎缩和 Cogan-Reese 虹膜痣综合征约各占 1/4。

需要与 ICE 综合征鉴别的疾病：①角膜内皮疾病如后部多形性营养不良，Fuchs 内皮营养不良，这些一般没有虹膜的异常。②虹膜溶解萎缩如 Axenfeld-Rieger 综合征，为先天发育异常。③虹膜结节如虹膜黑变病（没有角膜的异常），神经纤维瘤病（多系统多部位累及）及炎性结节（多有炎症且累及后部葡萄膜）。

2.治疗处理

目前对 ICE 综合征尚无理想的治疗。角膜水肿可应用高渗盐水滴眼，或戴软性角膜接触镜，最终可以施行角膜移植或内皮移植手术。伴发青光眼的早期，可用抑制房水生成的药物治疗，如不能控制，则需施行滤过性手术。常规小梁切除术往往因细胞样膜长入滤过通道而失败，可选择青光眼引流阀等植入手术。

（二）Sturge-Weber 综合征

Sturge-Weber 综合征是一种先天性胚胎早期血管发育畸形，涉及软脑膜、眼和颜面，属于斑痣性错构瘤病，又称脑三叉神经颜面血管瘤病、颜面血管瘤综合征、眼-神经-皮肤血管瘤病。无家族遗传性和性别倾向，病理为呈瘤样异常扩张的薄壁毛细血管。有 50％的病例可累及颅内和发生青光眼。青光眼可发生在任何年龄，60％见于儿童时期，可有“牛眼”表现，40％到成年发病，多为开角型。青光眼发生机制主要是血管畸形造成动-静脉短路，表层巩膜静脉压升高，以及房角发育不良（畸形）或血管瘤造成的浅前房和房角关闭因素等，导致房水引流障碍；或因脉络膜或睫状体血管瘤引起房水生成增加所致。

1.临床表现

颜面部沿三叉神经第一分支和第二分支区域见葡萄样紫红色皮肤血管瘤，常为单侧，眶上区几乎均累及，血管瘤区域的面部外观常常肥大。脑膜蔓状血管瘤通常在面部血管瘤的同侧，可导致癫痫发作、精神发育迟缓。眼部血管瘤可累及眼睑、结膜、表层巩膜、虹膜、睫状体和脉络膜。几乎所有发生青光眼的患者都有表层巩膜血管瘤，表现为患眼有不同程度的表层巩膜血管及球结膜血管扩张迂曲，有的患眼仅仅在手术中打开球筋膜后才见到弥漫的巩膜血管瘤。同时存在房角和脉络膜血管瘤，房角镜检查常能见到 Schlemm 管充血的现象。此外，受累及处的虹膜色深黑，偶见眼底血管曲张伴视网膜水肿，甚至渗出性视网膜脱离。眼压可明显升高，卧位时更明显。

2.治疗处理

减少房水生成和改善房水流出的药物均能起到一定的降眼压效果，但由于表层巩膜静脉压的升高常常限制了眼压的下降幅度，即眼压往往不会低于已增高的表层巩膜静脉压。促进非压力依赖性途径房水流出的降眼压药如前列腺素衍生物滴眼液可能更适合这一类的青光眼。药物治疗难以达到阻止青光眼性损害时应考虑手术，可以获得较低的眼压。婴幼儿患者可施行小梁切开术并获得较好效果，但常规的滤过性手术并发症较多。由于静脉压升高，眼内毛细血管压亦升高，血管充盈、葡萄膜组织充血，滤过性手术易于发生严重的脉络膜渗漏，甚至有驱逐性出血的危险。所以在施行手术时应特别谨慎，建议在滤过性手术的同时用黏弹剂填充前房,并联合做巩膜切开术,可以减少脉络膜渗漏导致的浅前房等并发症。

第三节 发育性青光眼

一、简述

发育性青光眼是胚胎期和发育期内眼球房角组织发育异常所引起的一类青光眼,多数在出生时异常已存在,但可以到儿童时期甚至青年期才发病表现出症状和体征。曾有先天性青光眼之称,分为原发性婴幼儿型青光眼,少年儿童型青光眼和伴有其他先天异常的青光眼 3 类。发育性青光眼的发病率在出生活婴中约为万分之一,有 65%~75%属原发性。

二、病理生理与发病机制

组织病理上发育性青光眼有三类发育异常。

(一)单纯的小梁发育不良

单纯的小梁发育不良有两种形式:一种是小梁网表面呈点条状或橘皮样;另一种是虹膜前基质呈凹面状向前卷上遮蔽巩膜突,越过小梁网止于 Schwalbe 线。

(二)虹膜小梁网发育不良

除了小梁发育不良外,表现为虹膜轮辐(卷)缺损、隐窝明显减少;虹膜基质增生,前基质增厚呈天鹅绒状粗糙外表;虹膜结构缺损;以及无虹膜;虹膜血管异常等。

(三)角膜小梁发育不良

角膜小梁发育不良有周边部角膜(透明角膜 2 mm 内)病变,通常环绕整个角膜;中周部角膜病变,通常呈节段性;中央部角膜病变,中央基质变薄混浊;小角膜和大角膜等。

目前,关于青光眼发生机制的综合理论学说是源于神经嵴细胞的前房角发育过程受阻,造成了小梁网的不同平面发育异常、睫状体和虹膜向前附着到小梁网上以及 Schlemm 管的异常,通过某种或多种机制导致房水外流阻力增加。发育性青光眼的遗传性不清楚,有明确家族遗传史的占 10%~12%,遗传方式分别为多因子、隐性、显性等，甚至还可能包括一些性连锁隐性遗传在内。虽然发现了相关突变基因，但在不同人群患者中的突变率和突变模式相差很大。

三、临床表现

（一）婴幼儿型青光眼

原发性婴幼儿型青光眼的发病率约为 1/3 万，80%以上在出生后一年内发病，双眼累及者占 60%～75%，男性较多，占 65%～76%。儿童眼球胶原纤维富于弹性，如在 2～3 岁以前（包括出生前）发病，眼压升高常导致眼球增大，尤其是角膜和角巩膜缘部。单眼患者则表现为两眼明显的大小不等。由于高眼压引起角膜上皮水肿刺激，婴幼儿患眼常常出现畏光、流泪和眼睑痉挛等症状。初始角膜云雾状混浊，随着角膜和角巩膜缘的不断增大，Descemet 膜和内皮细胞层被伸展，最终导致破裂（形成 Haab 纹）。此时，角膜水肿、畏光、流泪均突然加重，患儿烦闹哭吵，喜欢埋头以避免畏光的疼痛刺激。长期持续的眼压升高将导致角膜薄翳样瘢痕，上皮缺损甚至溃疡；角膜或角巩膜缘葡萄肿；晶状体悬韧带被伸展而断裂发生晶状体半脱位。视杯凹陷在婴幼儿患者中发生较迅速，往往短时期的眼压升高就造成明显的视杯均匀性扩大且较深，当眼压控制正常后视杯的凹陷可能会缩小，早期病例（尤其是 1 岁以内的婴儿）甚至完全恢复正常。

（二）少年儿童型青光眼

目前认为，儿童、少年中发育性青光眼与原发性开角型青光眼的区别在于前房角内是否存在有房角的发育异常，如果见到前房角内有中胚叶组织残留等发育异常，则诊断为发育性少年儿童型青光眼。一般无症状，多数直到有明显视功能损害如视野缺损时才注意到，有的甚至以失用性斜视为首次就诊症状，其表现与原发性开角型青光眼类同。由于眼压升高开始在 3 岁以后，通常无眼球增大征，但巩膜仍富弹性，可以表现为变性近视。当发展至一定程度时可出现虹视、眼胀、头痛甚至恶心症状。

（三）伴其他先天异常的青光眼

许多累及到眼部的先天异常疾患可伴发青光眼，尤其是累及到眼前节的发育异常更容易发生青光眼。合并的青光眼可以发生在出生前、出生时、婴幼儿期、儿童期，甚至更大年龄阶段。这类青光眼均有明显的眼部和（或）全身发育异常，常常是以综合征的形式表现。常见的综合征如下文所述。

1.Axenfeld-Rieger 综合征

Axenfeld-Rieger 综合征是一组发育异常性疾病，可呈家族性，为常染色体显性遗传，双眼发病，无性别差异。约50%的患者发生青光眼，较多见于儿童或少年期。如仅有角膜和房角的病变，称Axenfeld异常，如还有虹膜的病变，则称Rieger异常，如伴有眼外的发育缺陷，则称为综合征。近年来的研究认为这两种发育缺陷是同一起源的不同程度表现，因此又统称为Axenfeld-Rieger异常或Axenfeld-Rieger综合征。

(1)Axenfeld异常：裂隙灯检查见角膜后部近角膜缘处有白线样结构，房角镜或UBM检查主要特征是Schwalbe线明显增粗和前移，又称“后胚环”。

(2)Rieger异常：除了上述改变外，还存在虹膜的异常。虹膜从轻微基质变薄到显著萎缩伴裂洞形成不等，瞳孔移位，色素外翻。

综合征的眼外异常最常见的是牙齿和颌面骨的发育缺陷，脸尖长。

2.Peters异常

其临床特征是角膜中央先天性白斑伴角膜后基质和Descemet膜缺损，并见中央虹膜粘连到白斑的周边部，前房常较浅，80%的病例为双侧。早期，中央角膜毛玻璃样、水肿及上皮剥脱，青光眼可加剧角膜水肿，如眼压正常，水肿常可消退，角膜瘢痕很少有血管长入。周边角膜透明，但角膜缘常巩膜化，虹膜角膜的粘连可局限一处或多处，或延展至360°。无粘连的则见前极性的白内障。Peters异常大多数为散发性病例，50%～70%可发生青光眼。

Peters异常的发生机制尚未阐明，主要有宫内感染和晶状体泡从表层外胚叶分离不完全等学说。

四、诊断与鉴别诊断

应对疑有青光眼的儿童进行常规眼科检查及必要的特殊检查。不合作的患儿，可给予镇静剂如水合氯醛糖浆口服(25～50 mg/kg)或全身麻醉后检查。

伴有其他眼部先天异常的患眼，如有眼压升高，即可诊断。眼压的测量最好用Tonopen眼压计测定，减少或避免角膜白斑等的影响。

少年儿童型青光眼较易误诊及漏诊，主要是这类青光眼的隐匿表现，并且大多数患者为近视多发的在校学生，易将青光眼造成的视功能损害和症状误认为是近视眼的发生、进展。因此，对于近视加深较快(如每年加深1.0 D以上)或易有眼疲劳表现者，应做眼科的系统检查以排除青光眼的可能。并依据房角检查见到有发育异常如中胚叶组织残留与原发性开角型青光眼鉴别。也可以尝试将*MYOC*基因突变位点Pro370Leu作为少年儿童型青光眼的临床前筛查，以期重点随访和早期诊断。

原发性婴幼儿型青光眼，单眼患者易于发现和及时就诊，而双眼患者在早期则往往被忽略，诊断依据以下几个因素。①眼压：除非明显升高，一般不足以确诊青光眼。②角膜：常以水平径判断，如果增大 0.5 mm 以上，有诊断意义，另外见有薄翳、Haab 线，尤其是伴大角膜时更具诊断价值。③眼底 C/D 比值：儿童的视盘杯凹发生快，恢复也快，其特点是较深、圆、居中，如 C/D 比值增大，有助诊断。④房角：常见厚实的深棕色带覆盖在从整个小梁网到周边虹膜的区域，虹膜根部累及的宽窄不一。该深棕色带即为条索状中胚叶组织，称虹膜突或梳状韧带。未见棕色带的房角，看不到小梁网结构，为致密的无结构样区带，与虹膜根部附着处直接相连。如果是角膜水肿混浊明显的患眼，可通过 UBM 检查同样能够发现前房角发育异常，最多见的是虹膜根部前位，小梁网区域被覆有异常组织，虹膜较薄，睫状体相对较小、睫状突呈细长状。

如上述检查不能明确时，可间隔 4～6 周再复查，观察角膜、眼压和眼底的变化来明确诊断。需与下列常见孩童眼部病变鉴别。①单纯大角膜：无其他青光眼体征。②产伤性 Descemet 膜破裂：常为垂直纹，但无角膜增大和视神经改变。③视神经异常：如先天性小凹、缺损、发育不全、生理性大杯凹和高度近视等。

五、治疗

发育性青光眼原则上一旦诊断应尽早手术治疗。除了拉坦前列素在欧洲专门做过儿童青光眼的多中心临床试验外，其他降眼压药物在儿童均没有明确的临床试验应用有效性和安全性研究资料，需要参照成人的适应证谨慎使用并密切观察随访。又由于孩童处在发育阶段，全身耐受性较差，抗青光眼药物仅用作短期的过渡治疗，或适用于不能手术的患儿，以及手术后眼压控制不理想患眼的补充治疗。药物治疗的原则是选择低浓度和全身影响小的制剂，如 0.005%拉坦前列素、0.25%噻吗洛尔、0.25%的倍他洛尔、1%毛果芸香碱、1%布林佐胺等滴眼液。不主张全身用药，如果短期应急治疗口服乙酰唑胺为 5～10 mg/kg，3～4 次/天。

对年龄在 3 岁以下的患儿首选小梁切开术或房角切开术，3 岁以上及所有伴角膜混浊影响前房角视见的病例也适于小梁切开术。特点是术后不需滤过泡引流，其房水循环仍为生理性的外流途径。从手术效果来看，首次手术成功率高，患儿在 1～24 个月龄，尤其是 1～12 个月龄时手术成功率更高，术后畏光、流泪、睑痉挛症状多数很快解除。有部分患眼术后短期内眼压偏高，可能与炎症反应、手术创伤有关，随着时间的推移眼压自行降至正常范围。如果术后眼压在

4.0 kPa以下，不应立即判断为手术失败，应有3个月的继续随访观察。小梁切开术和房角切开术可多次施行，如仍失败则选择小梁切除等其他滤过性手术。少年儿童型青光眼的任何方式手术降眼压效果均较差，主要是其机体代谢和组织修复能力强。

对青光眼控制的评价有症状、体征两方面。观察婴幼儿型青光眼的症状改善尤其重要。眼压是一重要因素，但有时干扰因素较多，对比眼底C/D比值的变化更有价值，C/D比不变或减小说明控制良好，如C/D比增大则说明病情仍在进展。对儿童青光眼的完整处理，还应注意到视功能的恢复治疗，如屈光不正、弱视、斜视等。

参考文献

[1] 郑得海.眼科疾病诊疗学[M].长春:吉林科学技术出版社,2020.
[2] 马伊.新编眼科疾病诊疗学[M].天津:天津科学技术出版社,2020.
[3] 郝艳洁.精编眼科疾病诊疗方法[M].天津:天津科学技术出版社,2020.
[4] 晁岱岭.眼科疾病临床诊疗要点[M].南昌:江西科学技术出版社,2020.
[5] 李玲.现代眼科疾病诊疗学[M].昆明:云南科技出版社,2020.
[6] 鲍莹.眼科疾病的现代诊断与治疗[M].北京:科学技术文献出版社,2020.
[7] 李兰.现代眼科疾病规范诊治与新进展[M].天津:天津科学技术出版社,2020.
[8] 陈景尧.临床常见眼科疾病诊治对策[M].北京:科学技术文献出版社,2020.
[9] 李艳丽.眼科检查技术与疾病概要[M].沈阳:沈阳出版社,2020.
[10] 姚靖.实用眼科指南[M].天津:天津科学技术出版社,2020.
[11] 周茂伟.精编眼科诊疗常规[M].长春:吉林科学技术出版社,2020.
[12] 颜廷芹.临床眼科诊疗常规[M].沈阳:沈阳出版社,2020.
[13] 王文.眼科检查与诊疗技术[M].哈尔滨:黑龙江科学技术出版社,2020.
[14] 张雅丽.精编临床眼科诊疗学[M].长春:吉林科学技术出版社,2020.
[15] 张鸿.眼科临床检查与诊治技巧[M].昆明:云南科技出版社,2020.
[16] 姜蕾.眼科临床诊治基础与技巧[M].长春:吉林科学技术出版社,2020.
[17] 范惠雅.实用眼科特色专科治疗学[M].昆明:云南科技出版社,2020.
[18] 陈有信.北京协和医院眼科病例精解[M].北京:科学技术文献出版社,2020.
[19] 王祖军.实用眼科常见病诊断与治疗[M].长春:吉林科学技术出版社,2020.
[20] 王园园.新编五官科疾病综合治疗学[M].长春:吉林科学技术出版社,2020.
[21] 宋广斌.新编五官科疾病诊断与防治[M].长沙:湖南科学技术出版社,2020.
[22] 张霞.五官科疾病临床检查与诊疗[M].天津:天津科学技术出版社,2020.
[23] 薛朝华.临床五官疾病综合救护精要[M].南昌:江西科学技术出版社,2020.

[24] 修彩梅.眼科手术操作技术与临床实践[M].北京:科学技术文献出版社,2020.
[25] 周茂伟.新编实用眼科学[M].长春:吉林科学技术出版社,2020.
[26] 刘岩.医学眼科学临床实践[M].北京:科学技术文献出版社,2020.
[27] 徐帆,肖志刚,王雷.实用眼科学[M].天津:天津科学技术出版社,2020.
[28] 李冬梅,史季桐.同仁眼整形眼眶病诊疗手册[M].北京:人民卫生出版社,2020.
[29] 赵丹,柴传红.实用五官科疾病诊疗[M].北京:科学技术文献出版社,2020.
[30] 南杰.五官科疾病诊疗及药理学[M].天津:天津科学技术出版社,2020.
[31] 刘淑伟.临床眼科医师治疗手册[M].武汉:湖北科学技术出版社,2020.
[32] 高秀华.精编临床眼科常见病诊断与治疗[M].哈尔滨:黑龙江科学技术出版社,2020.
[33] 邵毅.新编眼科基础与临床诊疗技术[M].北京:科学技术文献出版社,2020.
[34] 游志鹏.南昌大学第二附属医院眼科病例精解[M].北京:科学技术文献出版社,2020.
[35] 龙丹宁,莫亚.青光眼与微循环改变的研究进展[J].国际眼科杂志,2020,20(8):1355-1358.
[36] 李平,张旭.青光眼视野损害进展评估方法研究进展[J].中华实验眼科杂志,2020,38(5):447-452.
[37] 戴薇,付晶.近视与间歇性外斜视交互影响的机制及关键临床科学问题[J].中国斜视与小儿眼科杂志,2020,28(1):36-38.
[38] 吕小利,陶津华,缪晚虹.睫状肌的结构、功能及神经支配[J].中国医药导报,2020,17(12):53-56.
[39] 倪宁,樊冬生,张新丽.超声乳化联合房角分离术治疗急性闭角型青光眼合并白内障患者的效果[J].中国民康医学,2020,32(15):63-65.
[40] 杨正林,杨季云,张清炯.视网膜色素变性的临床实践指南[J].中华医学遗传学杂志,2020,37(3):295-299.